专家漫话

精神健康科普知识

抑郁症

主　编　马　宁　陆　林

分册主编　李　茜

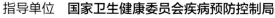

指导单位　国家卫生健康委员会疾病预防控制局

编写单位　北京大学第六医院

　　　　　国家精神卫生项目办公室

　　　　　中国疾病预防控制中心精神卫生中心

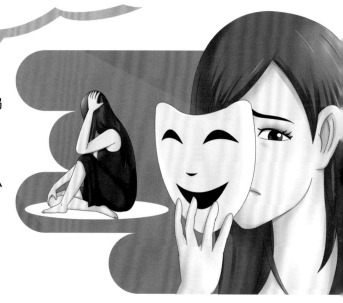

人民卫生出版社

·北京·

图书在版编目（CIP）数据

专家漫话精神健康科普知识/马宁，陆林主编 . —
北京：人民卫生出版社，2020.9（2023.5重印）

ISBN 978–7–117–30579–2

Ⅰ.①专… Ⅱ.①马…②陆… Ⅲ.①精神卫生 – 普
及读物 Ⅳ.①R749–49

中国版本图书馆 CIP 数据核字（2020）第 183579 号

人卫智网	www.ipmph.com	医学教育、学术、考试、健康，购书智慧智能综合服务平台
人卫官网	www.pmph.com	人卫官方资讯发布平台

专家漫话精神健康科普知识

Zhuanjia Manhua Jingshenjiankang Kepuzhishi

主 编：马 宁 陆 林
出版发行：人民卫生出版社（中继线 010-59780011）
地 址：北京市朝阳区潘家园南里 19 号
邮 编：100021
E - mail：pmph @ pmph.com
购书热线：010-59787592 010-59787584 010-65264830
印 刷：北京盛通印刷股份有限公司
经 销：新华书店
开 本：787 × 1092 1/20 总印张：28⅓
总 字 数：474 千字
版 次：2020 年 9 月第 1 版
印 次：2023 年 5 月第 7 次印刷
标准书号：ISBN 978-7-117-30579-2
定价（共 13 册）：286.00 元

打击盗版举报电话：010-59787491 E-mail：WQ @ pmph.com
质量问题联系电话：010-59787234 E-mail：zhiliang @ pmph.com

《专家漫话精神健康科普知识》
编写委员会

指导单位：国家卫生健康委员会疾病预防控制局

编写单位：北京大学第六医院
　　　　　国家精神卫生项目办公室
　　　　　中国疾病预防控制中心精神卫生中心

主　　编：马　宁　陆　林

副主编：赵梦婕　李　茜

编　　委（以姓氏笔画为序）：

王　慧　孔庆梅　司天梅　刘　琦　闫　俊　孙　伟

孙洪强　孙新宇　杨　磊　邱宇甲　张鸿燕　姜思思

黄　剑　曹庆久　程　章　蒲城城　廖金敏

美术设计：钱洪涛　徐英姬　王　琨　宋　健

前　言

　　精神健康是健康的重要组成部分，没有精神健康就没有健康。当前我国社会经济高速发展，人们普遍感觉生活节奏快、工作压力大，抑郁、焦虑等精神心理问题的发生有上升趋势。根据 2019 年发表的全国精神障碍流行病学调查结果，我国 18 岁以上人口各种精神障碍终生患病率为 16.57%。据此估算，我国大概有 2.3 亿人罹患各种精神障碍，6 个人中就有 1 个人至少患有一种精神障碍。

　　数字触目惊心，提醒着我们精神障碍并不遥远，我们每个人都有可能在人生的某个阶段遇到精神问题的困扰。但当前公众对精神障碍的了解和认识还普遍不足，对病因和主要表现不了解，对求诊和治疗原则不了解，甚至认为这些不是病，是个人的意志不坚强，毅力不坚韧，吃饱穿暖无病呻吟，这些无知、偏见和歧视给患者——可能是亲朋好友也可能是自己——都带来了极大的心理压力，会延误及时求治，给个体带来更多的痛苦，影响其社会功能。

　　为了提高大众对精神健康的重视，加强对精神障碍的了解，北京大学第六医院组织医院青年医生和知名专家组成专业团队，采用漫画这种新颖的形式撰写了《专家漫话精神健康科普知识》，包括精神科 13 种最常见的成人、儿童和老年精神障碍，分别是抑郁症、双相情感障碍、失眠障碍、焦虑障碍、精神分裂症、强迫症、孤独症、多动症、老

年痴呆、进食障碍、酒精依赖、躯体形式障碍、抽动障碍。每册漫画均从典型案例入手，详解每种疾病的主要临床表现、治疗、病因等，内容科学准确，通俗易懂，可读性强，最后的小知识还对疾病的康复、照料或自我调适要点等进行了补充总结归纳。同时，漫画的每一册都配有相应的动画版，时长约 5 分钟，扫一扫后附二维码即可免费观看。

本书可以作为精神卫生知识的科普读物，帮助普通公众了解相关知识，也可以作为精神卫生工作人员，尤其是基层精神卫生防治人员日常工作中的医患沟通和教育工具书。首次采用漫画和视频结合形式对精神科主要常见疾病进行科普，难免有不足之处，恳请广大读者批评指正。

感谢所有参与编写的医生，在主题选择、脚本撰写、审片修改等工作中做出的贡献，为确保内容既要丰富全面又要生动通俗，医生们在脚本撰写过程中进行了多次修改和提炼，审片时更是一幅一幅反复检查，严谨求实。特别感谢美术设计团队，跟编写医生们反复沟通确认，学习了解专业知识，在漫画人物设计中充分发挥想象力，精益求精。

精神健康是健康的二分之一，已经有越来越多的人认识到了精神健康的重要性。期待大家都能有意识的主动学习相关科普知识，积极维护自身精神健康，也关爱帮助周围人。我们每一个人都是自己精神健康的第一责任人。

北京大学第六医院

马宁　陆林

2020 年 9 月

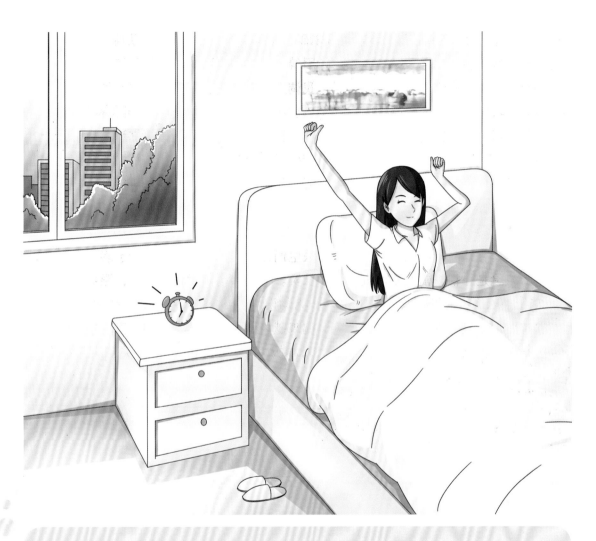

美好的一天开始了！

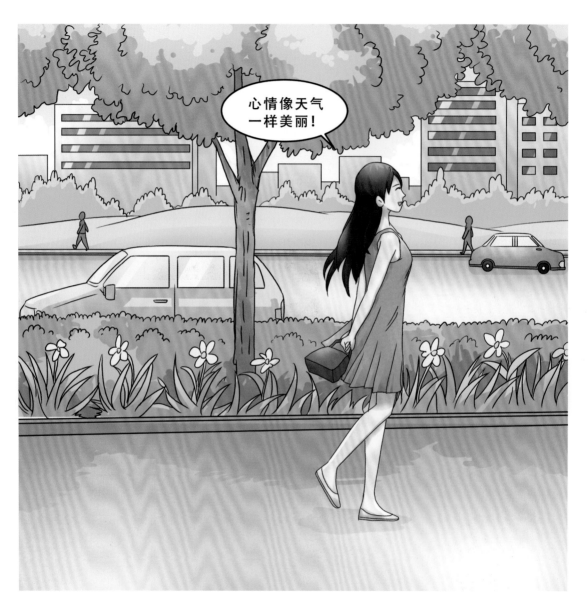

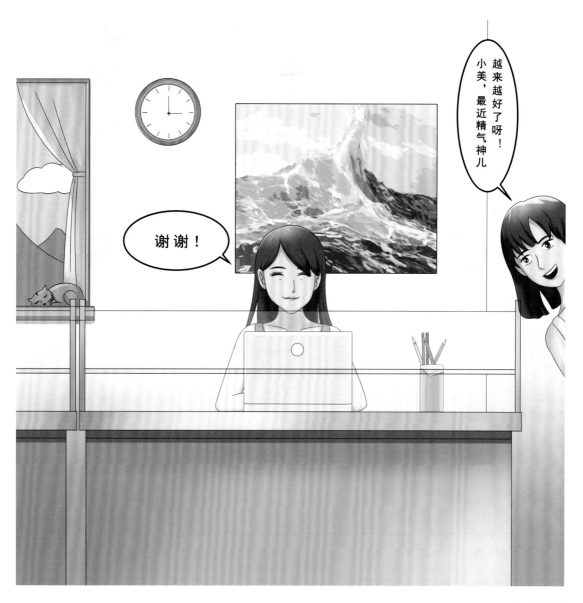

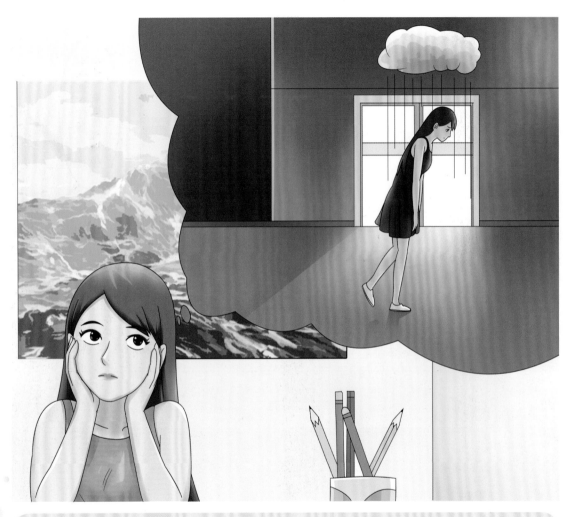

一年前的我，怎么也不会想到，我还会有如此心情愉悦的时候……
那时候的我，把快乐弄丢了，低落的情绪把我淹没，我再也笑不出来。

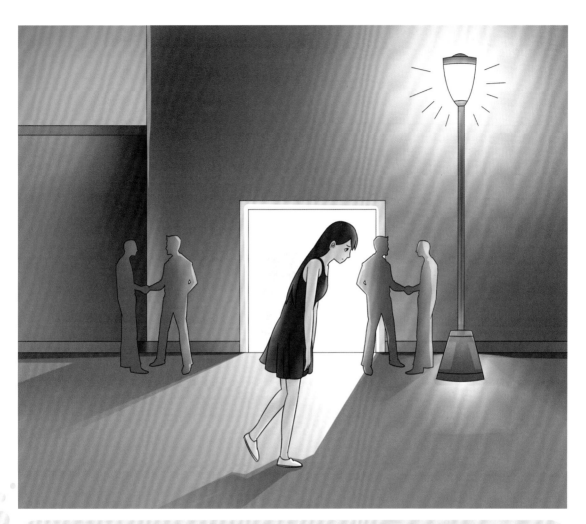

起初我以为，这只是难过的一天，然而一天、两天、三天……
我被困在了这种情绪里。

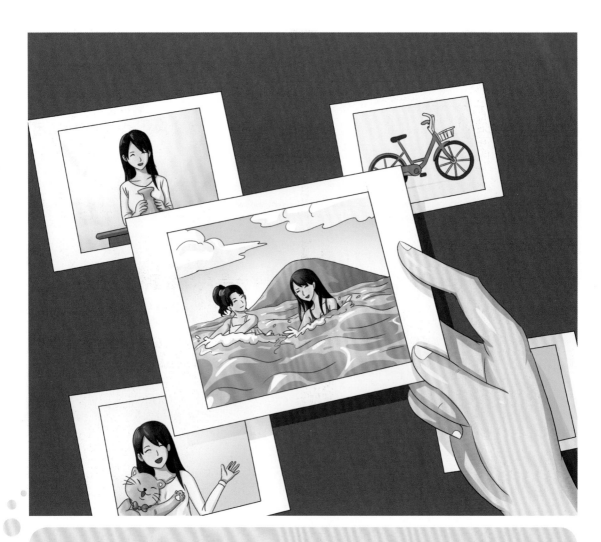

我对一切丧失兴趣，曾经最爱的事情都不再吸引我。

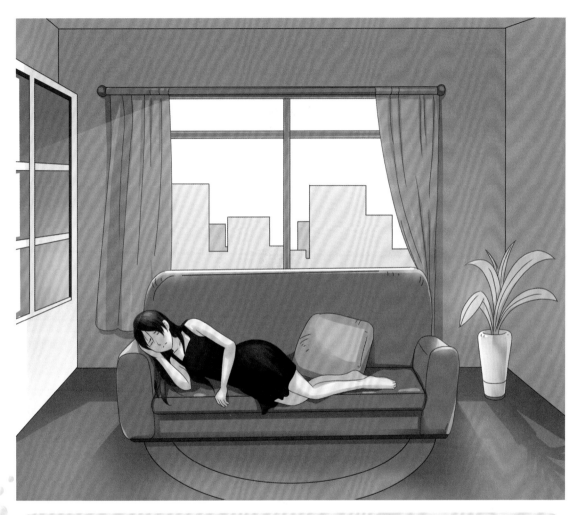

　　我的能量好像被人拿走了，全身变得没有力气，连起床都很费劲儿，精神也萎靡不振。

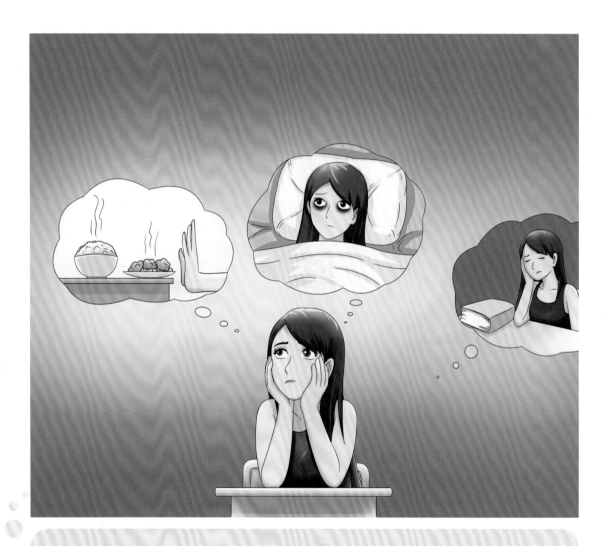

我吃不下饭，睡不着觉，无法集中注意力，记忆也在一点一点地失去。

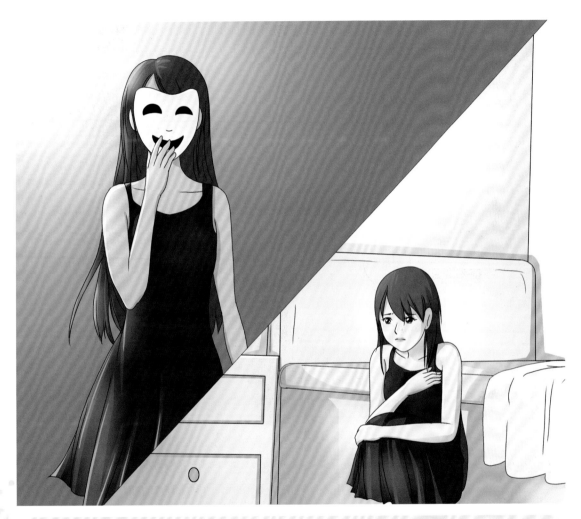

我不敢让人知道，于是我把这些痛苦都隐藏起来。
但实际上，问题一直都在继续。

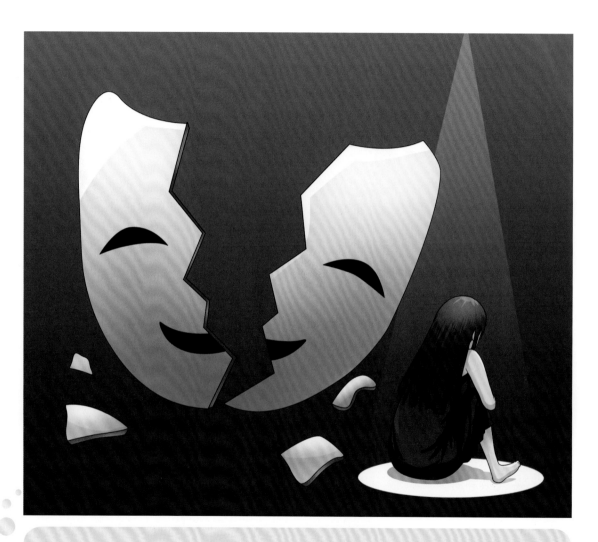

终于，我的这一切再也隐藏不住了。

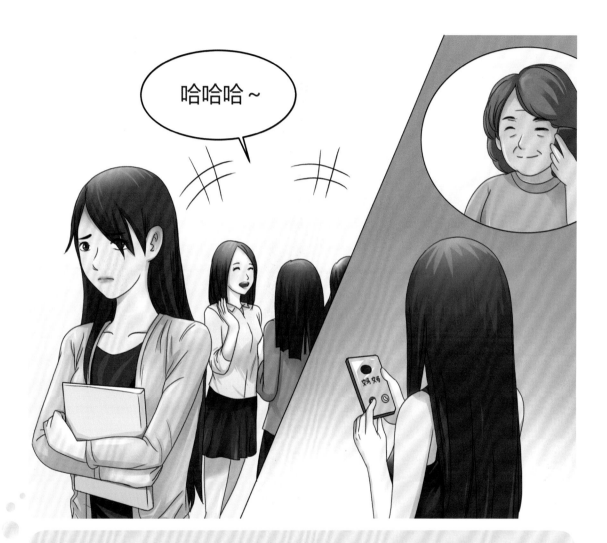

我变得远离人群，甚至回避家人和朋友的关心。

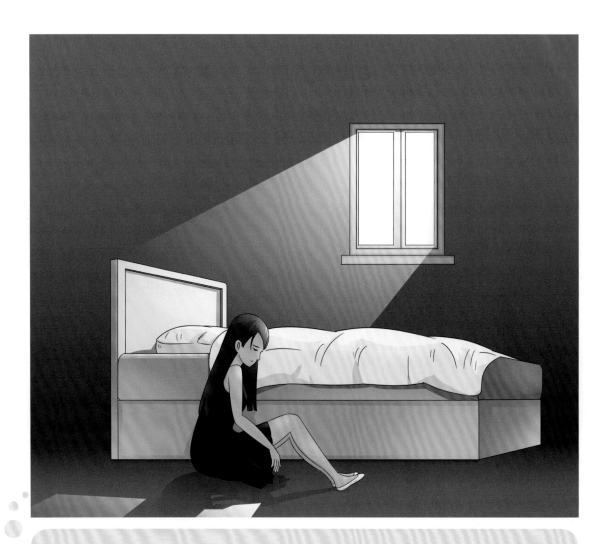

我再也无法学习，无法工作，甚至无法走出家门。

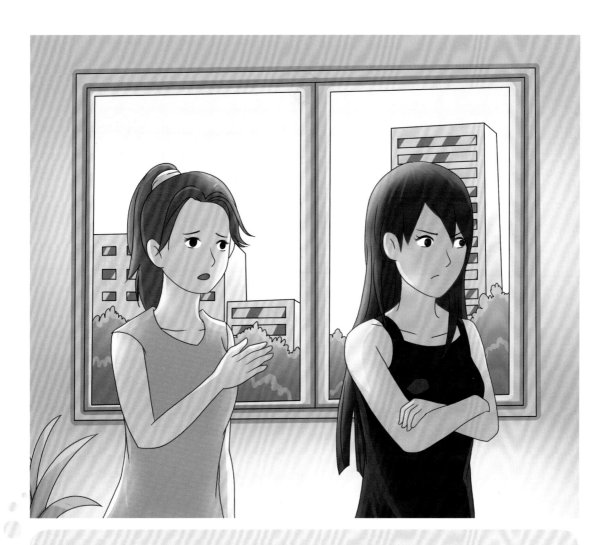

我开始变得烦躁，难以相处。

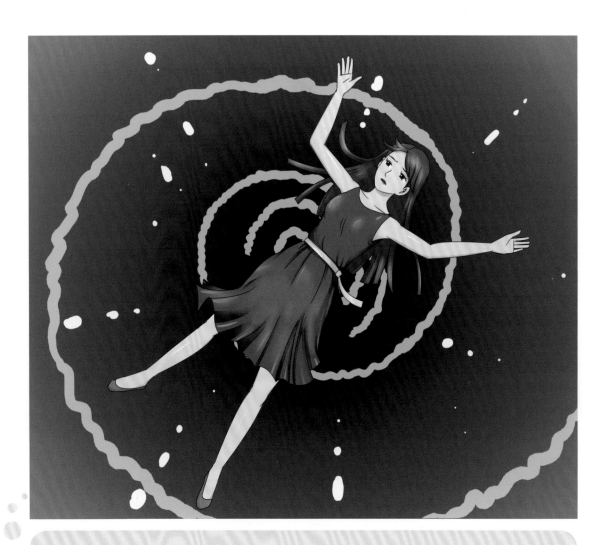

我看不到生活的希望，就像坠入一个无底的深渊。

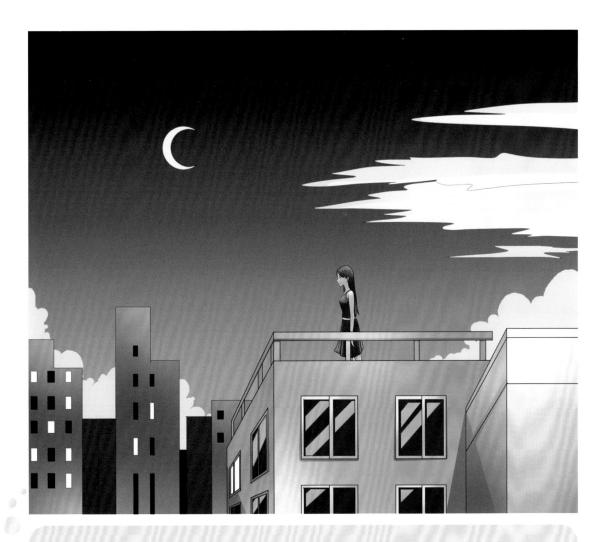

我再也撑不住了，甚至开始考虑怎么离开这个世界。

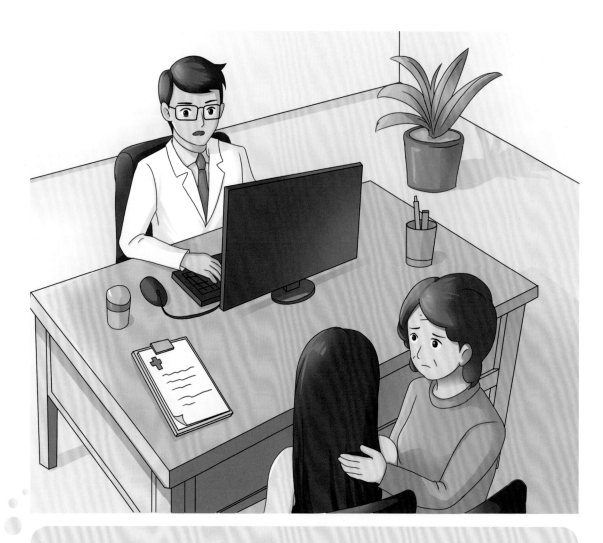

后来，妈妈陪我看了医生，原来我得了"抑郁症"。

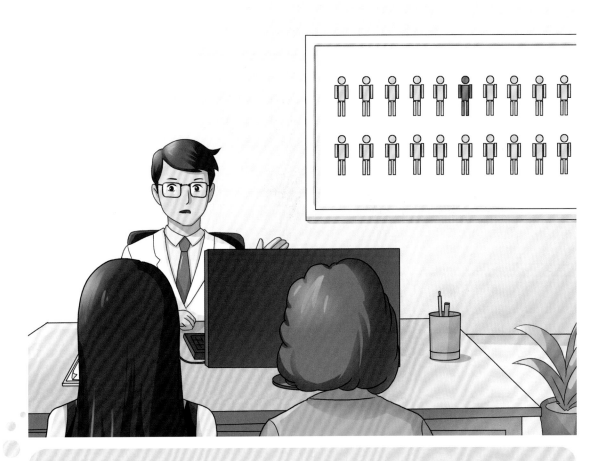

医生告诉我们，大约每 20 个人之中就有一个人患有抑郁症。

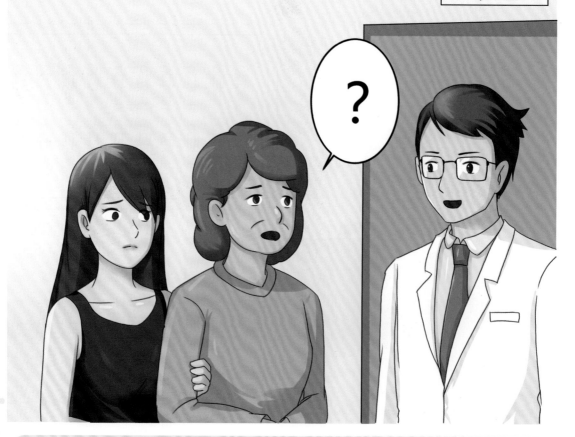

妈妈很疑惑，从小到大，我都很顺利，为什么会得抑郁症呢？

医生说，抑郁症的病因很复杂，是社会心理因素和生物学因素复杂交织、相互作用产生的结果。

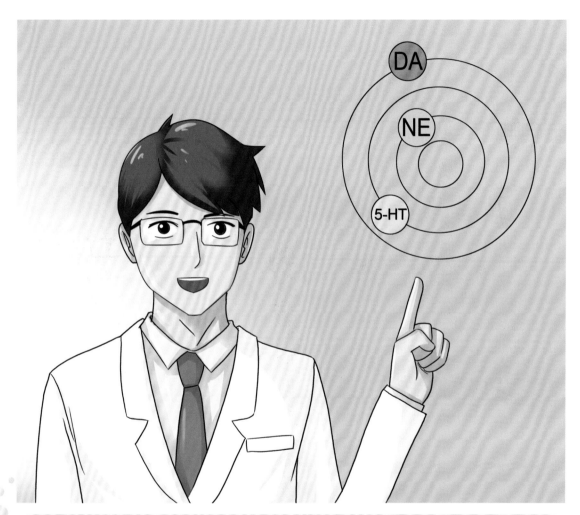

　　医生告诉我们，目前的科学研究发现，抑郁症患者脑内与情绪相关的神经递质存在功能失调。

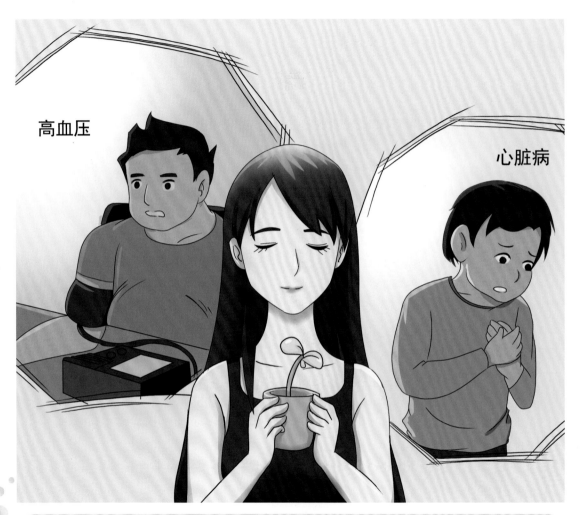

　　我非常痛苦，但医生的话让我有了一点信心，他告诉我，抑郁症是可以治疗的，就像高血压和心脏病一样。尽早地开始规范治疗，症状是可以缓解的。

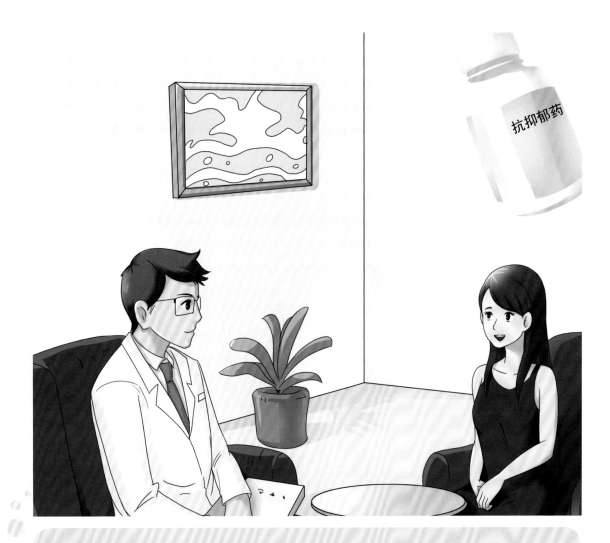

医生说，目前，抑郁症最有效的治疗手段是药物治疗和心理治疗。

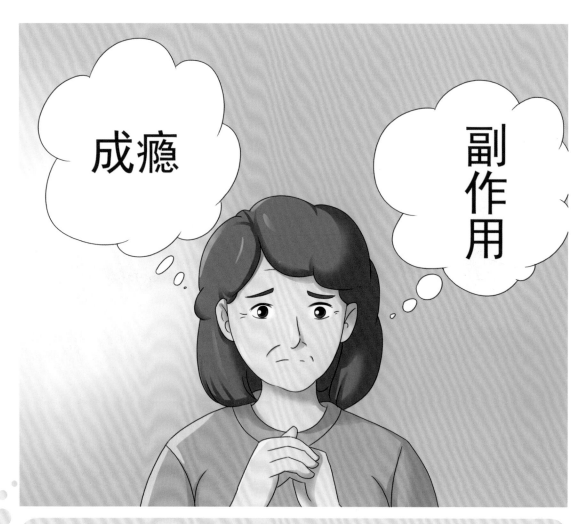

根据我的情况，医生为我制订了治疗方案。

妈妈对吃药有很多顾虑，她担心长期吃药会成瘾，担心有副作用……

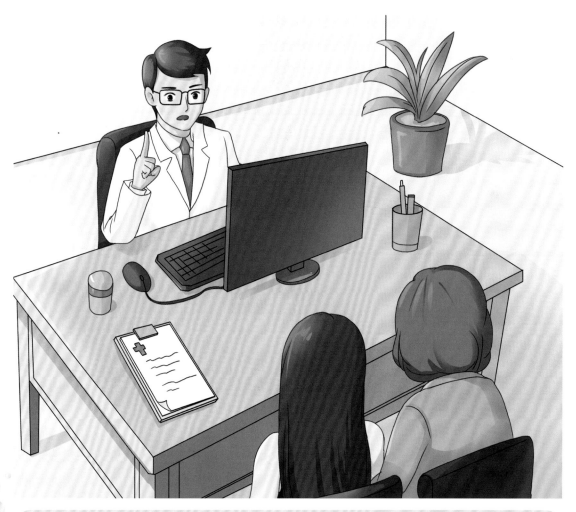

医生告诉我们，抗抑郁药物并没有成瘾性，而且新型抗抑郁药物是比较安全的，虽然有的人可能会出现一些不良反应，但一般比较轻微，随着治疗时间的延长也可能会慢慢缓解。

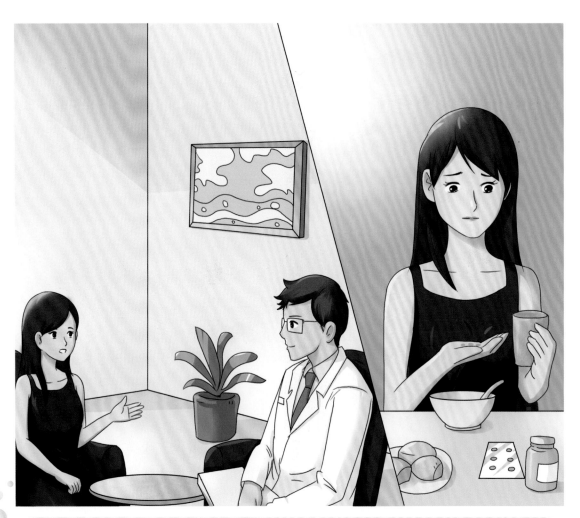

医生的话让我们都放心了很多。在医生的建议下，我开始规律治疗，按时服药，同时接受了心理治疗。

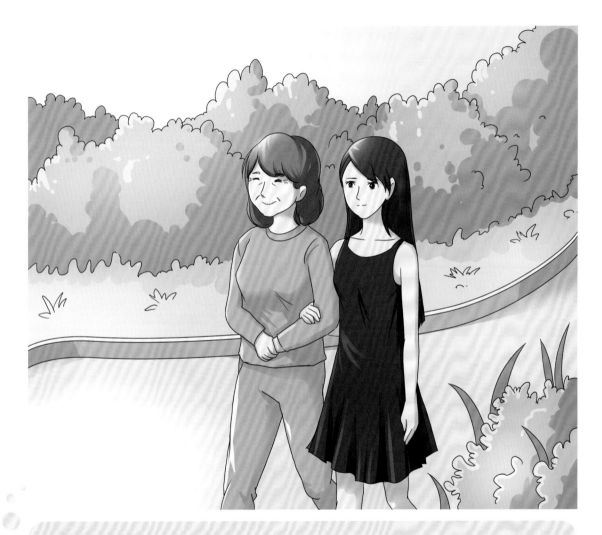

渐渐地，我感觉到了一些改变，有时候我会想出去走走，想和家人聊聊天。

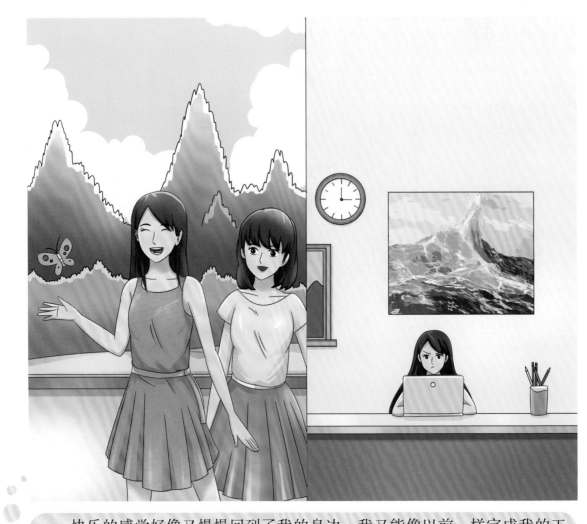

　　快乐的感觉好像又慢慢回到了我的身边，我又能像以前一样完成我的工作了。

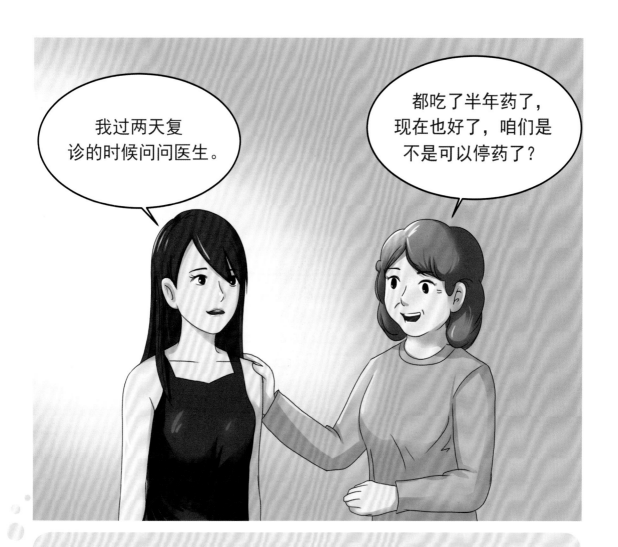

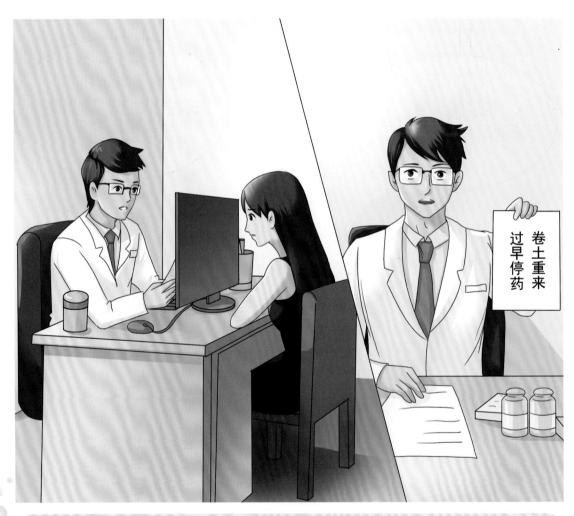

医生叮嘱我，抑郁症有可能会反复发作，需要长期治疗，可能需要维持2~3年，甚至更久。他提醒我，预防复发最重要的就是切忌过早停药。

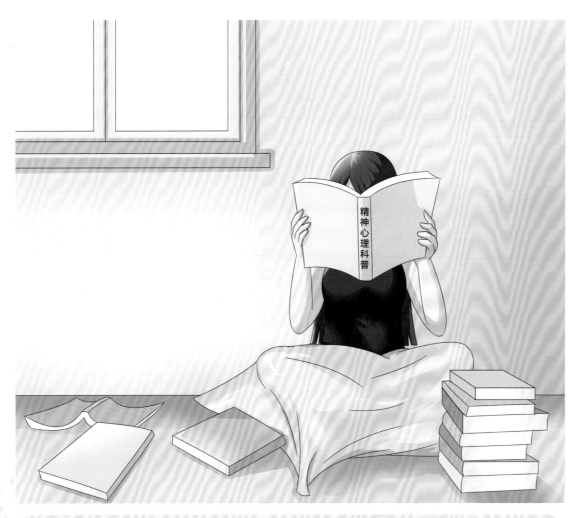

　　按照医生的建议，我继续规律服药，我的生活逐渐恢复到生病前的样子。另外，我也自己学习了一些抑郁症的知识。

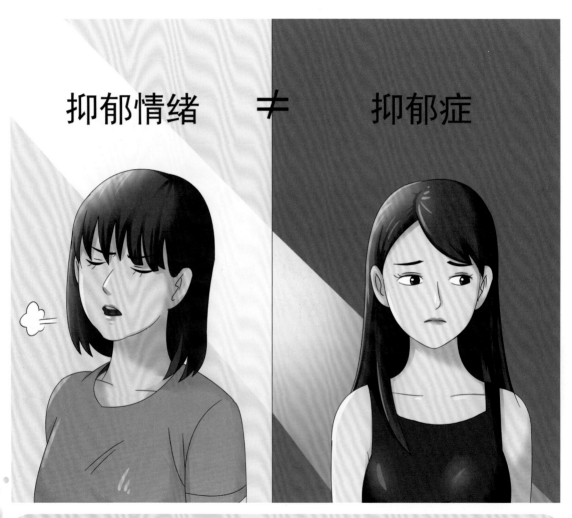

抑郁情绪　≠　抑郁症

　　我了解到，原来抑郁情绪不等于抑郁症。抑郁情绪在日常生活中很常见，持续时间短暂，而且不会造成明显影响。而抑郁症是一种疾病，持续时间较久，而且会影响到一个人的方方面面，如学习、工作，需要专业的帮助。

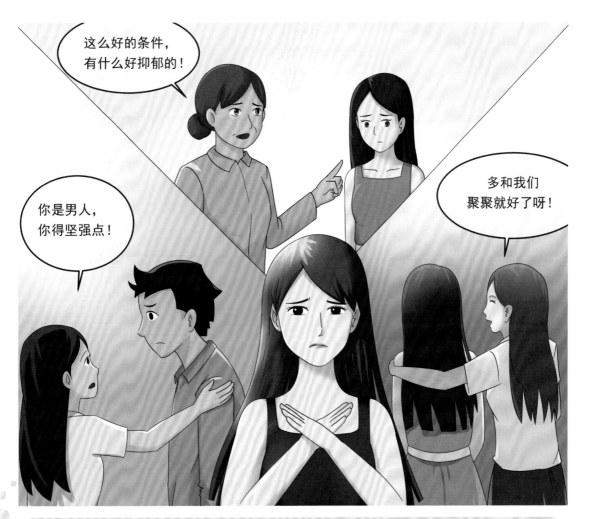

　　抑郁症并不是性格软弱，或者不够坚强。家人和朋友应该要多倾听，不去评价、指责患者，也不要盲目给出毫无根据的建议。

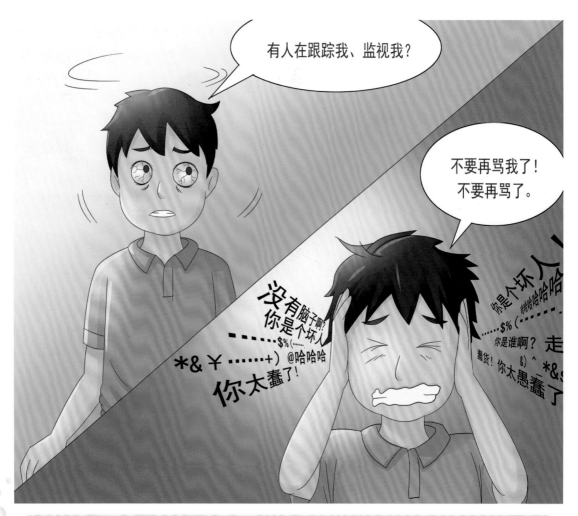

　　一些严重的抑郁症患者，还可能出现一些妄想、幻觉这类的症状，需要及时治疗和帮助。

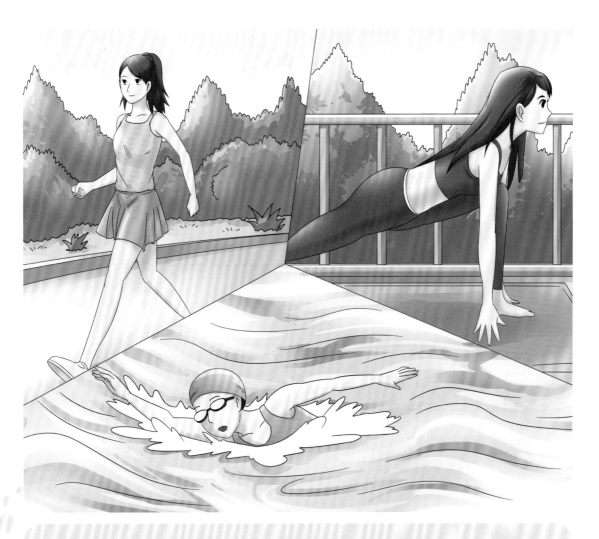

医生让我多进行锻炼，因为科学研究证明规律锻炼有助于缓解抑郁症状。

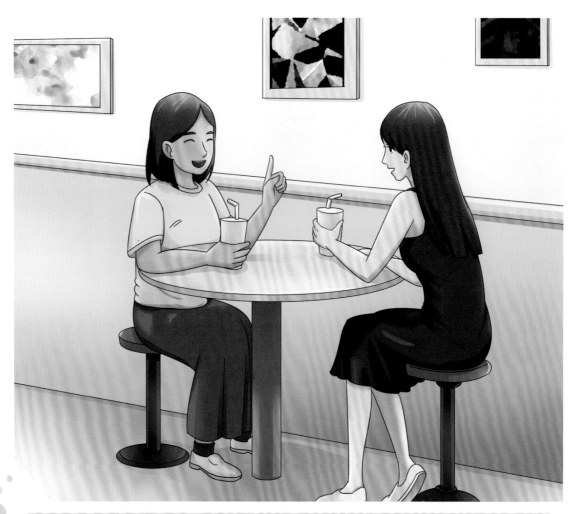

我也在慢慢调整自己，遇到困难时学会向朋友、家人求助，学会向他们倾诉。

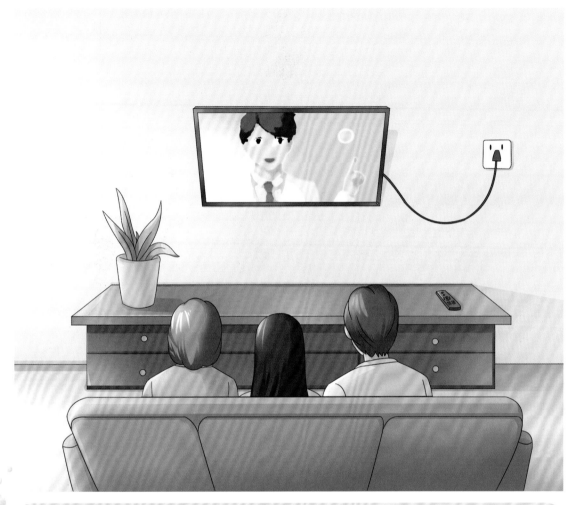

　　我的家人也一直在帮助我，爸爸妈妈鼓励我坚持治疗，他们也和我一起学习了很多抑郁症的知识。

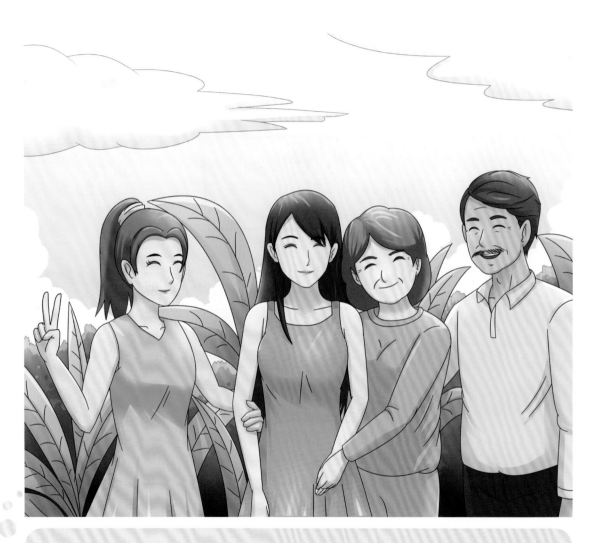

家人和朋友的理解、关怀和陪伴，是我收到的最好的礼物。

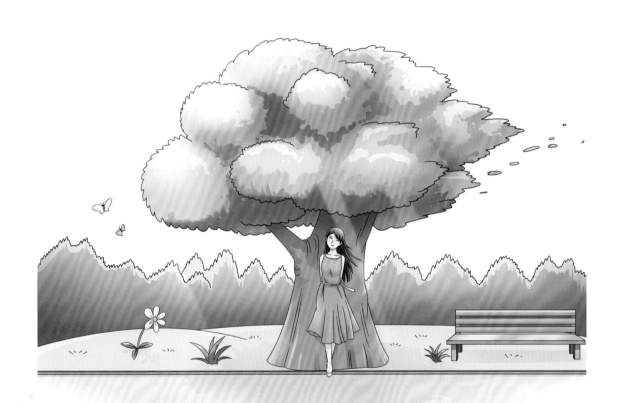

　　现在的我恢复了以往的快乐和活力。希望能有更多的人了解抑郁症，理解抑郁症患者，一起正确面对这个疾病。

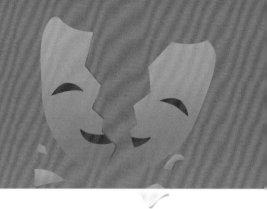

附：抑郁症小知识

首先，我们要认识到抑郁症是一种疾病，不同于一般的"抑郁情绪"。我们经常会用"抑郁"来描述那些负性的感受，比如难过、悲哀、沮丧等，这是每个人在遇到一些刺激或者挑战后都可能会经历的，但一般这种情绪是一过性的，不至于对日常生活、工作、人际关系等造成明显影响。但抑郁症作为一种疾病，诊断时会要求患者符合特定数目的症状标准，符合超过 2 周以上的病程。抑郁症这一疾病会对患者生活的方方面面造成不同程度的影响，会给患者带来相当大的痛苦，我们应当重视起来。

关于抑郁症的治疗，很多患者纠结选择药物治疗，还是选择心理咨询 / 治疗。简单来讲，抗抑郁药物会有效改善患者"生物学"方面的异常变化，目前大多数的抗抑郁药都是通过改善脑内 5- 羟色胺（5-HT）、多巴胺和去甲肾上腺素等神经递质的功能来帮助缓解抑郁症状、减短抑郁发作时间。而心理咨询 / 治疗会着眼于患者发病相关的心理因素，消解"心理病因"，增强"心理抵抗力"。具体选择何种治疗手段，需要结合患者的疾病特点，如疾病的严重程度、发病的相关因素以及现实的医疗条件来决定。根据症状的数量和严重程度，抑郁症可以划分为轻、中、重度，一般来说，轻中度的抑郁症有希望通过自我调整、心理咨询 / 治疗等方式达到缓解，而重度的抑郁和部分不适合或者没有条件实现心理咨询 / 治疗的中度抑郁症患者则需要药物治疗的帮助，当然在合适的情况

下辅助心理咨询 / 治疗最为理想。除药物和心理咨询 / 治疗外，还有一种重要的治疗手段即无抽搐电休克治疗，这是一种起效相对快且安全性较好的治疗，适合于那些病情严重比如自杀风险极高、木僵的患者以及药物治疗效果不佳的患者等。注意，每名患者都有各自的特点，治疗的选择应该请专业的医生来评估分析，制订个体化的治疗方案。

目前在国内，心理咨询 / 治疗由于可及性等问题，不能惠及大部分患者，抗抑郁药物仍旧是抑郁症治疗最为主要的手段。因此，对于抗抑郁药物使用的一些相关知识，我们有必要了解：

1. 抗抑郁药物没有"最好"一说，不同的药物有不同的特点，每个人对同种药物的反应也不尽相同，一定要请医生来建议选择哪种药物。

2. 抗抑郁药物的起效一般需要 2 周以上，在应用初期，如果没有发现病情改善，请您不要灰心。

3. 抗抑郁药物的起效也要求剂量达到一定标准，如果剂量不足，即便长期使用也可能没有良好效果，所以定期复诊并遵守医生的建议调整药物用量，这很关键。

4. 抗抑郁药物没有成瘾性，也没有激素，安全性总体良好。

5. 病好了并不意味着可以停药。不恰当地减停药物会使复发风险升高。所以，减停药物一定要遵医嘱。

最后，如何与患有抑郁症的亲友相处，有一些建议给大家：建议大家能多多了解抑郁症的相关知识，正确认识疾病。要知道，患者是病了，不是"性格软弱"，不是"经历挫折太少"，不要单纯地让他们"想开点"，不要一味地喊口号让他们"坚强"。我们能做的是无条件地倾听和陪伴，这一点非常重要。也不要避讳和患者谈论疾病，这可能会让他们更善于表达、求助，要鼓励他们接受专业的帮助，尽早好起来。

THE END

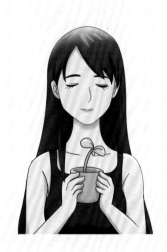

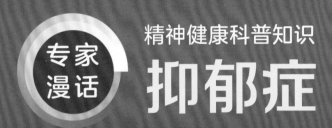

精神健康科普知识
抑郁症

专家漫话

扫码看视频，
学习更多抑郁症知识

扫码观看
精神心理健康公益宣传片

扫码关注公众号，
获取更多精神心理健康知识

52检

疾控科普

专家漫话

精神健康科普知识

双相情感障碍

主　编　马宁　陆林

分册主编　邱宇甲　李　茜

指导单位　国家卫生健康委员会疾病预防控制局

编写单位　北京大学第六医院

国家精神卫生项目办公室

中国疾病预防控制中心精神卫生中心

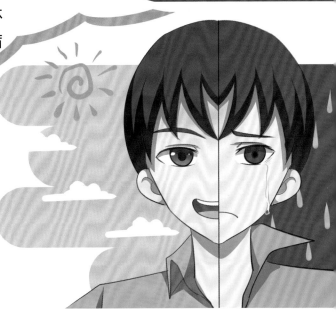

人民卫生出版社

·北京·

图书在版编目（CIP）数据

专家漫话精神健康科普知识/马宁，陆林主编 . ——
北京：人民卫生出版社，2020.9（2023.5重印）
ISBN 978-7-117-30579-2

Ⅰ.①专…　Ⅱ.①马…②陆…　Ⅲ.①精神卫生 – 普
及读物　Ⅳ.①R749-49

中国版本图书馆 CIP 数据核字（2020）第 183579 号

人卫智网　**www.ipmph.com**	医学教育、学术、考试、健康，	
	购书智慧智能综合服务平台	
人卫官网　**www.pmph.com**	人卫官方资讯发布平台	

专家漫话精神健康科普知识
Zhuanjia Manhua Jingshenjiankang Kepuzhishi

主　　编：马　宁　陆　林
出版发行：人民卫生出版社（中继线 010-59780011）
地　　址：北京市朝阳区潘家园南里 19 号
邮　　编：100021
E - mail：pmph @ pmph.com
购书热线：010-59787592　010-59787584　010-65264830
印　　刷：北京盛通印刷股份有限公司
经　　销：新华书店
开　　本：787 × 1092　1/20　　总印张：28⅕
总 字 数：474 千字
版　　次：2020 年 9 月第 1 版
印　　次：2023 年 5 月第 7 次印刷
标准书号：ISBN 978-7-117-30579-2
定价（共 13 册）：286.00 元

打击盗版举报电话：010-59787491　E-mail：WQ @ pmph.com
质量问题联系电话：010-59787234　E-mail：zhiliang @ pmph.com

《专家漫话精神健康科普知识》
编写委员会

指导单位：国家卫生健康委员会疾病预防控制局

编写单位：北京大学第六医院
国家精神卫生项目办公室
中国疾病预防控制中心精神卫生中心

主　　编：马　宁　陆　林

副 主 编：赵梦婕　李　茜

编　　委（以姓氏笔画为序）：

王　慧　孔庆梅　司天梅　刘　琦　闫　俊　孙　伟

孙洪强　孙新宇　杨　磊　邱宇甲　张鸿燕　姜思思

黄　剑　曹庆久　程　章　蒲城城　廖金敏

美术设计：钱洪涛　徐英姬　王　琨　宋　健

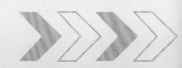

前 言

　　精神健康是健康的重要组成部分，没有精神健康就没有健康。当前我国社会经济高速发展，人们普遍感觉生活节奏快、工作压力大，抑郁、焦虑等精神心理问题的发生有上升趋势。根据 2019 年发表的全国精神障碍流行病学调查结果，我国 18 岁以上人口各种精神障碍终生患病率为 16.57%。据此估算，我国大概有 2.3 亿人罹患各种精神障碍，6 个人中就有 1 个人至少患有一种精神障碍。

　　数字触目惊心，提醒着我们精神障碍并不遥远，我们每个人都有可能在人生的某个阶段遇到精神问题的困扰。但当前公众对精神障碍的了解和认识还普遍不足，对病因和主要表现不了解，对求诊和治疗原则不了解，甚至认为这些不是病，是个人的意志不坚强，毅力不坚韧，吃饱穿暖无病呻吟，这些无知、偏见和歧视给患者——可能是亲朋好友也可能是自己——都带来了极大的心理压力，会延误及时求治，给个体带来更多的痛苦，影响其社会功能。

　　为了提高大众对精神健康的重视，加强对精神障碍的了解，北京大学第六医院组织医院青年医生和知名专家组成专业团队，采用漫画这种新颖的形式撰写了《专家漫话精神健康科普知识》，包括精神科 13 种最常见的成人、儿童和老年精神障碍，分别是抑郁症、双相情感障碍、失眠障碍、焦虑障碍、精神分裂症、强迫症、孤独症、多动症、老

年痴呆、进食障碍、酒精依赖、躯体形式障碍、抽动障碍。每册漫画均从典型案例入手，详解每种疾病的主要临床表现、治疗、病因等，内容科学准确，通俗易懂，可读性强，最后的小知识还对疾病的康复、照料或自我调适要点等进行了补充总结归纳。同时，漫画的每一册都配有相应的动画版，时长约5分钟，扫一扫后附二维码即可免费观看。

本书可以作为精神卫生知识的科普读物，帮助普通公众了解相关知识，也可以作为精神卫生工作人员，尤其是基层精神卫生防治人员日常工作中的医患沟通和教育工具书。首次采用漫画和视频结合形式对精神科主要常见疾病进行科普，难免有不足之处，恳请广大读者批评指正。

感谢所有参与编写的医生，在主题选择、脚本撰写、审片修改等工作中做出的贡献，为确保内容既要丰富全面又要生动通俗，医生们在脚本撰写过程中进行了多次修改和提炼，审片时更是一幅一幅反复检查，严谨求实。特别感谢美术设计团队，跟编写医生们反复沟通确认，学习了解专业知识，在漫画人物设计中充分发挥想象力，精益求精。

精神健康是健康的二分之一，已经有越来越多的人认识到了精神健康的重要性。期待大家都能有意识的主动学习相关科普知识，积极维护自身精神健康，也关爱帮助周围人。我们每一个人都是自己精神健康的第一责任人。

北京大学第六医院

马宁　陆林

2020 年 9 月

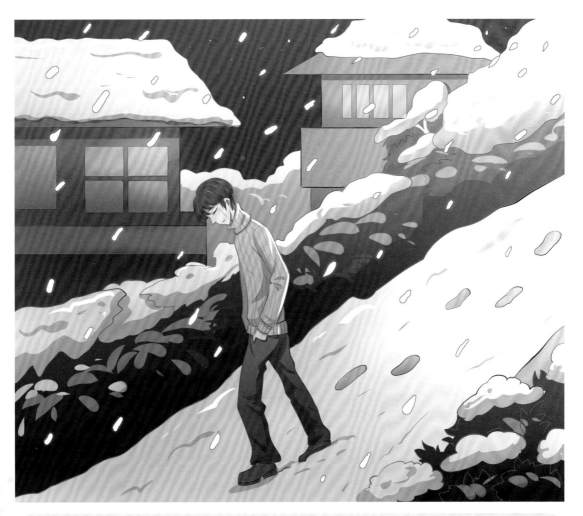

　　我的情绪，总是在坐过山车。有时候会驶入低谷，情绪低落，对一切都没有兴趣，悲观又绝望……

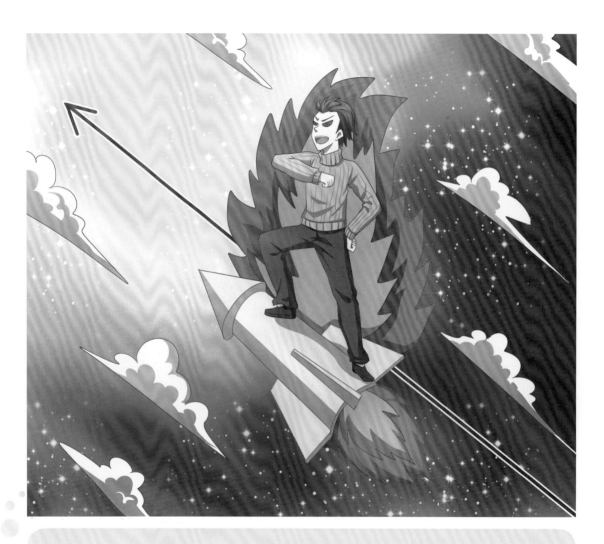

但是，就在一个月前，我还在"世界之巅"。

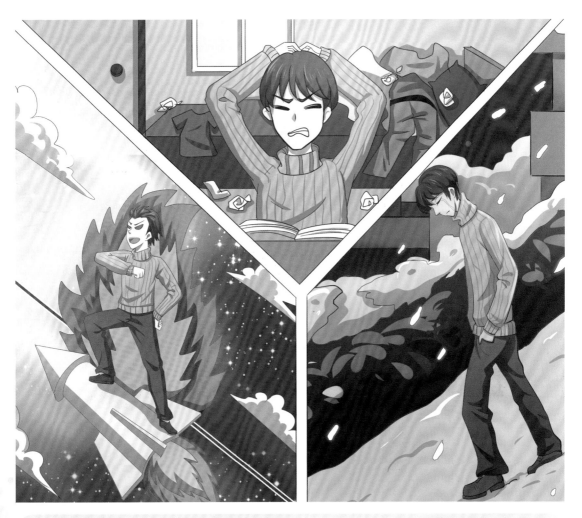

  两年来，在情绪的高低起伏之中穿梭，我变得疲惫不堪，我的生活、工作、人际交往一塌糊涂。

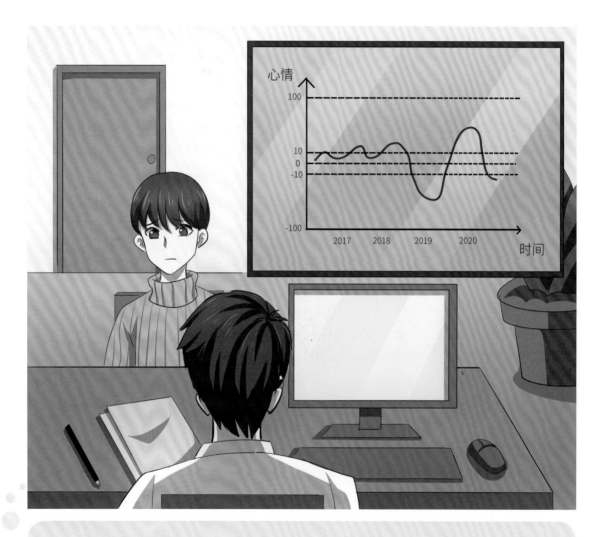

困顿之时，无助之间，我走进医院，想要了解自己到底是怎么了。

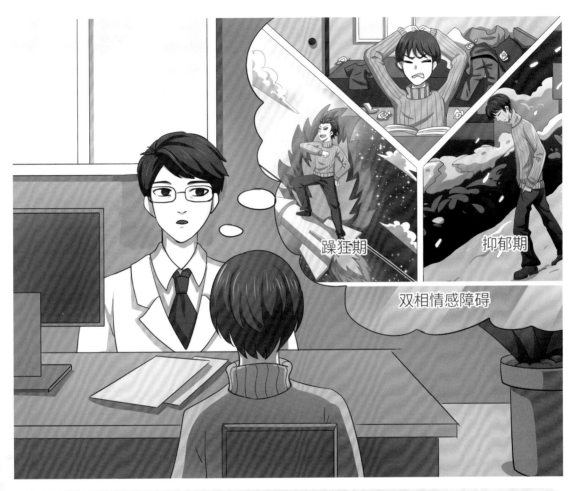

躁狂期

抑郁期

双相情感障碍

聊完这两年的情况，医生又问了很多问题，如家庭、我的身体状况等。

我觉得这一次谈话，像聊完了我的一生。我听到医生告诉我很多闻所未闻的信息：双相情感障碍，也称"躁郁症"，这是一种既有躁狂或轻躁狂发作，又有抑郁发作的心境障碍。

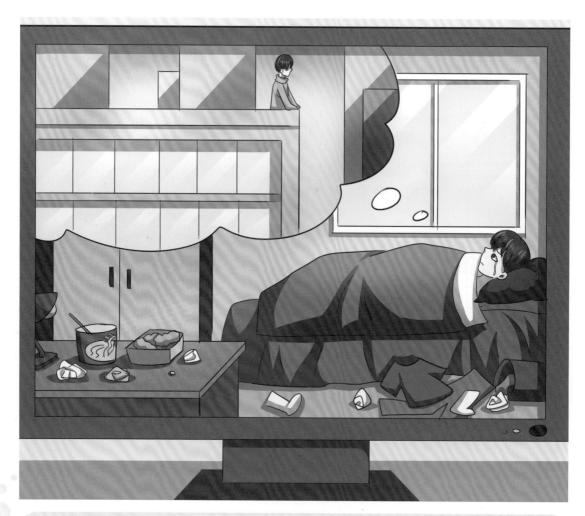

　　在抑郁发作期的患者，可以出现抑郁症的种种表现，比如情绪低落、兴趣减退、精力不足、悲观、厌世等。

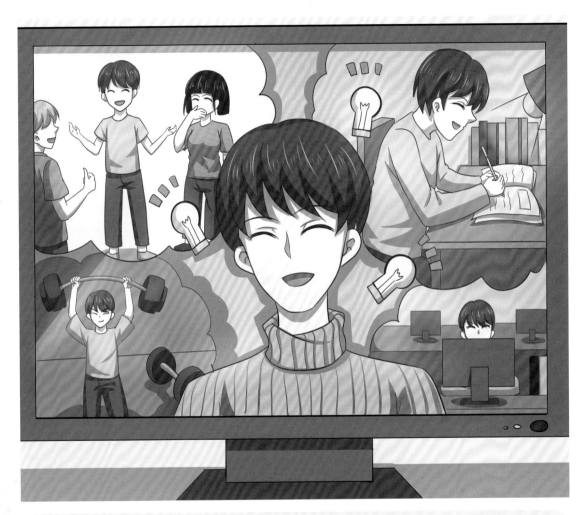

　　而在轻躁狂或躁狂发作期，患者的情绪和行为又会到达另一个极端。症状轻者，也称轻躁狂发作。患者感觉轻松愉快，头脑变快，灵感频现，变得言语增多，喜爱社交，自信阳光，兴趣广泛，浑身充满力量，持续≥4天就是轻躁狂状态。

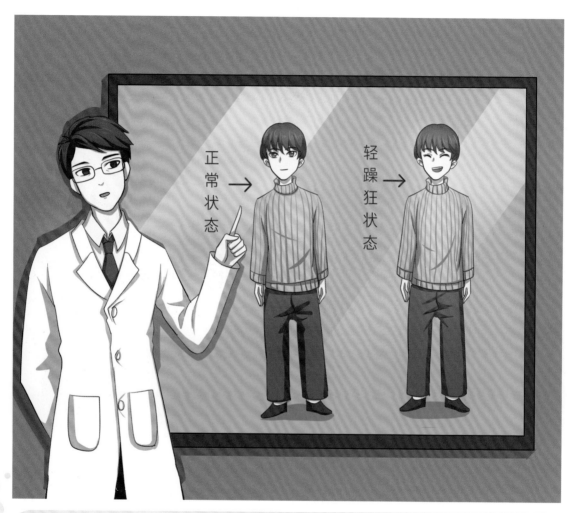

正常状态 → 轻躁狂状态

　　轻躁狂对个体功能的影响相对小一些，有时不容易识别出来。有些患者甚至会享受这种兴奋和积极的情绪，希望能一直持续这种状态。

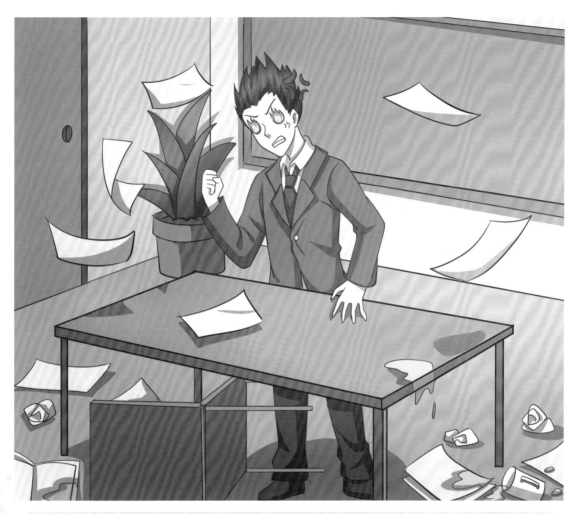

　　然而，这种"感觉良好"的状态很难如愿保持，如果没有及时调整和干预，情况就可能会变得非常糟糕——躁狂发作！

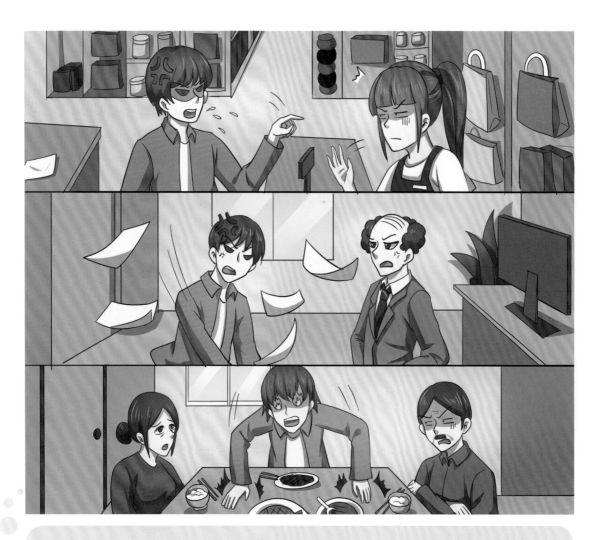

这时，患者的情感异常高涨，或者显得易激惹，为一点小事就大发雷霆。

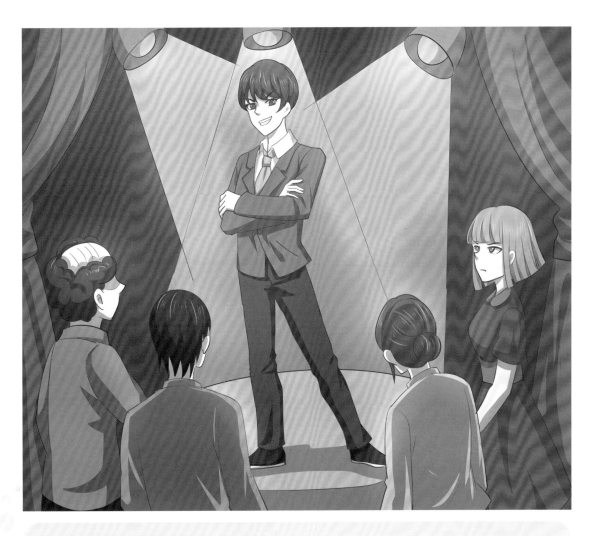

往往自我感觉良好，言辞夸大，认为自己才华出众，能力非凡。

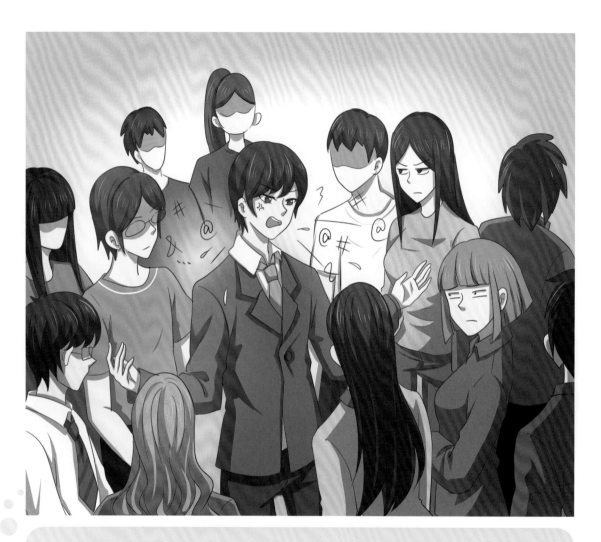

讲起话来滔滔不绝，难以打断，严重者语无伦次。

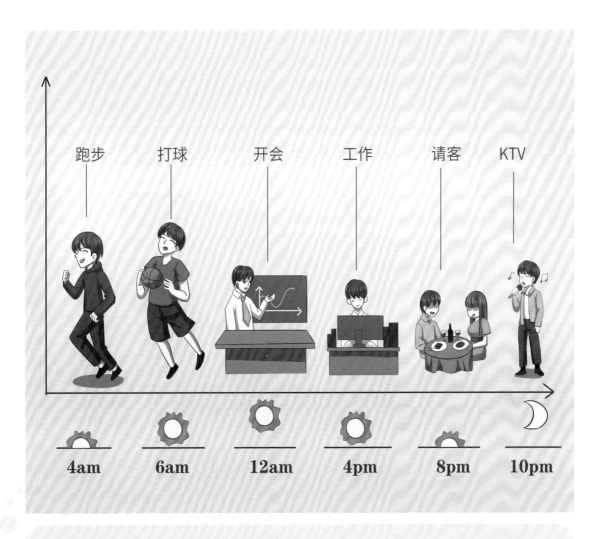

活动异常增多，不断计划，整日忙碌，只睡几个小时甚至完全不睡觉。

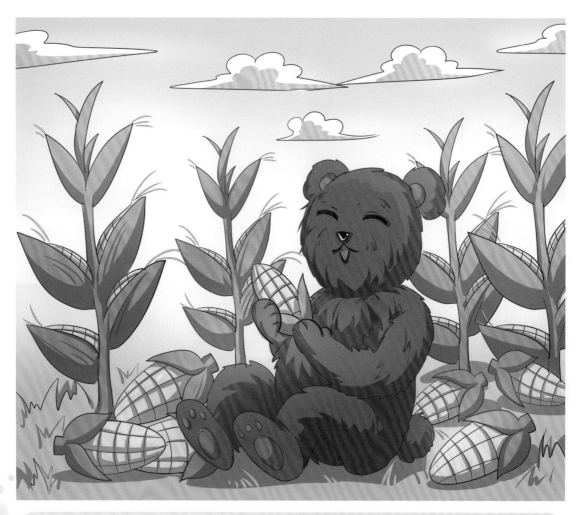

　　但因为患者的注意力极易转移，虽不停做事，但基本都像"狗熊掰棒子"、虎头蛇尾。

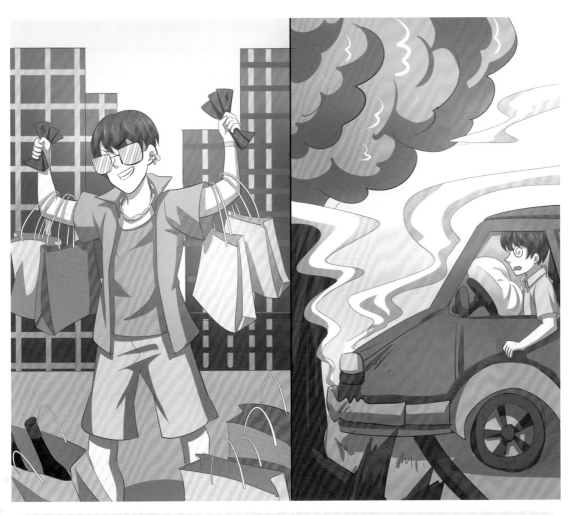

　　另外，患者做事冲动，容易不计后果，比如大笔挥霍钱财，甚至置自身于危险中。

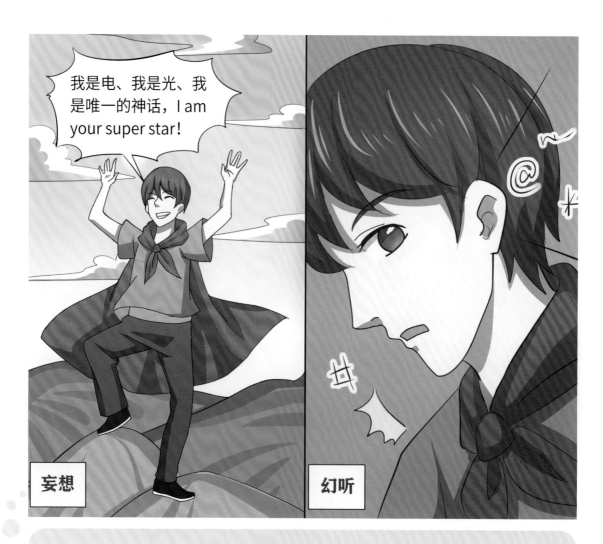

严重的患者还可能出现妄想和幻觉等精神病性症状。

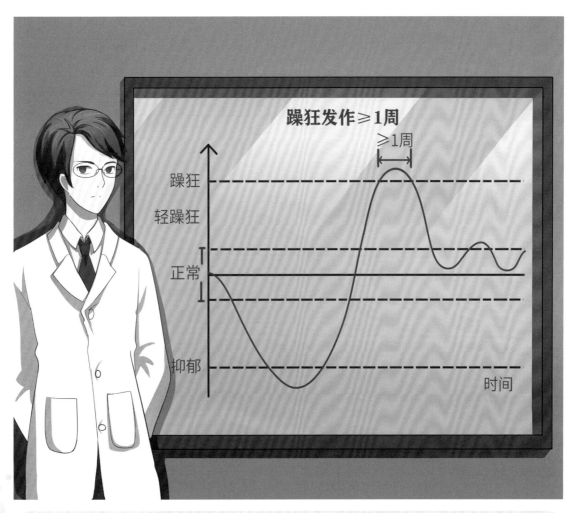

躁狂发作≥1周

≥1周

躁狂

轻躁狂

正常

抑郁

时间

　　不难想象，在躁狂发作时，人的思考和判断力受损，工作、生活、人际关系等也会受到明显损害。这些症状持续 1 周及以上可以诊断躁狂发作。

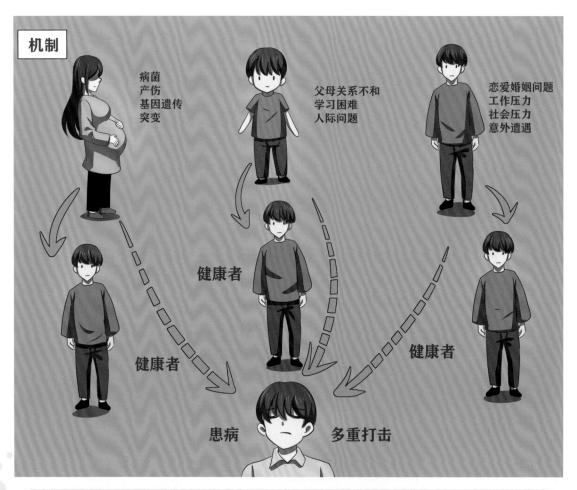

听了许久，我问医生，为什么我会得这个病？医生告诉我，机制很复杂，而且还在研究中。但是遗传因素与环境因素在发病过程中均有重要作用，而遗传因素的影响更为突出；双相情感障碍患者的直系亲属，患病风险要比一般人群高很多。

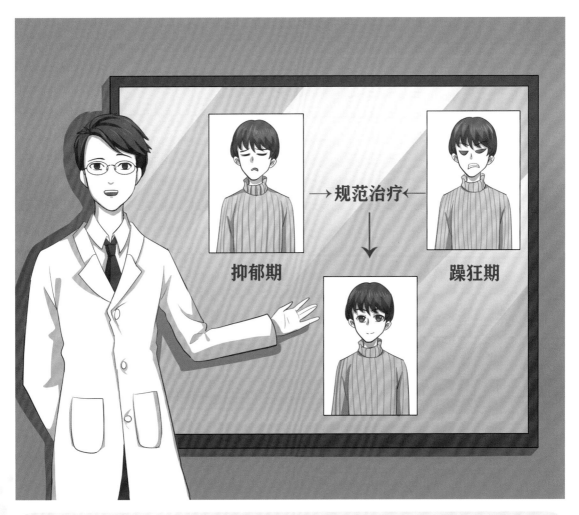

→规范治疗←

抑郁期   躁狂期

    双相情感障碍给患者带来莫大的痛苦，但值得庆幸的是，经过规范治疗，这个疾病是可控的。

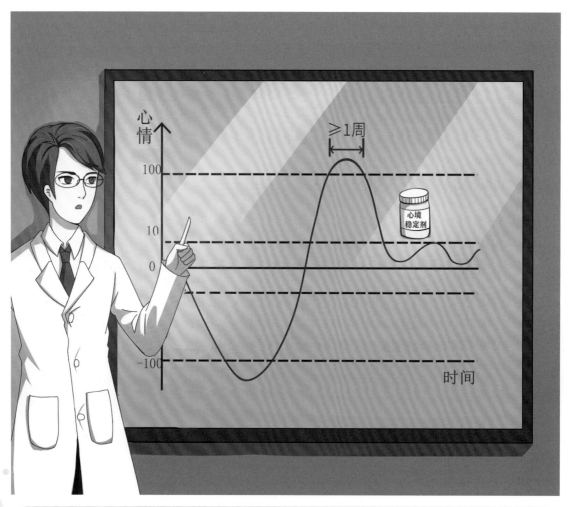

首先，非常重要的是药物治疗。精神科医生会根据患者的具体情况，开具相应的处方。与抑郁症不同，双相情感障碍的治疗药物，最主要的是心境稳定剂。

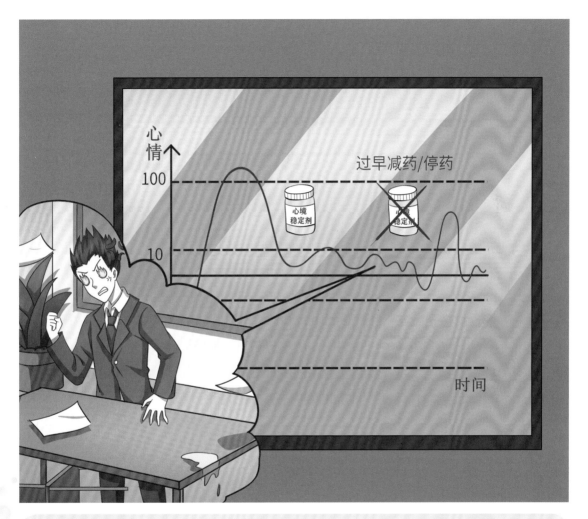

医生叮嘱我，坚持服药对于康复非常关键！减药、停药务必要咨询医生的意见。过早停药，会使复发风险升高，而频繁多次的发作，可能会导致治疗效果越来越不理想，给患者带来更加严重的影响。

药物副作用大多都有相应的处理方法

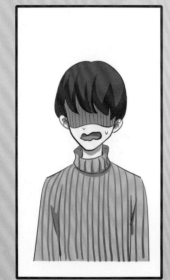

恶心

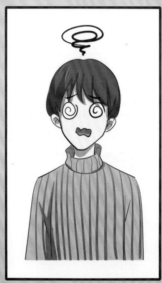

头晕

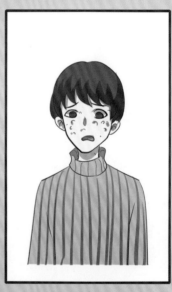

皮疹

　　当然，所有的药物都有副作用，这些心境稳定剂也不例外。有一些反应是高剂量时出现，有的是用药初期明显，随着时间会减轻，如果无法耐受，就要与医生沟通调整。有的可以通过改变服药时间或生活方式来调整。

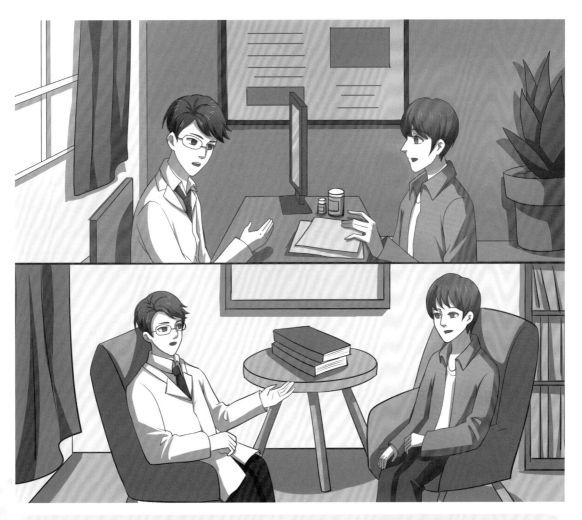

　　医生还告诉我，除了药物治疗，心理治疗也能帮助患者监控、管理自己的情绪，提高应对技能。

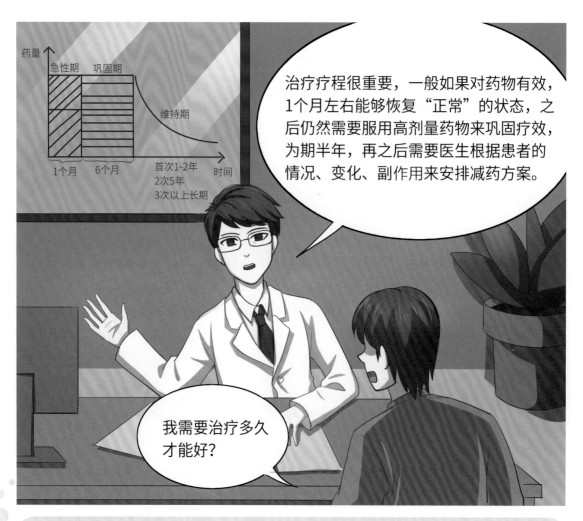

患者首次发作建议维持 1~2 年，2 次发作建议维持 5 年，3 次以上发作建议长期服药。

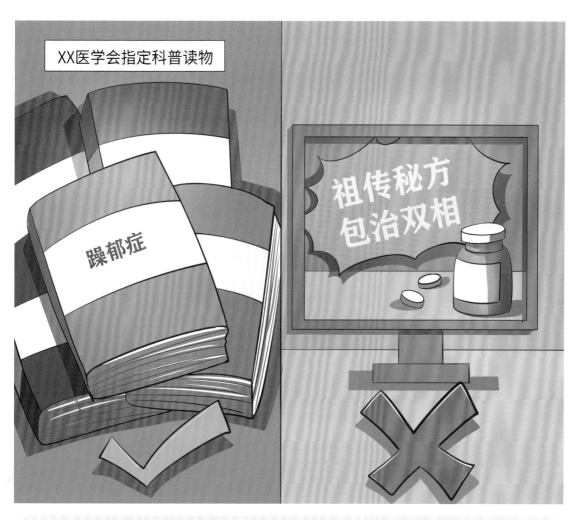

　　另外，我们应该尽可能地多学习疾病相关知识，武装自己，但是知识来源一定要注意正规性和科学性。

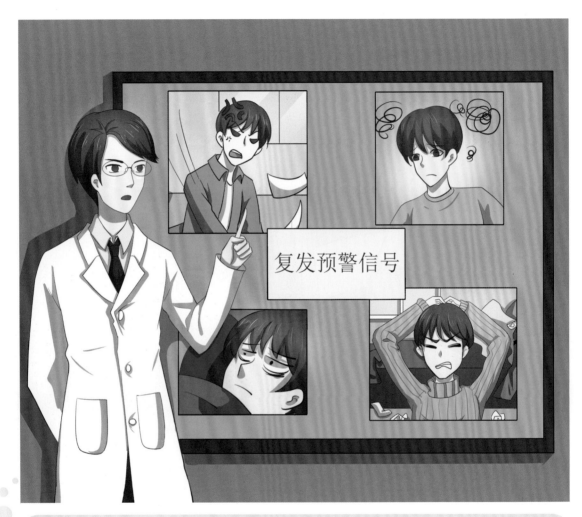

复发预警信号

　　每一次发作之后要总结刚开始出现异常时的一些表现，以后把这些表现当成是预警信号。现在了解到的预警信号包括：失眠、烦躁不安、爱生气、注意力不集中、莫名高兴等，结合他人和自己的，来为自己做好预防工作。

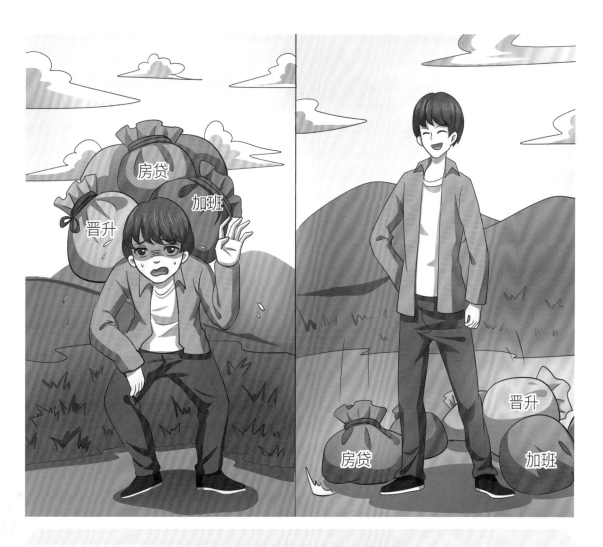

注意平衡自己的生活，避免过分的压力。

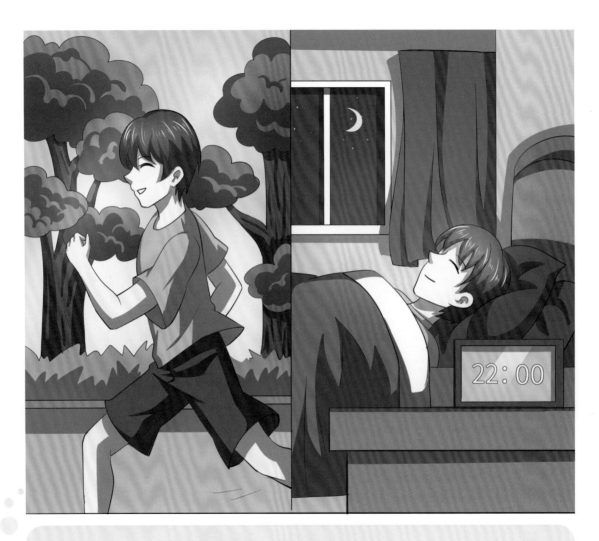

规律锻炼，保持良好睡眠习惯。

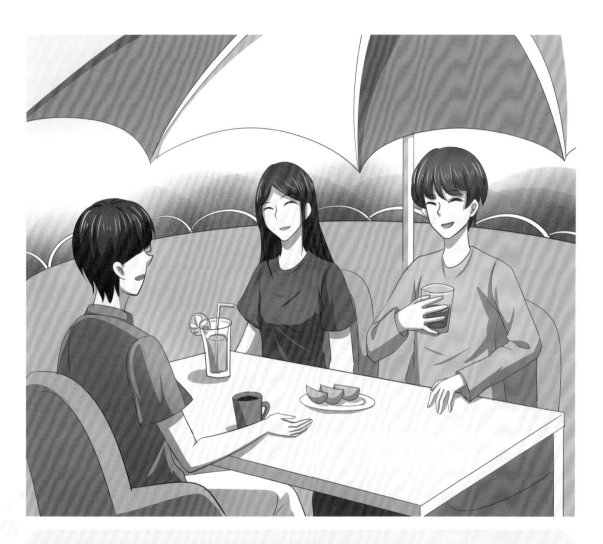

学会倾诉，寻找支持。

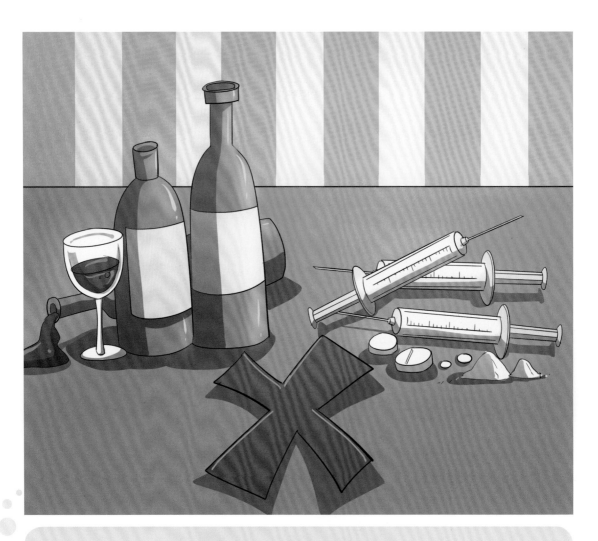

远离酒精、毒品等成瘾物质。

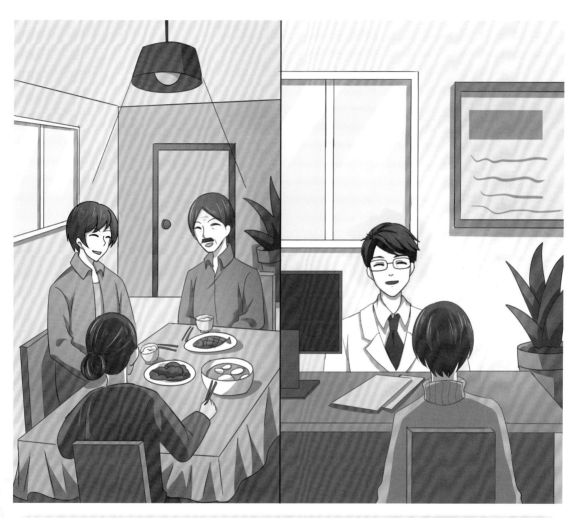

　　当然，可以跟家人解释疾病的一些知识，除了增加家人和朋友的理解和支持，也可以让他们帮着一起来监测预警信号，如果他们发现信号而你却没有感觉，也可以及早与医生沟通，进一步评估。

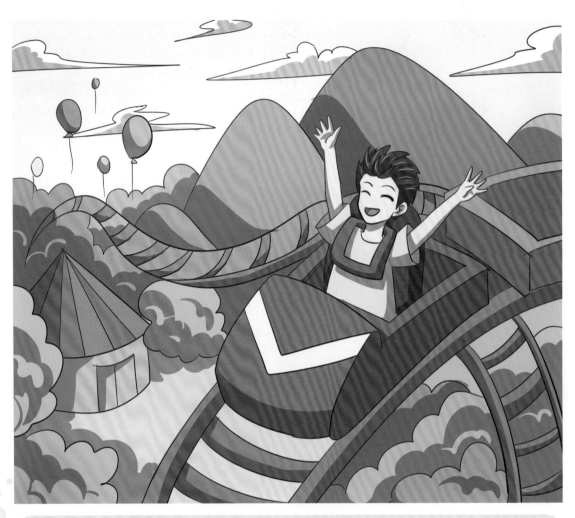

记住，双相情感障碍是一种疾病，不是个人的错误。规范治疗，一起努力，让生命的过山车平稳行进，更可以看到两旁无尽的精彩！

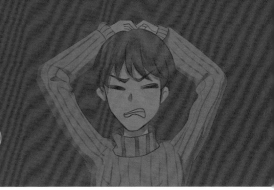

附：双相情感障碍 小知识

双相情感障碍以前也被称为"躁郁症"，有时难以识别，以前误诊率、漏诊率、治疗延迟率均较高，故越来越被人重视。

1. 主要表现

（1）抑郁期：情绪低落、兴趣减退、精力下降、疲乏感、食欲减退、睡眠障碍、自我评价低、自杀观念及行为、悲观、注意力下降，严重时可能伴有幻听、妄想等精神病性症状。

（2）躁狂期：情感高涨或易激惹、精力旺盛、思维联想加快、语速快、讲话滔滔不绝、自我评价过高、注意力难以集中、睡眠需求减少、冲动性冒险性行为增多（如过度饮酒、挥霍金钱、赌博、不良性行为等），严重时可能伴有精神病性症状。

轻躁狂较躁狂程度轻，持续时间短，对功能影响小。

不是每个患者都会存在上述所有的症状。

2. 治疗　双相情感障碍最重要的治疗就是心境稳定剂，种类有很多，医生会根据临床表现、患者的年龄、性别、躯体状况、既往用药史、过敏史等很多方面来评估后选用适合患者的药物。心境稳定剂除了传统的抗抽搐剂、锂盐，近几十年来越来越多的新型抗精神病药也登上了双相药物治疗的一线名单。治疗推荐长程治疗，因为疾病反复发作的特点，缓解期不断地延长，才能更好地控制疾病发作带来的痛苦和社会功能的损害。

3. 机制及婚育问题　如绘本中所示，双相情感障碍的病因包括生物学因素和社会心理因素。其中前者权重更大，有一定遗传风险，但与遗传性疾病不同。患者病情稳定、功能良好，对下一代的心理健康也会提高重视和照护，所以笔者反对"有遗传风险就不婚不育"这种观点。

4. 预后　有的患者体验过轻躁狂或躁狂阶段的心境，会向往能够一直维持比较高涨的心境，但是轻躁狂或躁狂的状态最长持续几个月，如果不去尽早干预，可能存在病程恶化及其他意外的风险。不经系统治疗的患者终生复发率达 90% 以上。

5. 精神疾病的高患病率需要社会中每个人付出一些努力，包括了解知识、关照自己、理解他人，以此降低对精神疾病的不解和排斥，创造高接纳度的文明社会。

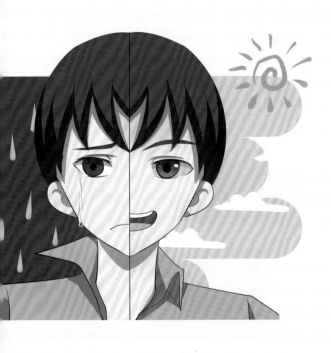

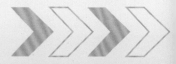

THE END

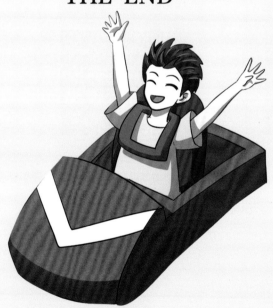

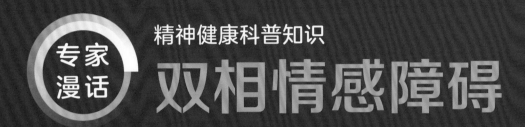

专家漫话

精神健康科普知识

双相情感障碍

扫码看视频，
学习更多双相情感障碍知识

扫码观看
精神心理健康公益宣传片

扫码关注公众号，
获取更多精神心理健康知识

52检

专家漫话

精神健康科普知识

失眠障碍

主　编　马宁　陆林

分册主编　孙伟

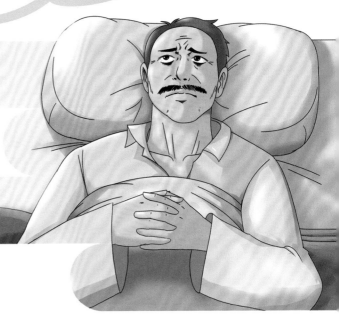

指导单位　国家卫生健康委员会疾病预防控制局

编写单位　北京大学第六医院

　　　　　国家精神卫生项目办公室

　　　　　中国疾病预防控制中心精神卫生中心

人民卫生出版社

·北　京·

图书在版编目（CIP）数据

专家漫话精神健康科普知识/马宁，陆林主编 . —
北京：人民卫生出版社，2020.9 （2023.5重印）
ISBN 978–7–117–30579–2

Ⅰ.①专⋯　Ⅱ.①马⋯②陆⋯　Ⅲ.①精神卫生 – 普
及读物　Ⅳ.①R749–49

中国版本图书馆 CIP 数据核字（2020）第 183579 号

人卫智网	www.ipmph.com	医学教育、学术、考试、健康，
		购书智慧智能综合服务平台
人卫官网	www.pmph.com	人卫官方资讯发布平台

专家漫话精神健康科普知识
Zhuanjia Manhua Jingshenjiankang Kepuzhishi

主　　编：马　宁　陆　林
出版发行：人民卫生出版社（中继线 010-59780011）
地　　址：北京市朝阳区潘家园南里 19 号
邮　　编：100021
E - mail：pmph @ pmph.com
购书热线：010-59787592　010-59787584　010-65264830
印　　刷：北京盛通印刷股份有限公司
经　　销：新华书店
开　　本：787 × 1092　1/20　　总印张：28⅓
总 字 数：474 千字
版　　次：2020 年 9 月第 1 版
印　　次：2023 年 5 月第 7 次印刷
标准书号：ISBN 978-7-117-30579-2
定价（共 13 册）：286.00 元
打击盗版举报电话：010-59787491　E-mail：WQ @ pmph.com
质量问题联系电话：010-59787234　E-mail：zhiliang @ pmph.com

《专家漫话精神健康科普知识》
编写委员会

指导单位： 国家卫生健康委员会疾病预防控制局

编写单位： 北京大学第六医院

国家精神卫生项目办公室

中国疾病预防控制中心精神卫生中心

主　　编： 马　宁　陆　林

副 主 编： 赵梦婕　李　茜

编　　委 （以姓氏笔画为序）：

王　慧　孔庆梅　司天梅　刘　琦　闫　俊　孙　伟

孙洪强　孙新宇　杨　磊　邱宇甲　张鸿燕　姜思思

黄　剑　曹庆久　程　章　蒲城城　廖金敏

美术设计： 钱洪涛　徐英姬　王　琨　宋　健

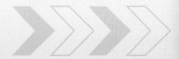

　　精神健康是健康的重要组成部分，没有精神健康就没有健康。当前我国社会经济高速发展，人们普遍感觉生活节奏快、工作压力大，抑郁、焦虑等精神心理问题的发生有上升趋势。根据 2019 年发表的全国精神障碍流行病学调查结果，我国 18 岁以上人口各种精神障碍终生患病率为 16.57%。据此估算，我国大概有 2.3 亿人罹患各种精神障碍，6 个人中就有 1 个人至少患有一种精神障碍。

　　数字触目惊心，提醒着我们精神障碍并不遥远，我们每个人都有可能在人生的某个阶段遇到精神问题的困扰。但当前公众对精神障碍的了解和认识还普遍不足，对病因和主要表现不了解，对求诊和治疗原则不了解，甚至认为这些不是病，是个人的意志不坚强，毅力不坚韧，吃饱穿暖无病呻吟，这些无知、偏见和歧视给患者——可能是亲朋好友也可能是自己——都带来了极大的心理压力，会延误及时求治，给个体带来更多的痛苦，影响其社会功能。

　　为了提高大众对精神健康的重视，加强对精神障碍的了解，北京大学第六医院组织医院青年医生和知名专家组成专业团队，采用漫画这种新颖的形式撰写了《专家漫话精神健康科普知识》，包括精神科 13 种最常见的成人、儿童和老年精神障碍，分别是抑郁症、双相情感障碍、失眠障碍、焦虑障碍、精神分裂症、强迫症、孤独症、多动症、老

年痴呆、进食障碍、酒精依赖、躯体形式障碍、抽动障碍。每册漫画均从典型案例入手，详解每种疾病的主要临床表现、治疗、病因等，内容科学准确，通俗易懂，可读性强，最后的小知识还对疾病的康复、照料或自我调适要点等进行了补充总结归纳。同时，漫画的每一册都配有相应的动画版，时长约 5 分钟，扫一扫后附二维码即可免费观看。

本书可以作为精神卫生知识的科普读物，帮助普通公众了解相关知识，也可以作为精神卫生工作人员，尤其是基层精神卫生防治人员日常工作中的医患沟通和教育工具书。首次采用漫画和视频结合形式对精神科主要常见疾病进行科普，难免有不足之处，恳请广大读者批评指正。

感谢所有参与编写的医生，在主题选择、脚本撰写、审片修改等工作中做出的贡献，为确保内容既要丰富全面又要生动通俗，医生们在脚本撰写过程中进行了多次修改和提炼，审片时更是一幅一幅反复检查，严谨求实。特别感谢美术设计团队，跟编写医生们反复沟通确认，学习了解专业知识，在漫画人物设计中充分发挥想象力，精益求精。

精神健康是健康的二分之一，已经有越来越多的人认识到了精神健康的重要性。期待大家都能有意识的主动学习相关科普知识，积极维护自身精神健康，也关爱帮助周围人。我们每一个人都是自己精神健康的第一责任人。

北京大学第六医院

马宁　陆林

2020 年 9 月

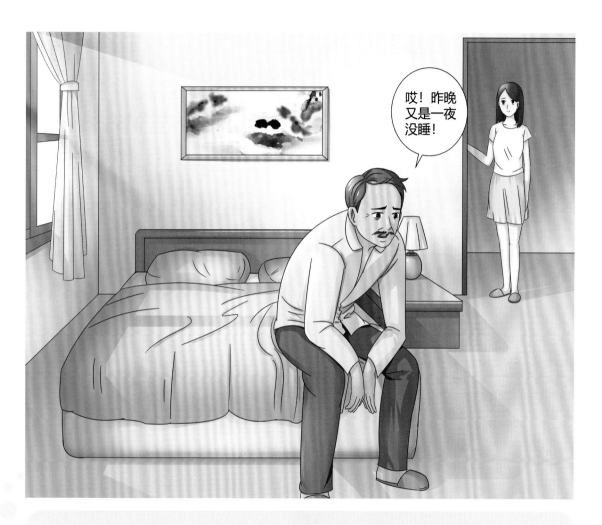

爸爸去年就退休了，以为他可以享清福了，谁想到失眠却找上了门。

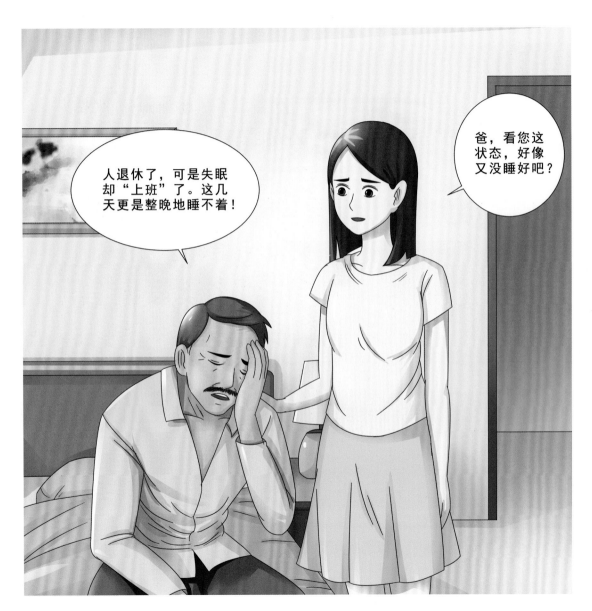

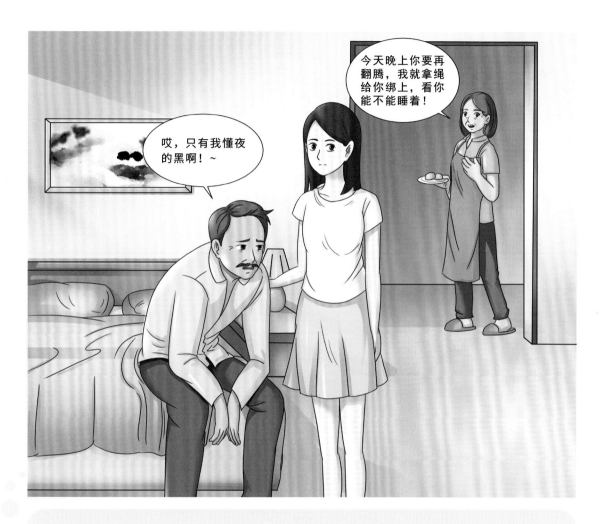

妈妈说他天天晚上在床上翻来覆去，搞得她都要失眠了。为此妈妈没少埋怨他。

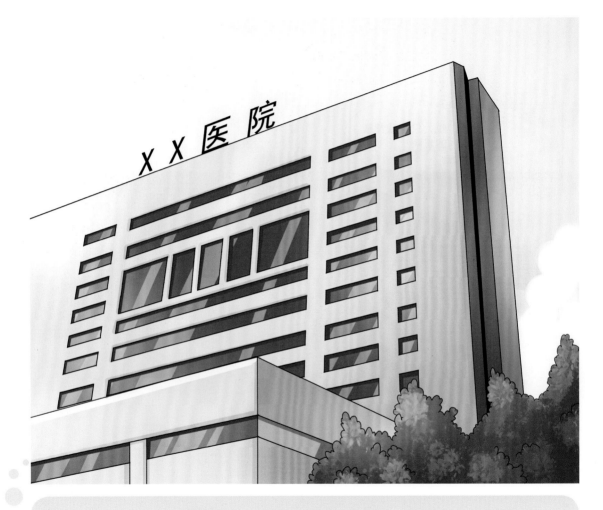

为了帮爸爸睡个好觉，我们决定带他去看医生。

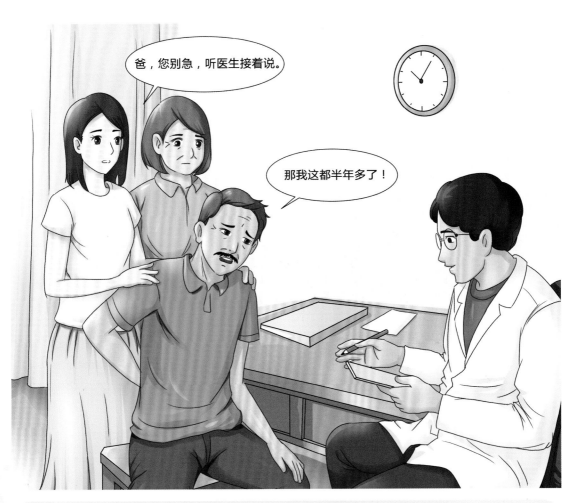

　　医生告诉我们，失眠障碍是最常见的睡眠障碍。主要表现为：入睡难、容易醒、醒得早、醒后不解乏等。如果每周有超过 3 晚的睡眠困难，连续 3 个月，就可能达到失眠障碍的诊断。

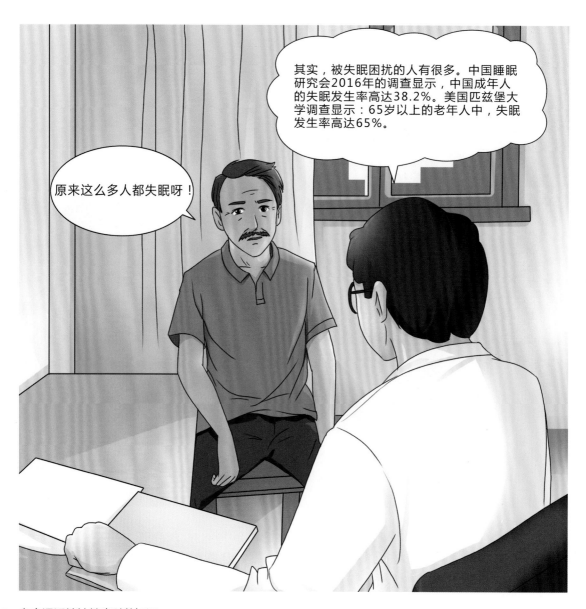

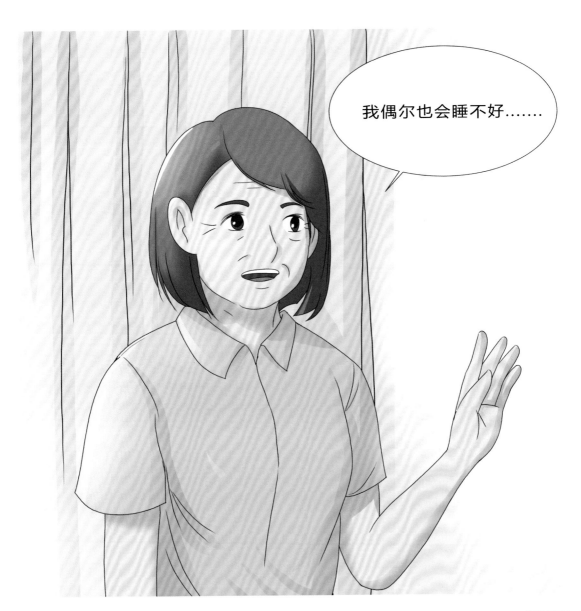

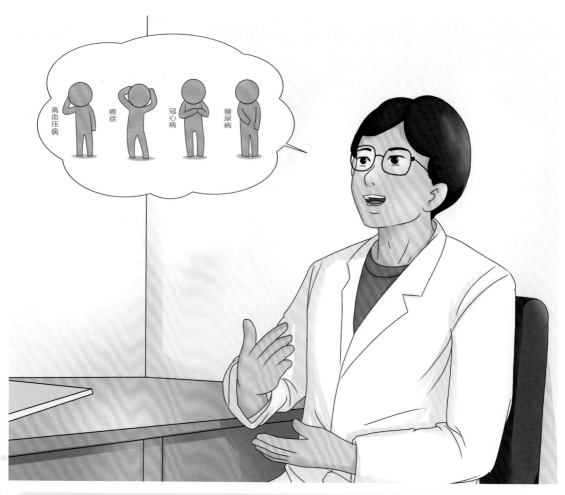

　　医生说，偶尔失眠，对健康没有太大影响，但长期失眠，可能诱发多种躯体疾病，如高血压病、冠心病、糖尿病、癌症等。

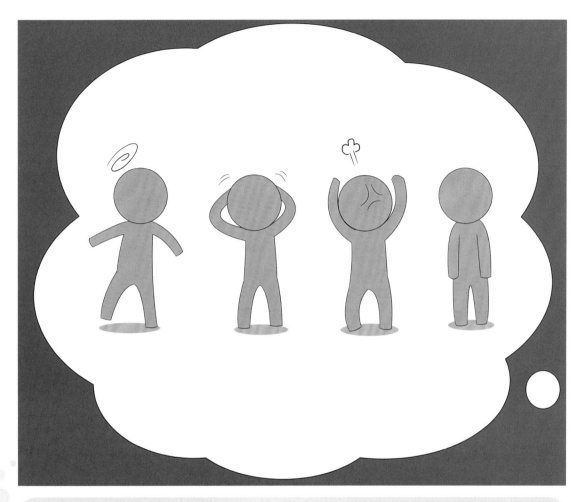

　　长期失眠还会造成精神损害，导致注意力不集中、记忆力下降，令人心情烦躁，甚至可能引发抑郁症。

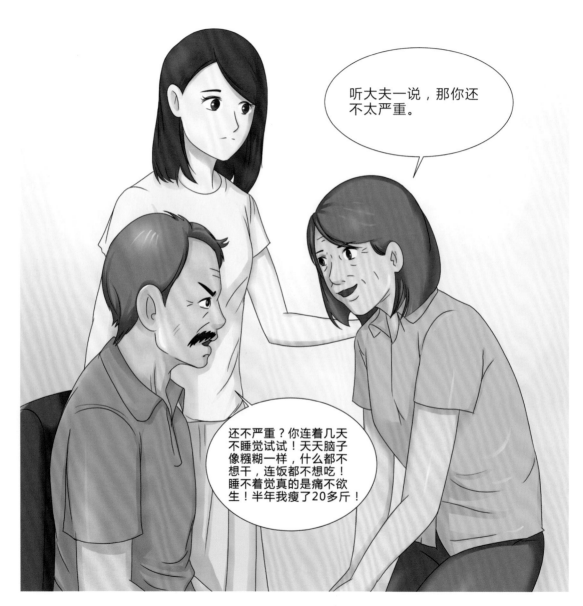

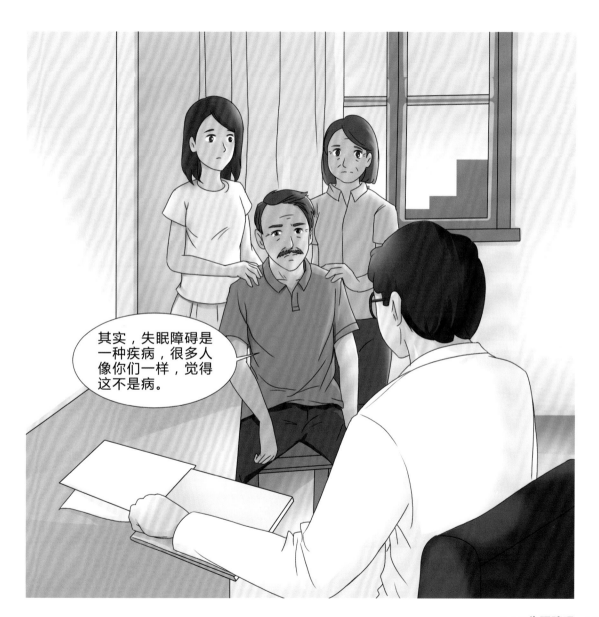

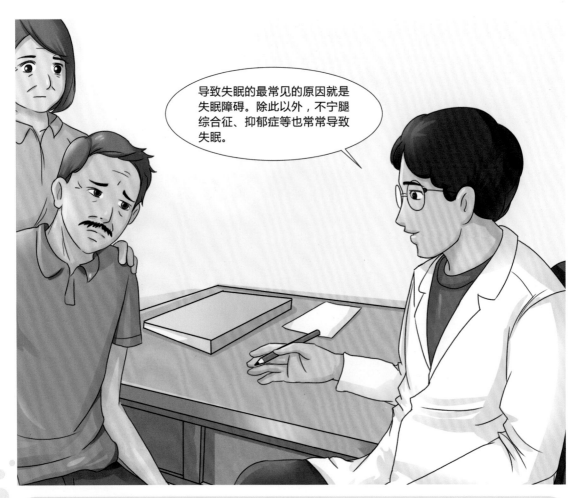

导致失眠的最常见的原因就是失眠障碍。除此以外，不宁腿综合征、抑郁症等也常常导致失眠。

我问医生，人为什么会失眠，医生说，失眠其实只是一个症状，很多的躯体疾病、精神心理障碍等都可以引发失眠。所以有失眠表现时，需要进一步检查，才能确定是不是失眠障碍。

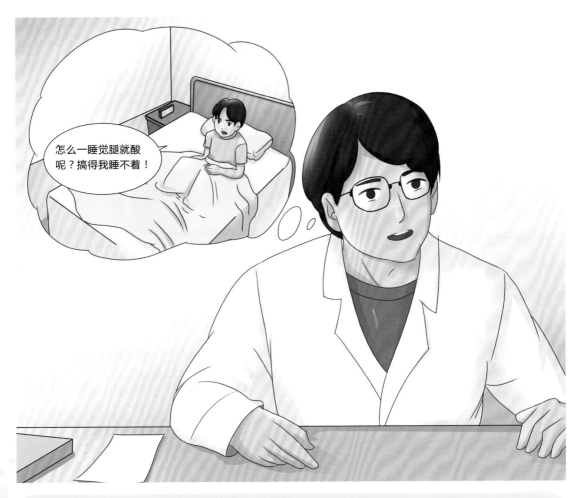

医生解释，不宁腿综合征是一种常见的神经系统疾病，主要表现为夜间卧床后肢体出现不舒服的感觉，腿或胳膊感到酸胀、麻木、疼痛或者有虫爬感等，活动以后可以部分或者完全缓解这些不舒服的感觉。

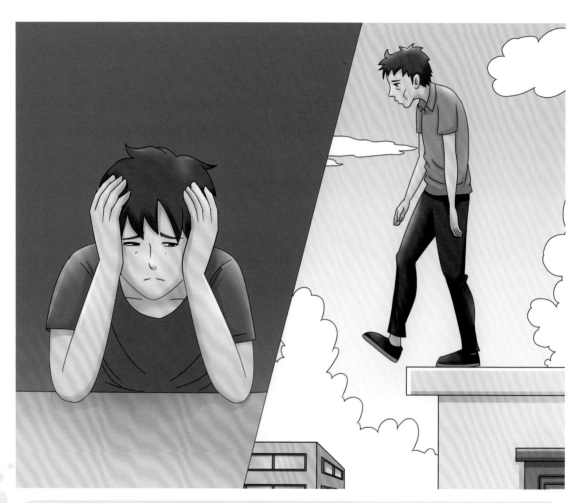

　　抑郁症是一种常见的精神心理障碍，主要表现为心情低落、疲乏无力、没有兴趣等，有的会产生轻生的念头和行为。

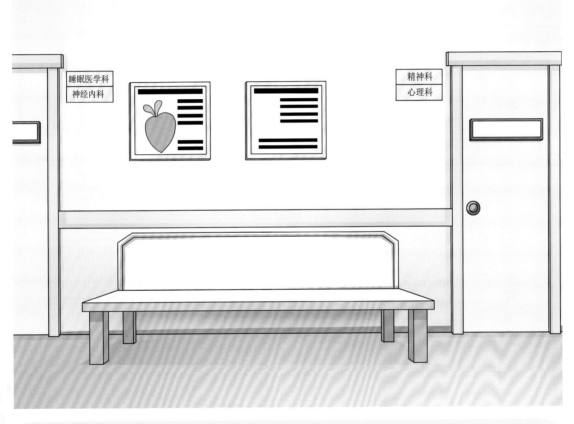

睡眠医学科
神经内科

精神科
心理科

医生建议，如果是上述这些原因导致的失眠，则需要积极地治疗这些原发疾病。不宁腿综合征需要到睡眠医学科或神经内科就诊；抑郁症需要到精神科或心理科就诊。

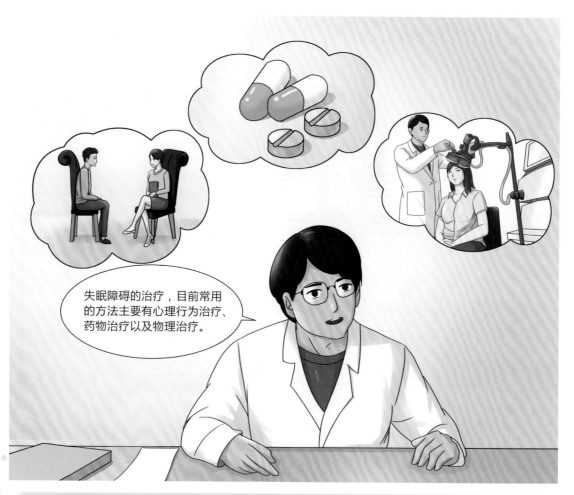

经过进一步的评估和检查，医生确诊爸爸就是患了失眠障碍。我们向医生咨询具体的治疗方法。

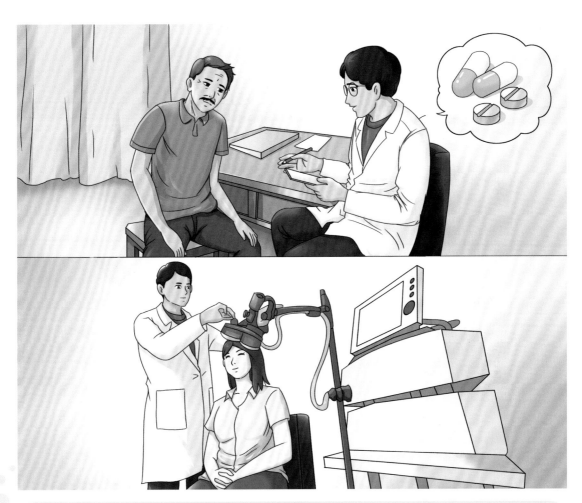

　　治疗失眠障碍的药物种类非常多，医生提醒，一定要在专业医生的指导下使用，不可自行服用。物理治疗主要包括重复经颅磁刺激治疗、经颅电刺激治疗等，也要在医生指导下使用。

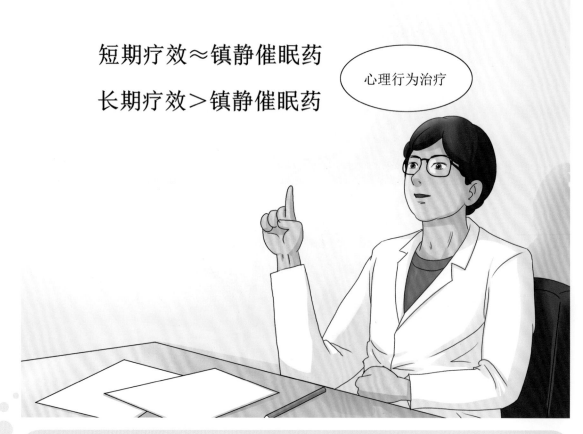

医生特别跟我们强调了心理行为治疗。他说患者自己就可以做，并且没有副作用，短期疗效与镇静催眠药相当，长期疗效要优于镇静催眠药。

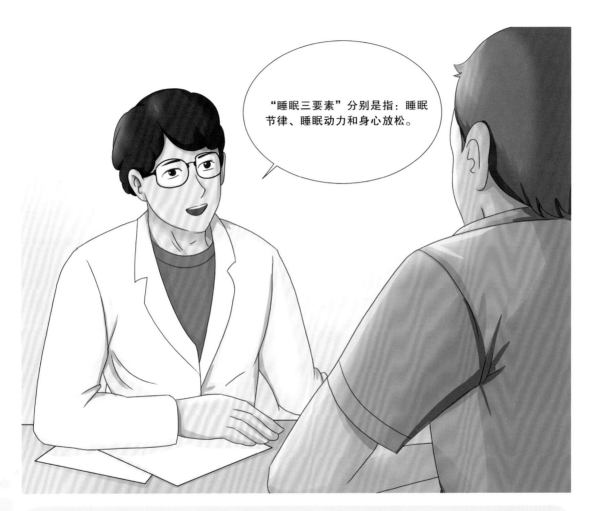

"睡眠三要素"分别是指：睡眠节律、睡眠动力和身心放松。

爸爸不明白如何自己做心理行为治疗，医生告诉我们，心理行为治疗主要是通过调整"睡眠三要素"起到治疗作用。

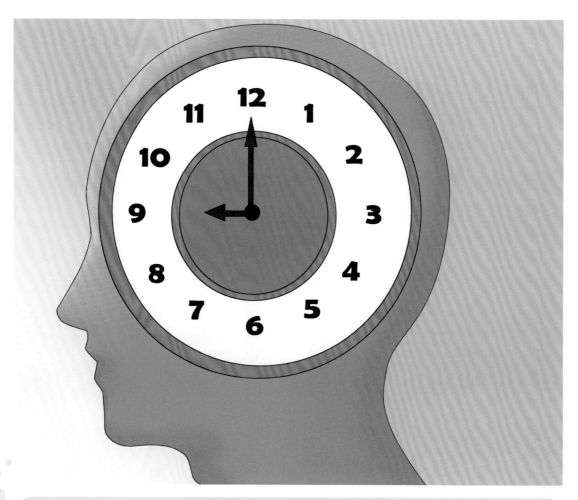

　　睡眠节律，也就是"生物钟"。生物钟是调节人体生活作息的时钟，可以通过固定上床、下床时间进行训练。

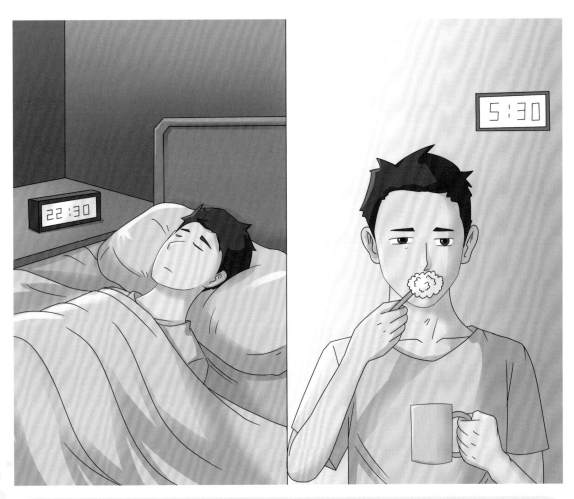

对于失眠患者，比较合适的上床时间为晚上 10：30 左右，下床时间为早上 5：30 左右。不管睡眠好与坏，不管睡着与睡不着，每天都要坚持这个上下床时间。

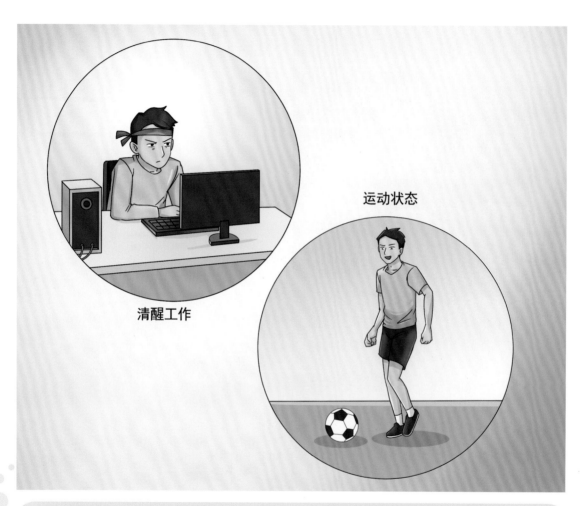

运动状态

清醒工作

睡眠动力，也称为睡眠压力。睡眠动力越大，就越容易进入睡眠。
睡眠动力主要与连续保持清醒的时间，以及运动两个因素相关。
连续保持清醒的时间越长，睡眠动力越大，越容易入睡，睡眠越深。

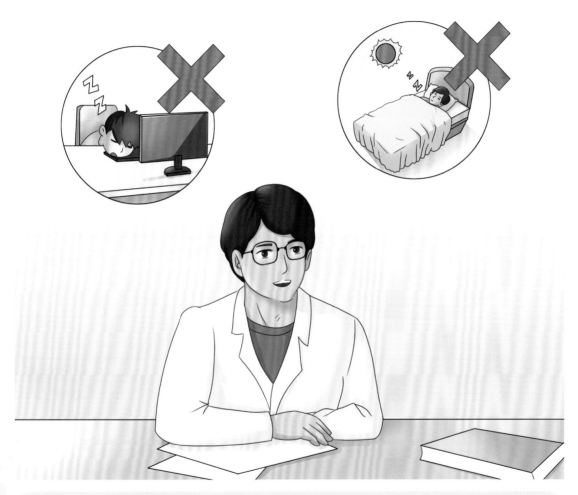

　　所以，不管晚上睡眠好与坏，白天都不能补觉，也不能午睡，否则会减少睡眠动力，从而导致失眠。

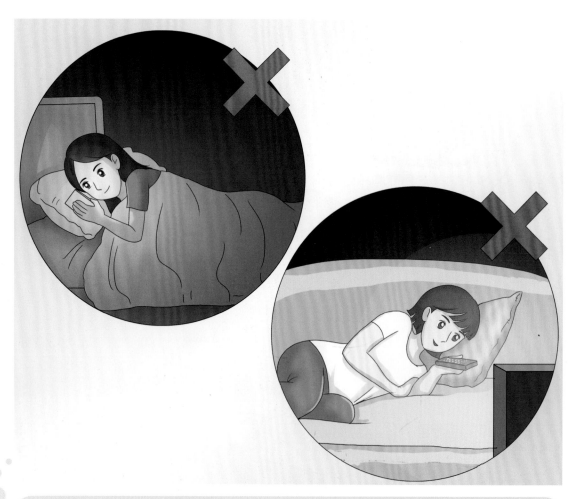

　　同时，请注意，不能赖在床上做与睡眠无关的事，比如躺在床上看手机、看电视、看书等。

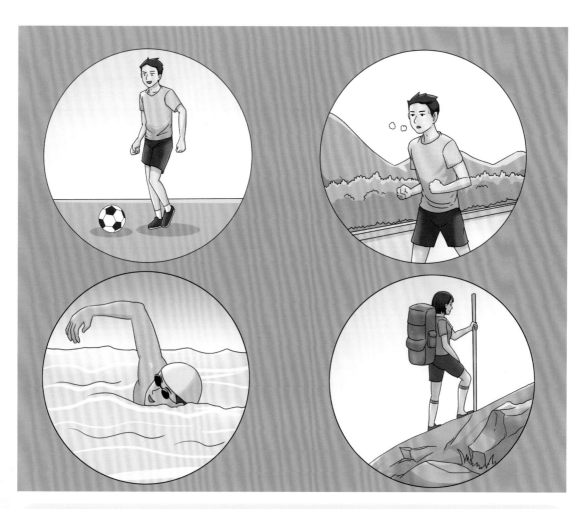

　　适量运动，也可以增加睡眠动力，建议每日坚持运动，最好是有氧运动，如踢球、慢跑、游泳、爬山等。运动尽量在白天进行，睡前2小时内应避免运动。

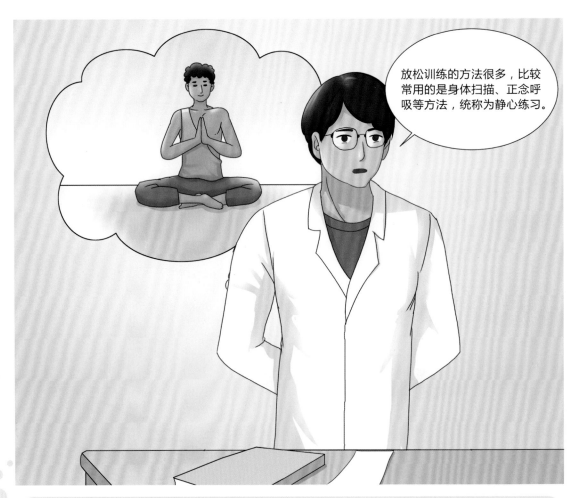

> 放松训练的方法很多，比较常用的是身体扫描、正念呼吸等方法，统称为静心练习。

身心放松，睡前躯体或心理的紧张，会导致失眠。通过放松训练，可以降低身心焦虑水平，从而促进睡眠。

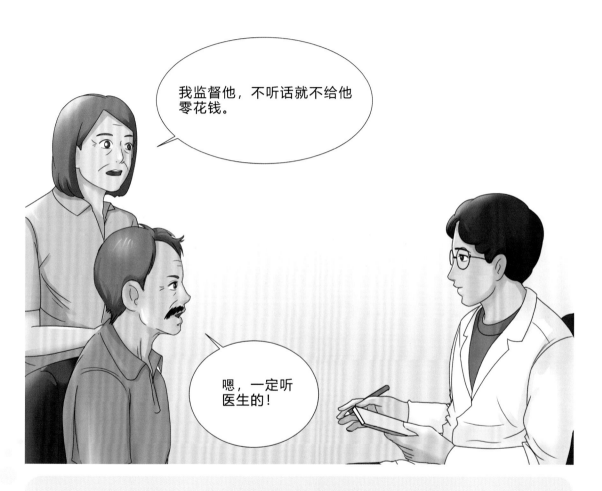

我鼓励爸爸，听医生的肯定能天天睡到自然醒！

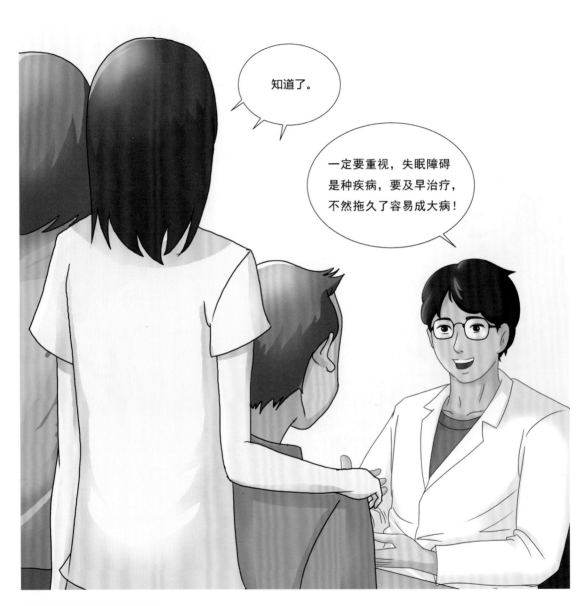

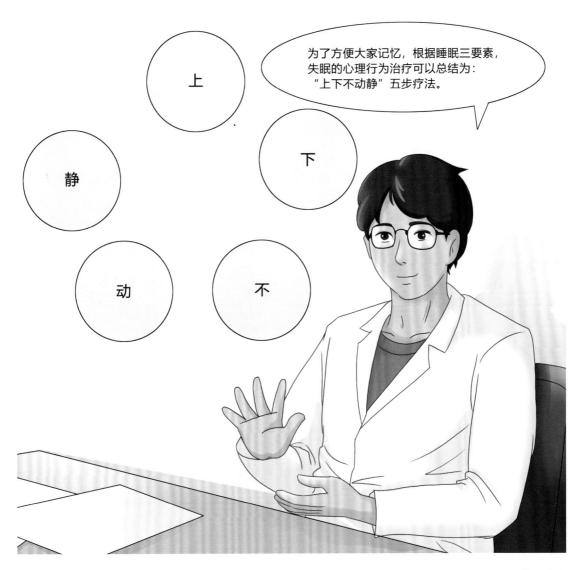

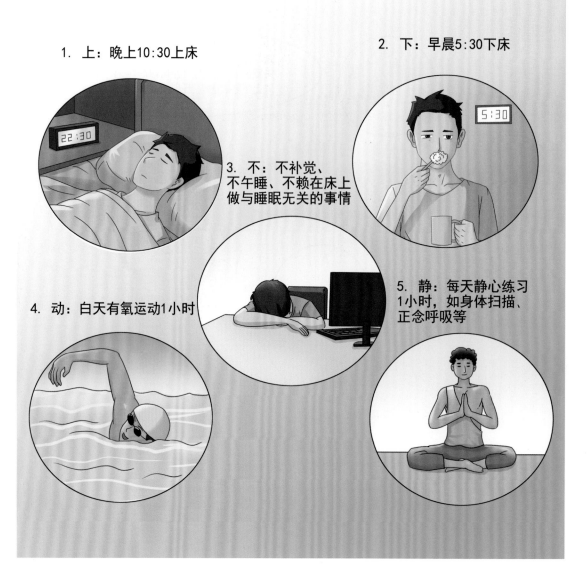

1. 上：晚上10：30上床

2. 下：早晨5：30下床

3. 不：不补觉、不午睡、不赖在床上做与睡眠无关的事情

4. 动：白天有氧运动1小时

5. 静：每天静心练习1小时，如身体扫描、正念呼吸等

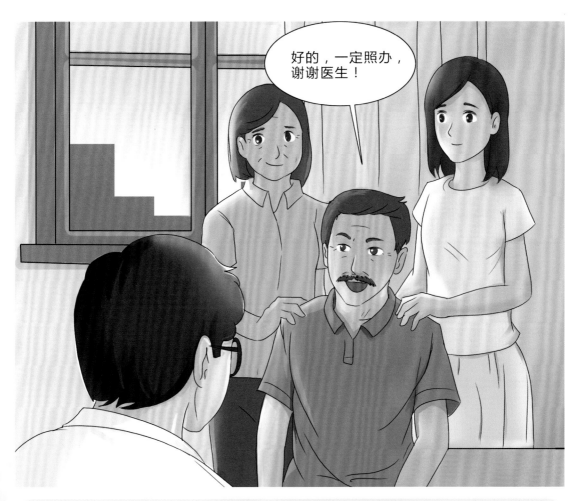

　　医生告诉我们，"上下不动静"五步疗法，至少需要坚持3~4周才有效果，让爸爸回去试试这个方法。

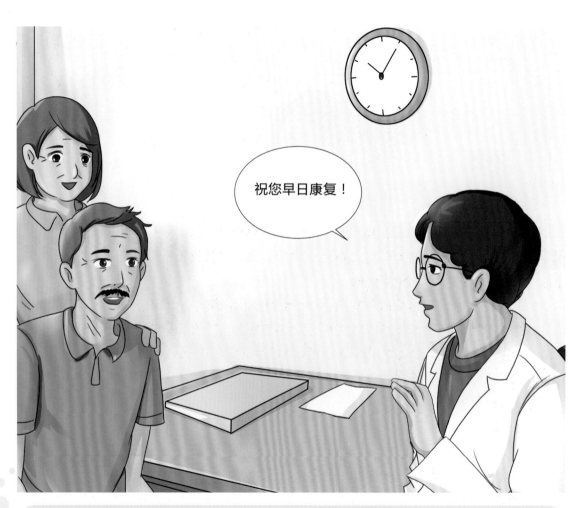

　　医生的话让我们一家都有了信心，我们非常感谢医生，也庆幸能及时来就诊，没有耽误爸爸的病情。

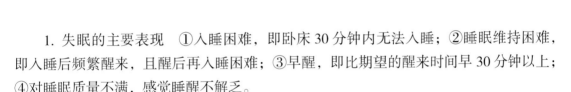

附：**失眠障碍**小知识

1. 失眠的主要表现　①入睡困难，即卧床 30 分钟内无法入睡；②睡眠维持困难，即入睡后频繁醒来，且醒后再入睡困难；③早醒，即比期望的醒来时间早 30 分钟以上；④对睡眠质量不满，感觉睡醒不解乏。

2. 导致失眠的原因　失眠其实只是一个症状，可以见于很多种躯体疾病、精神心理障碍等。就像发热一样，很多种疾病都可以引起发热。导致失眠的最常见的病因是失眠障碍，也被称为"非器质性失眠症"。漫画中介绍的心理行为治疗，主要适用于失眠障碍患者。而对于其他原因导致的失眠，比如不宁腿综合征、抑郁症等，需要在医生的指导下进行其他针对性治疗。

3. 失眠障碍的治疗　世界上通用的方法主要有心理行为治疗、药物治疗以及物理治疗。心理行为治疗中的失眠的认知行为治疗（CBT-I）和药物治疗中的苯二氮䓬受体激动剂治疗是临床证据最多的失眠治疗方法。失眠的物理治疗主要包括重复经颅磁刺激治疗、经颅电刺激治疗等。目前很多研究证实重复经颅磁刺激治疗对于失眠障碍有很好的效果。

4. 睡眠三要素　失眠的认知行为治疗主要是通过调整"睡眠三要素"起到治疗作用。睡眠三要素是指睡眠节律、睡眠动力和身心放松。睡眠节律可以通过固定上床、下床时间进行训练。睡眠动力主要与连续保持清醒的时间以及运动两个因素相关。连续保持清醒的时间越长，睡眠动力越大，越容易入睡，睡眠越深。所以，不管晚上睡眠好与坏，白天都不能补觉、不能午睡、也不能赖在床上做与睡眠无关的事。放松训练可以促进身心放松，降低身心焦虑水平，从而促进睡眠。

5. 放松训练　常用的放松训练方法有正念呼吸、身体扫描等。

（1）正念呼吸：是通过有意识的觉察呼吸而提高练习者的专注力和觉知力。练习方法为：练习者以舒适的姿势坐着，可以微微的闭上眼睛，保持清醒的觉察，在自然呼吸的同时去觉察身体，把注意力放在呼吸感觉最明显的部位，如下腹部、鼻孔等处，然后对此处的呼吸进行觉察。如果注意力从呼吸上漂移走了，就重新把注意力带回到呼吸的觉察上。通过如此反复的练习，练习者的觉知力和专注力逐渐得到提高。

（2）身体扫描：主要是训练对身体感受的觉知力。练习者以舒适的方式躺着，可以依照身体的解剖顺序从下到上或从上到下，依次觉知身体各个部位的感受，就像扫描仪一样把身体扫描一遍。练习中要如其所是的觉知身体的感受，而不做评判，也不追求达到某个特定的状态，只是感知已经存在的感受。当出现走神的时候，把意念重新带回到身体的感觉上。

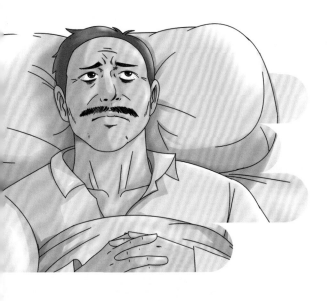

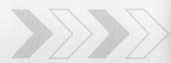

THE END

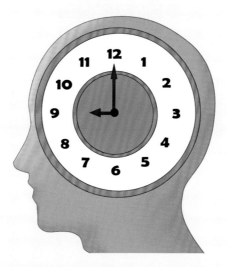

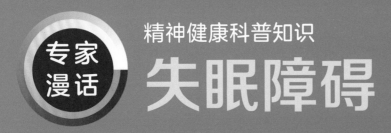

精神健康科普知识
失眠障碍

专家漫话

扫码看视频，
学习更多失眠障碍知识

扫码观看
精神心理健康公益宣传片

扫码关注公众号，
获取更多精神心理健康知识

52检

专家漫话

精神健康科普知识

焦虑障碍

主　编　马宁　陆林

分册主编　姜思思

指导单位　国家卫生健康委员会疾病预防控制局

编写单位　北京大学第六医院

　　　　　国家精神卫生项目办公室

　　　　　中国疾病预防控制中心精神卫生中心

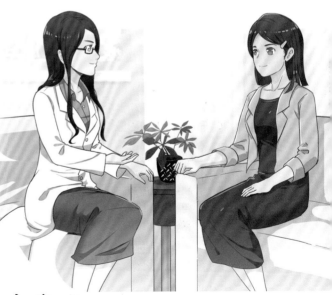

人民卫生出版社

·北京·

图书在版编目（CIP）数据

专家漫话精神健康科普知识 / 马宁，陆林主编 . —
北京：人民卫生出版社，2020.9（2023.5重印）
ISBN 978-7-117-30579-2

Ⅰ. ①专… Ⅱ. ①马…②陆… Ⅲ. ①精神卫生 – 普
及读物 Ⅳ. ①R749-49

中国版本图书馆 CIP 数据核字（2020）第 183579 号

人卫智网	www.ipmph.com	医学教育、学术、考试、健康，
		购书智慧智能综合服务平台
人卫官网	www.pmph.com	人卫官方资讯发布平台

专家漫话精神健康科普知识
Zhuanjia Manhua Jingshenjiankang Kepuzhishi

主　　编： 马　宁　陆　林
出版发行： 人民卫生出版社（中继线 010-59780011）
地　　址： 北京市朝阳区潘家园南里 19 号
邮　　编： 100021
E － mail： pmph @ pmph.com
购书热线： 010-59787592　010-59787584　010-65264830
印　　刷： 北京盛通印刷股份有限公司
经　　销： 新华书店
开　　本： 787×1092　1/20　　**总印张：** 28⅓
总 字 数： 474 千字
版　　次： 2020 年 9 月第 1 版
印　　次： 2023 年 5 月第 7 次印刷
标准书号： ISBN 978-7-117-30579-2
定价（共 13 册）： 286.00 元

打击盗版举报电话：010-59787491　E-mail：WQ @ pmph.com
质量问题联系电话：010-59787234　E-mail：zhiliang @ pmph.com

《专家漫话精神健康科普知识》
编写委员会

指导单位： 国家卫生健康委员会疾病预防控制局

编写单位： 北京大学第六医院

国家精神卫生项目办公室

中国疾病预防控制中心精神卫生中心

主　　编： 马　宁　陆　林

副 主 编： 赵梦婕　李　茜

编　　委（以姓氏笔画为序）：

王　慧　孔庆梅　司天梅　刘　琦　闫　俊　孙　伟

孙洪强　孙新宇　杨　磊　邱宇甲　张鸿燕　姜思思

黄　剑　曹庆久　程　章　蒲城城　廖金敏

美术设计： 钱洪涛　徐英姬　王　琨　宋　健

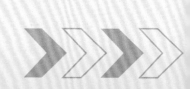

前 言

　　精神健康是健康的重要组成部分，没有精神健康就没有健康。当前我国社会经济高速发展，人们普遍感觉生活节奏快、工作压力大，抑郁、焦虑等精神心理问题的发生有上升趋势。根据 2019 年发表的全国精神障碍流行病学调查结果，我国 18 岁以上人口各种精神障碍终生患病率为 16.57%。据此估算，我国大概有 2.3 亿人罹患各种精神障碍，6 个人中就有 1 个人至少患有一种精神障碍。

　　数字触目惊心，提醒着我们精神障碍并不遥远，我们每个人都有可能在人生的某个阶段遇到精神问题的困扰。但当前公众对精神障碍的了解和认识还普遍不足，对病因和主要表现不了解，对求诊和治疗原则不了解，甚至认为这些不是病，是个人的意志不坚强，毅力不坚韧，吃饱穿暖无病呻吟，这些无知、偏见和歧视给患者——可能是亲朋好友也可能是自己——都带来了极大的心理压力，会延误及时求治，给个体带来更多的痛苦，影响其社会功能。

　　为了提高大众对精神健康的重视，加强对精神障碍的了解，北京大学第六医院组织医院青年医生和知名专家组成专业团队，采用漫画这种新颖的形式撰写了《专家漫话精神健康科普知识》，包括精神科 13 种最常见的成人、儿童和老年精神障碍，分别是抑郁症、双相情感障碍、失眠障碍、焦虑障碍、精神分裂症、强迫症、孤独症、多动症、老

年痴呆、进食障碍、酒精依赖、躯体形式障碍、抽动障碍。每册漫画均从典型案例入手，详解每种疾病的主要临床表现、治疗、病因等，内容科学准确，通俗易懂，可读性强，最后的小知识还对疾病的康复、照料或自我调适要点等进行了补充总结归纳。同时，漫画的每一册都配有相应的动画版，时长约 5 分钟，扫一扫后附二维码即可免费观看。

本书可以作为精神卫生知识的科普读物，帮助普通公众了解相关知识，也可以作为精神卫生工作人员，尤其是基层精神卫生防治人员日常工作中的医患沟通和教育工具书。首次采用漫画和视频结合形式对精神科主要常见疾病进行科普，难免有不足之处，恳请广大读者批评指正。

感谢所有参与编写的医生，在主题选择、脚本撰写、审片修改等工作中做出的贡献，为确保内容既要丰富全面又要生动通俗，医生们在脚本撰写过程中进行了多次修改和提炼，审片时更是一幅一幅反复检查，严谨求实。特别感谢美术设计团队，跟编写医生们反复沟通确认，学习了解专业知识，在漫画人物设计中充分发挥想象力，精益求精。

精神健康是健康的二分之一，已经有越来越多的人认识到了精神健康的重要性。期待大家都能有意识的主动学习相关科普知识，积极维护自身精神健康，也关爱帮助周围人。我们每一个人都是自己精神健康的第一责任人。

北京大学第六医院

马宁　陆林

2020 年 9 月

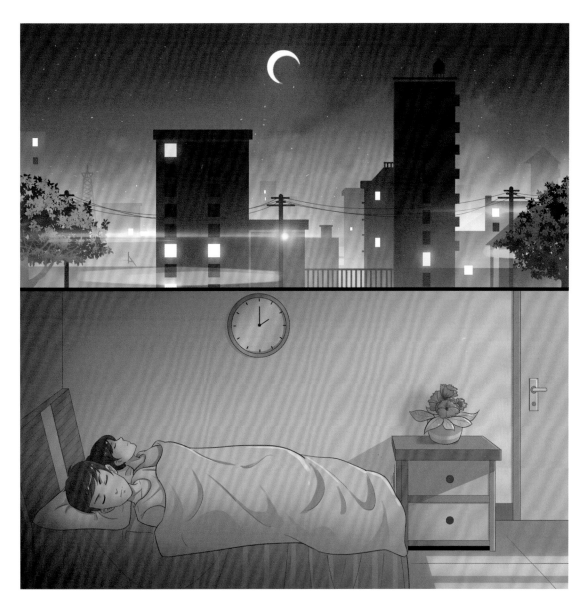

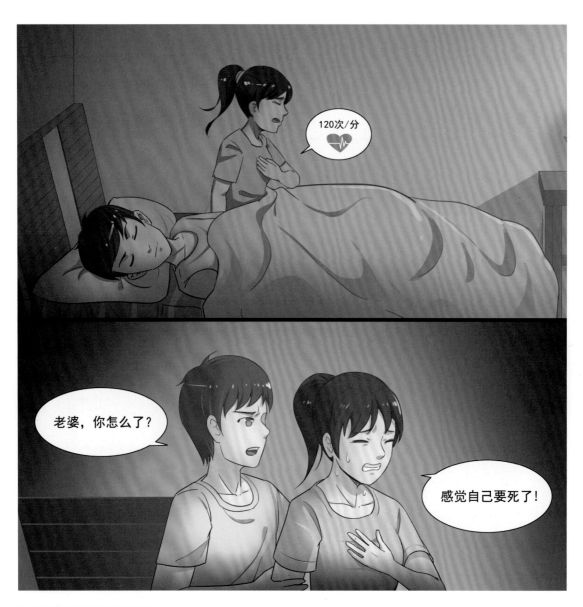

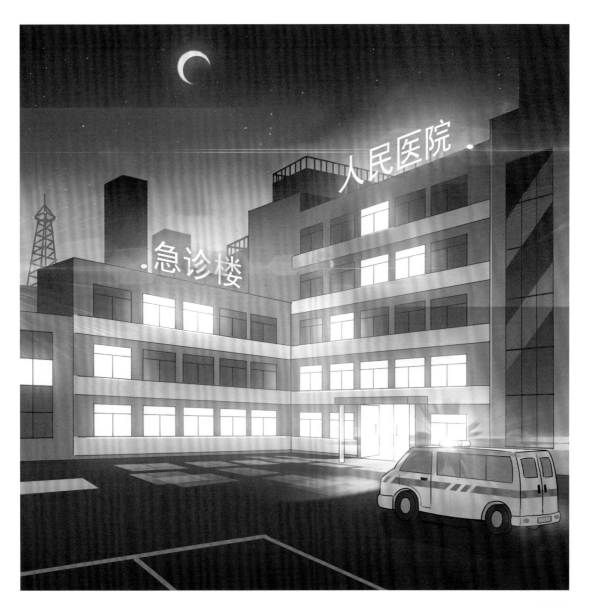

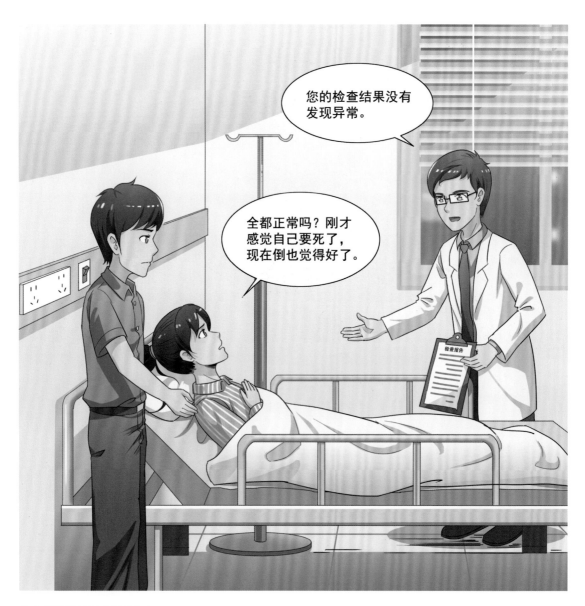

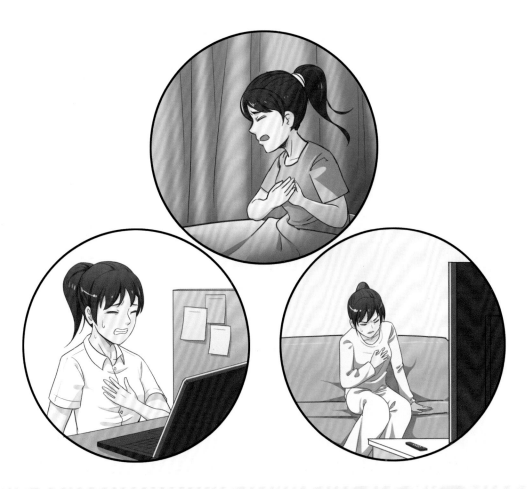

之后的一个月，李女士又发作了三次，一次也在睡觉时，一次在工作中，还有一次是在看电视时，都很突然。她每天战战兢兢的，就害怕再次发作。

最后，在急诊科医生的建议下，李女士终于决定到精神科就诊。

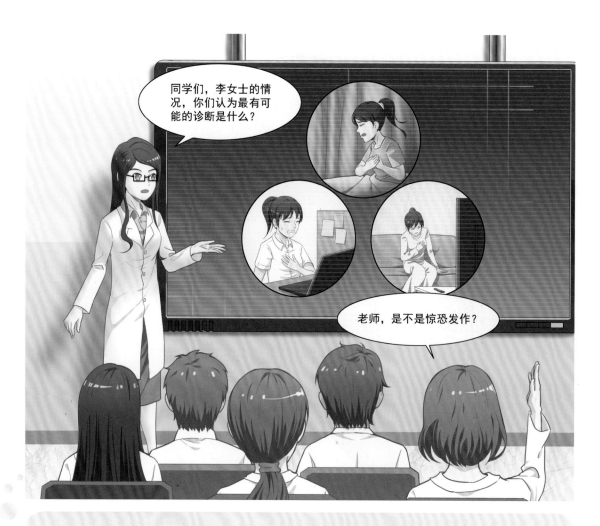

精神科的实习课上，老师正在向同学们讲解和提问。

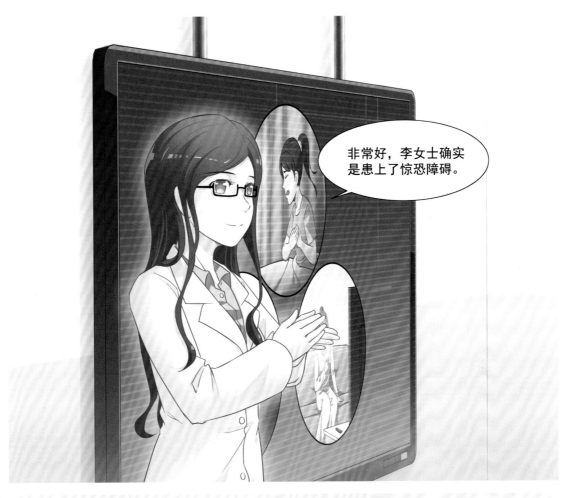

非常好，李女士确实是患上了惊恐障碍。

　　老师向同学们介绍，惊恐障碍又称急性焦虑障碍，是焦虑障碍的一种。主要表现包括：惊恐发作、预期焦虑、求助和回避行为等。以上症状持续1个月或以上时间。

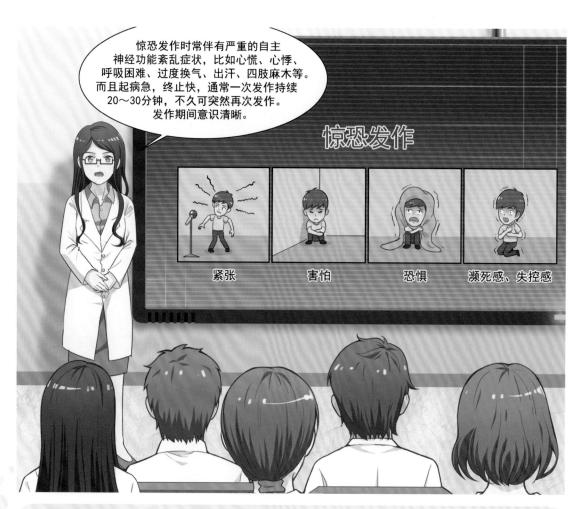

惊恐发作是惊恐障碍的主要临床特点，指个体在并不特别恐怖的情境中，突然出现紧张、害怕、恐惧，严重时会伴有濒死感、失控感等。

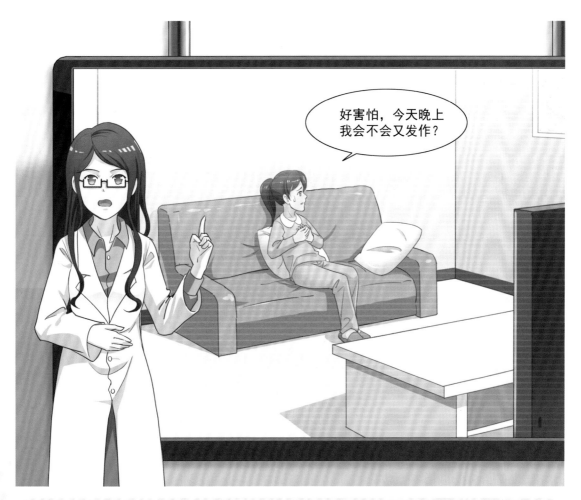

　　预期焦虑指在发作的间歇期，虽然没有焦虑发作，但个体常感到心有余悸、惴惴不安，担心再次发作。

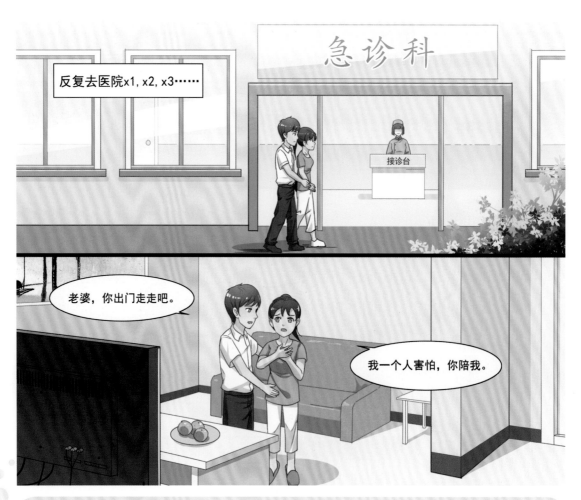

　　求助和回避行为则是指，由于强烈的恐惧，患者常立即要求紧急帮助，如到急诊科就诊。另外，约 60% 的患者由于担心发病时得不到帮助，会主动回避一些活动，比如不愿单独出门等。

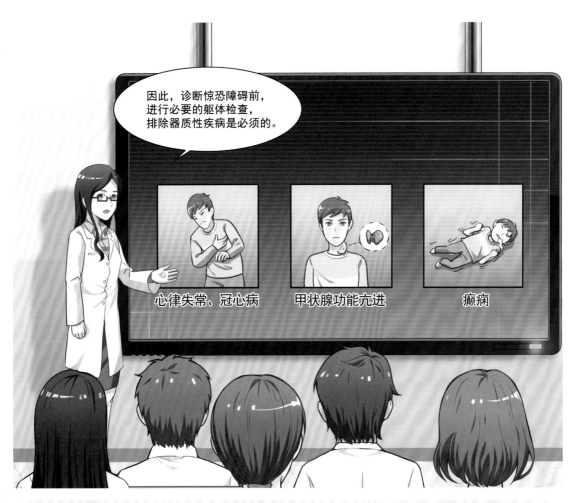

　　特别要注意的是，惊恐发作的表现可以在很多躯体疾病中出现，比如心律失常、冠心病、甲状腺功能亢进、癫痫、短暂性脑缺血发作等。

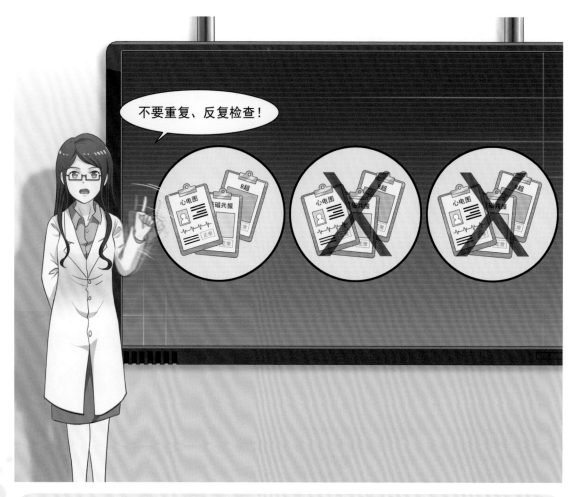

　　老师进一步强调，虽然排除相应的躯体疾病是必需的，但是反复做各种检查就没必要了，既消耗了医疗资源，也会耽误患者自己的及时治疗。

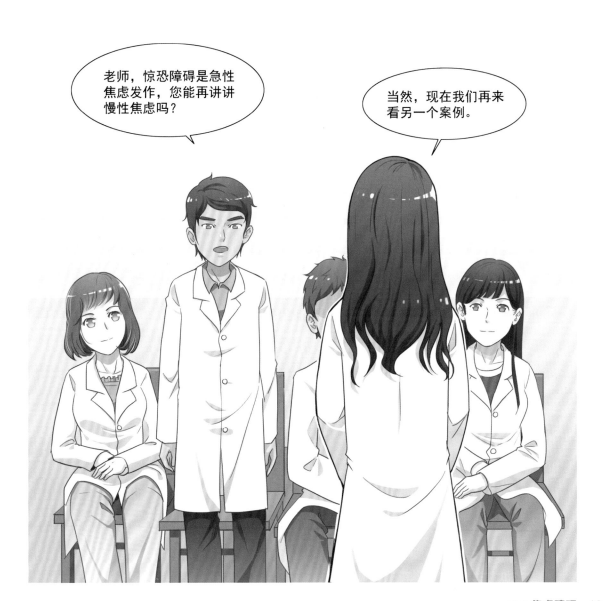

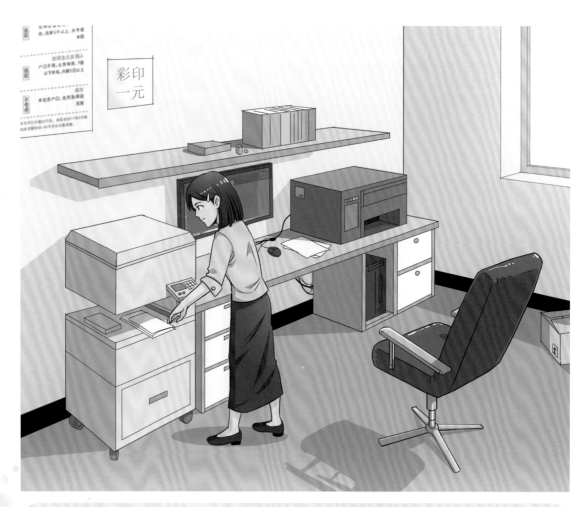

　　张女士，34岁，是个女强人，跟丈夫一起经营一家打印社，家里家外她都闲不住。

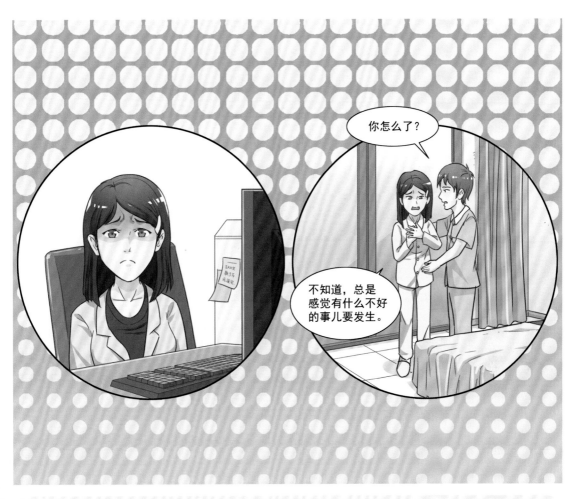

　　三年前，朋友借了张女士 15 万元周转，没有打欠条。此后，她开始担心朋友不还钱。甚至后来朋友把钱还上了，她仍然没来由地感到担心，心里紧张，总感觉有什么不好的事情要发生，但又说不出是什么。

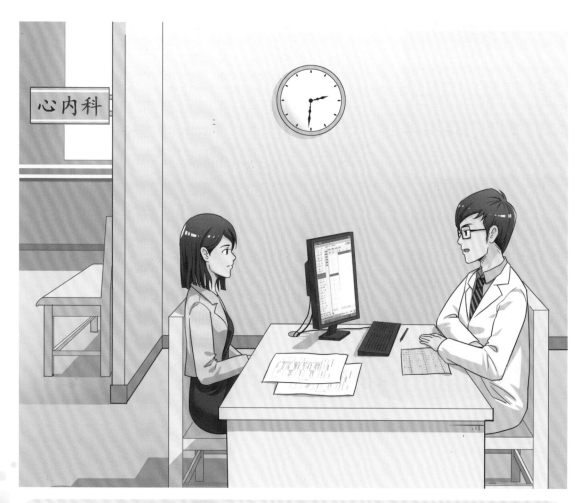

　　甚至开始感到身体发紧，一阵一阵心慌，严重时会浑身出大汗，全身发抖。她开始害怕自己得了什么病，去医院做了相关检查，结果一切都正常。

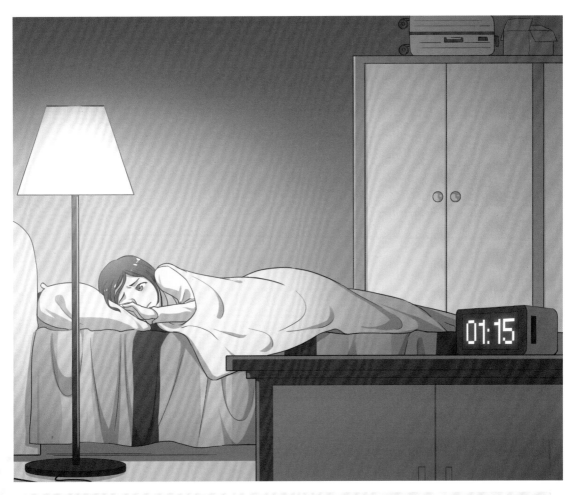

　　但这种没来由的紧张、担心、身体发紧、心慌，半年来一直持续存在着，已经开始影响她的睡眠了。

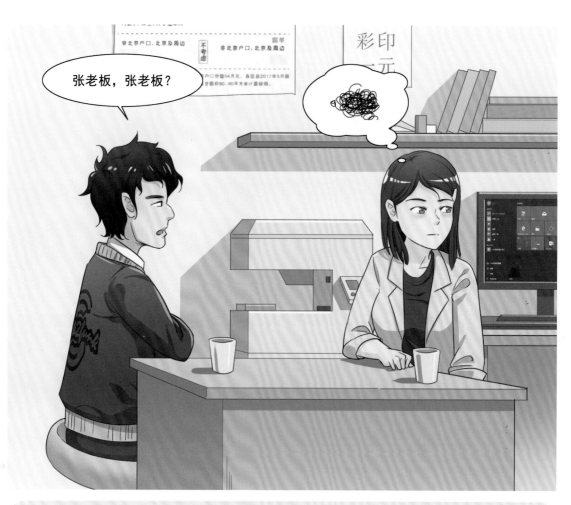

她每天都陷在担心里，无法集中注意力，甚至与客户讲话时都会走神，以前风风火火、不知疲倦的她，变得容易劳累，工作和生活也受到了影响。

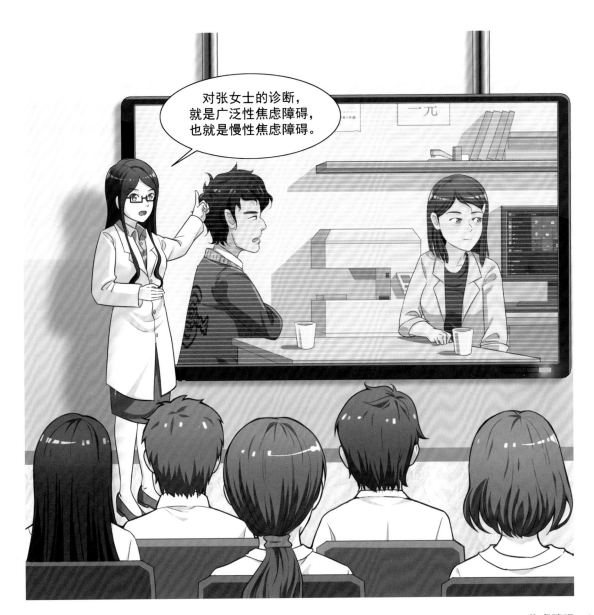

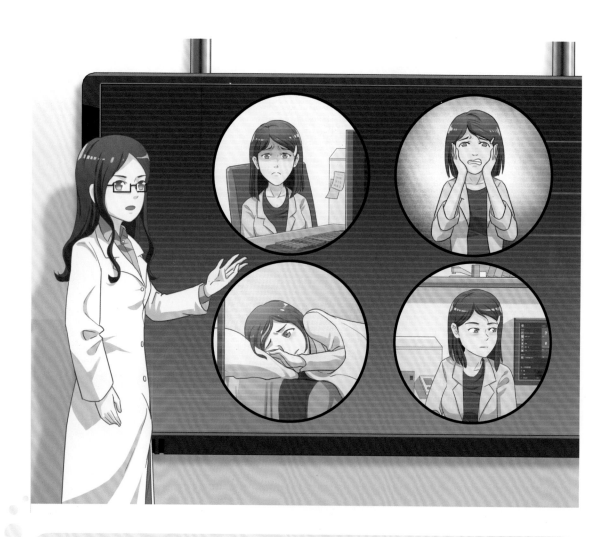

　　广泛性焦虑障碍患者对一些一般的日常生活事件或想法，持续地感到担忧和焦虑，自己往往能够认识到这些担忧是过度和不恰当的，但不能控制，常与失眠、肌肉疼痛、紧张及头痛同时出现，症状往往持续 6 个月或更久。

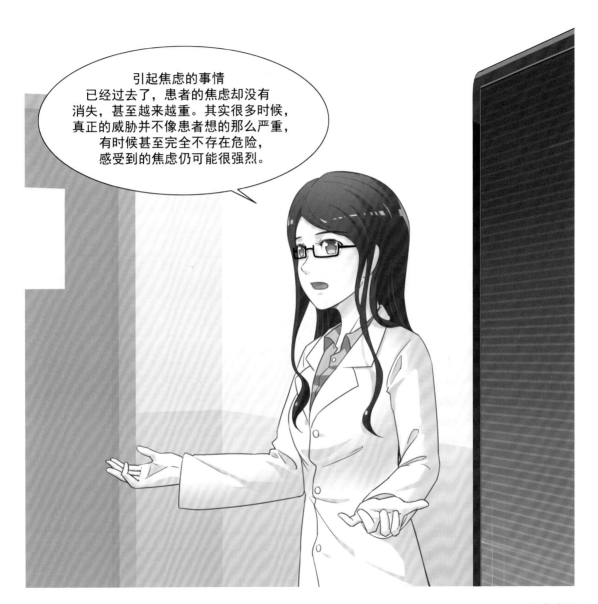

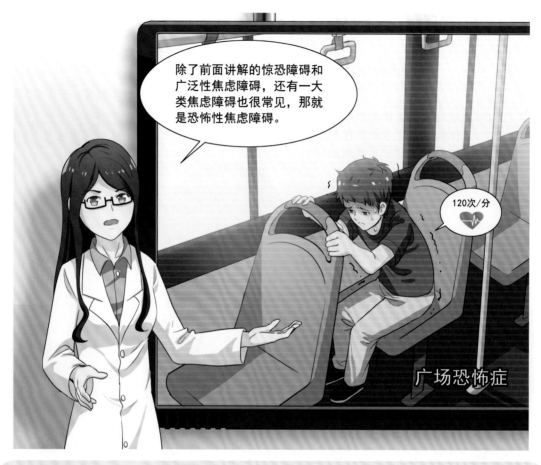

　　恐怖性焦虑障碍的特点是，患者的焦虑害怕有明确的客观对象，或指向特定情境的。比如：广场恐怖症，是在各种难以逃离或难以获得帮助的情境中（如公交车、地铁、无人的广场），感到紧张恐惧；社交恐怖障碍，是在社交场景中感到焦虑恐怖；特定恐怖障碍，焦虑的对象更加明确，比如在高处特别害怕紧张，就是常说的"恐高"。

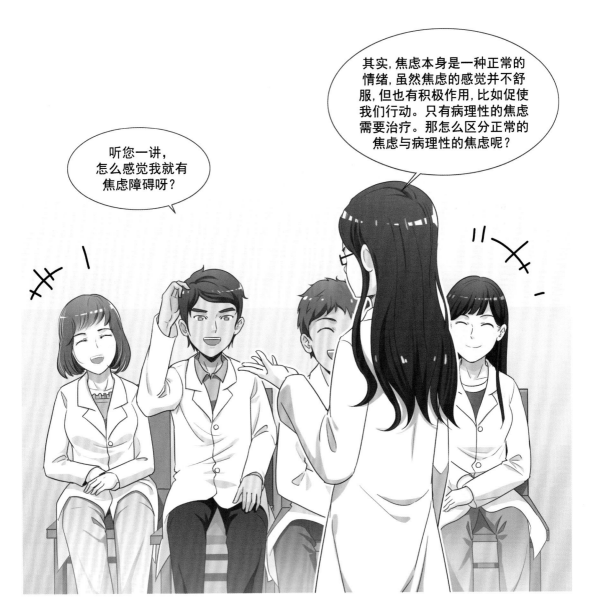

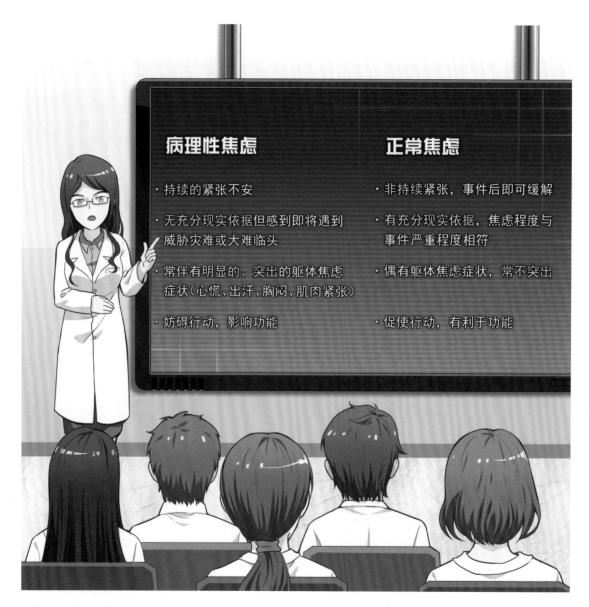

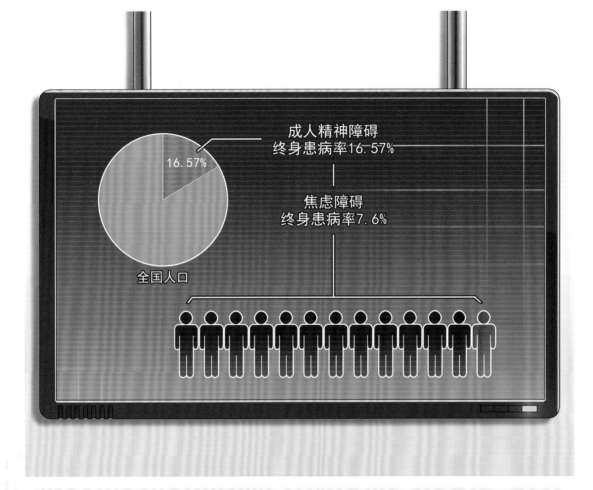

成人精神障碍
终身患病率16.57%

16.57%

焦虑障碍
终身患病率7.6%

全国人口

　　2019 年发布的全国性精神障碍流行病学调查显示，我国成人精神障碍的终身患病率为 16.57%，其中焦虑障碍最高，为 7.6%，也就是大概 13 个人里就有一个焦虑障碍患者。女性焦虑障碍患病率明显高于男性。

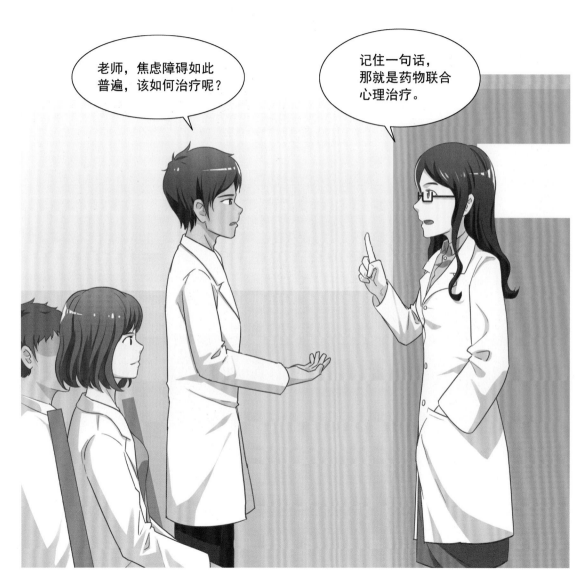

常用的药物种类包括：

一、新型抗抑郁药。

对焦虑障碍的治疗均有确切的疗效，没有成瘾性，安全性也很不错。

二、苯二氮䓬类抗焦虑药。

就是平时大家说的安定类药物。优点是起效快，作用确切，患者常常"感觉"效果最明显。但是，如果长期大量服用，有成瘾的可能性，所以一定要遵医嘱服用。

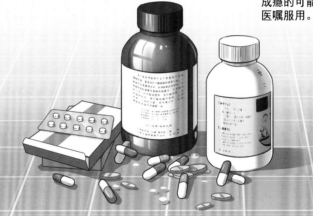

三、非苯二氮䓬类抗焦虑药。

这类药物起效较慢，但是没有成瘾性，副作用小，也是一种选择。

四、β-受体阻滞剂。

这类药在心内科应用广泛，具有降心率、血压，保护心脏的作用。在焦虑障碍的治疗中，对于缓解心悸、坐立不安等症状有效。

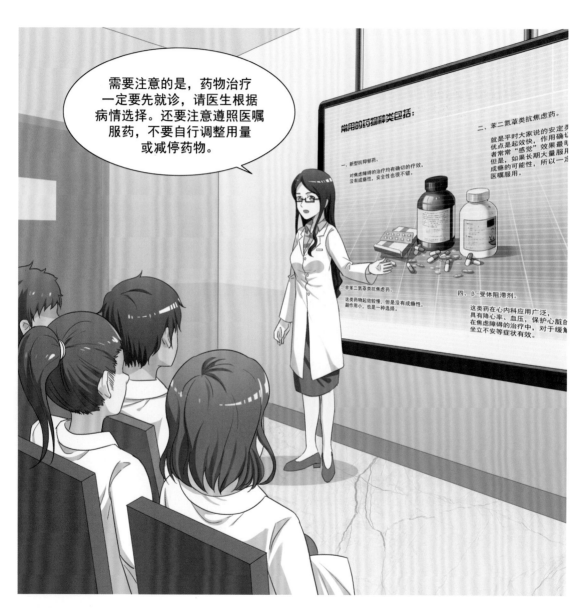

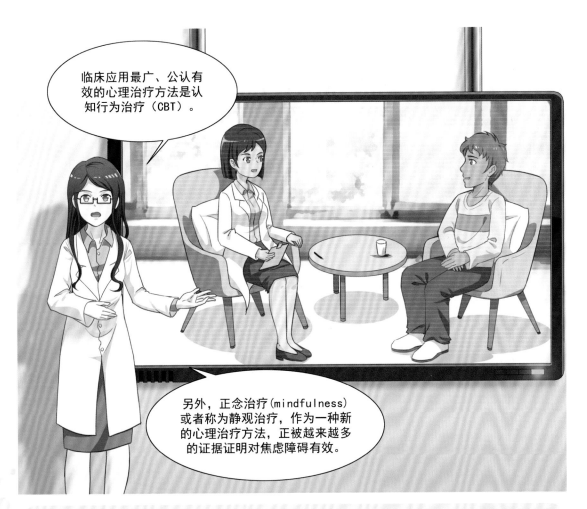

对焦虑障碍来说，心理治疗占有非常重要的位置，尤其是对于患者的长期预后来说。

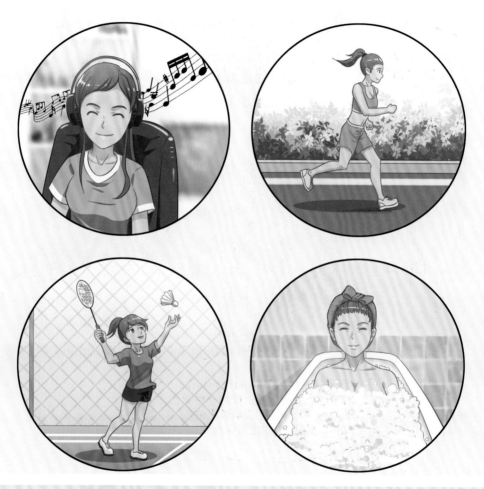

　　还有一些活动有利于焦虑障碍的康复，比如适当的体育活动，如跑步、打球、散步、打太极拳、骑车等有氧运动，以及听音乐、自我放松训练、按摩、洗热水澡，登高远望等。另外，还可以参加一些集体娱乐活动。

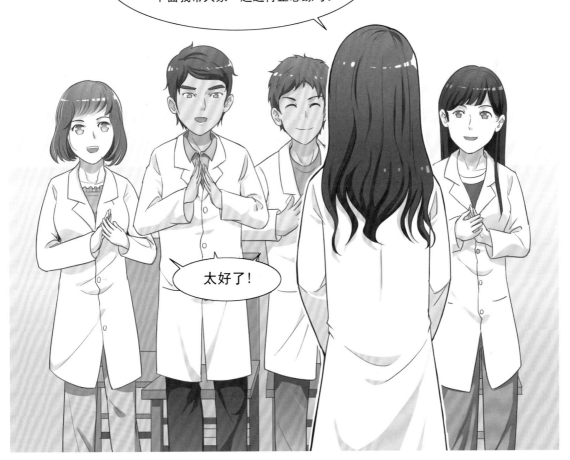

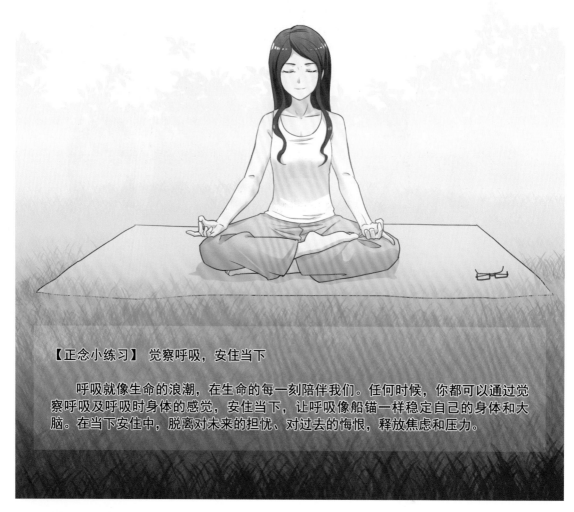

【正念小练习】 觉察呼吸，安住当下

　　呼吸就像生命的浪潮，在生命的每一刻陪伴我们。任何时候，你都可以通过觉察呼吸及呼吸时身体的感觉，安住当下，让呼吸像船锚一样稳定自己的身体和大脑。在当下安住中，脱离对未来的担忧、对过去的悔恨，释放焦虑和压力。

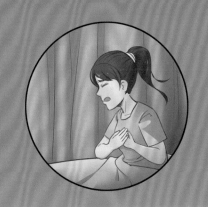

附1：呼吸放松练习

亲爱的朋友，现在，请你舒服、安稳地坐下。花点时间，轻轻调整姿势，让自己尽可能舒服稳定地坐着。

双脚自然平放不交叉，感受脚与地板接触的感觉；臀部与椅子接触的感觉；腰部自然挺直，头顶指向天花板，舒展颈后。放松肩膀，打开胸廓，双臂在身体两侧自然放松，双手轻轻搭在大腿上。如果可以，请轻轻的闭上眼睛。在这个舒适安稳的姿势里待一会儿，体会呼吸正自然而流畅的进行。

现在，请将注意力集中在呼吸的感觉上，吸气，知道自己在吸气，呼气，知道自己在呼气。尝试体会气体随着呼吸，空气进出身体的全过程。鼻腔的感觉，气体进出鼻腔的感觉，气体经过喉咙的感觉。胸腔的感觉，吸气，胸部扩张，呼气，胸部收缩。腹部的感觉，吸气，腹壁隆起，呼气，腹部下落。

感觉你的身体哪里呼吸的感觉最鲜明最强烈，尽可能将注意力保持在那里，体会呼吸时身体感觉的变化，与呼吸的感觉在一起。

吸气。

呼气。

不需要用任何方式去控制呼吸，让呼吸自然而然地发生。

如果过程中发现自己走神儿了，也许是跑到各种担忧、计划、想法里，这没有什么，看看注意力跑到哪里去了，再将它邀请回到观察呼吸的感觉，就可以了。

　　呼吸就像生命的浪潮，尝试让注意力尽可能的贴上每一次的吸气，每一次的呼吸。有时你会感觉似乎整个身体都在呼吸，吸气，身体微微扩展，呼气，身体轻轻放下。

　　呼吸是生命的好朋友，任何时候，你都可以尝试通过觉察呼吸，活到当下。

　　最后，在你感觉可以的时候，可以动一动手，动一动脚，慢慢睁开眼睛，回到生活的下一秒。

附2：焦虑障碍小知识

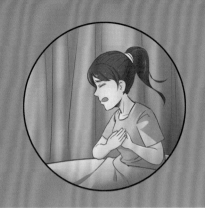

以下，是几种人们过度焦虑时常存在的认知错误：

1. 灾难化思维　灾难化思维指个体倾向于扩大感知到的威胁并且高估它潜在的后果严重性。在许多与焦虑相关的障碍中，灾难化解释被认为是导致焦虑症状的主要原因。在这种思维下，你会将不愉悦的情景或不舒适的体验看作是糟糕至极、惨绝人寰或者万劫不复，不可承受的。比如"感觉心慌，觉得自己可能得了心脏病，非常恐惧""如果自己出门不舒服，没有人能帮自己，我就完蛋了"。

2. "全或无"思维　"全或无"思维或者叫"非黑即白"思维，意思是以绝对化视角来看待事物，忽略了"完美""最差"两极之间的灰色地带，忽视了生活的真正本质，把自己的体验粗暴地两极划分。比如"没有达到某一个目标，就认为自己完全是个失败者""忽略了一个细节，认为自己是个不负责任的人"。

3. "应该"陈述　"应该"陈述会使人们感觉到更多的压力，使人们形成一种错觉：如果你没有完成你"应该"做的事，就会有非常可怕的灾难等着你。指向自己的"应该"通常和负罪感联系在一起，而指向他人的"应该"常常会产生愤怒感。这种认知歪曲中常常隐藏着一个信念：如果你没有做到"应该"做的事，你就是个失败者。

4. 选择性失明　现实中，每个环境都是包含着积极方面和消极方面的综合体，而选择性失明则会让你的注意力有选择性的聚焦于消极的方面，过滤掉更多、更积极的信息。当你只是想到在某个情景下的危险因素，而对其中的积极因素视而不见的话，选择性失明就发生了。例如，当你将要面对手术的时候，你可能只会想到手术带来的危险，而忽略它给你的健康带来的潜在获益。

THE END

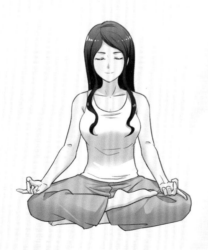

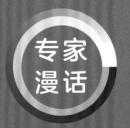

精神健康科普知识

焦虑障碍

专家漫话

扫码看视频，
学习更多焦虑障碍知识

扫码跟我一起做
呼吸放松练习

扫码观看
精神心理健康公益宣传片

扫码关注公众号，
获取更多精神心理健康知识

52检

专家
漫话

精神健康科普知识
老年痴呆

主　编　马宁　陆林

分册主编　蒲城城

指导单位　国家卫生健康委员会疾病预防控制局
编写单位　北京大学第六医院
　　　　　国家精神卫生项目办公室
　　　　　中国疾病预防控制中心精神卫生中心

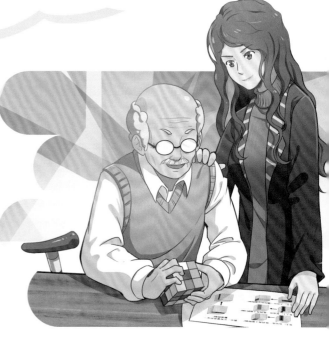

人民卫生出版社
·北京·

图书在版编目（CIP）数据

专家漫话精神健康科普知识/马宁，陆林主编 . —
北京：人民卫生出版社，2020.9（2023.5重印）
ISBN 978-7-117-30579-2

I. ①专… Ⅱ. ①马…②陆… Ⅲ. ①精神卫生 – 普
及读物 Ⅳ. ①R749-49

中国版本图书馆 CIP 数据核字（2020）第 183579 号

人卫智网 **www.ipmph.com**	医学教育、学术、考试、健康，	
	购书智慧智能综合服务平台	
人卫官网 **www.pmph.com**	人卫官方资讯发布平台	

专家漫话精神健康科普知识
Zhuanjia Manhua Jingshenjiankang Kepuzhishi

主　　编：马　宁　陆　林
出版发行：人民卫生出版社（中继线 010-59780011）
地　　址：北京市朝阳区潘家园南里 19 号
邮　　编：100021
E - mail：pmph @ pmph.com
购书热线：010-59787592　010-59787584　010-65264830
印　　刷：北京盛通印刷股份有限公司
经　　销：新华书店
开　　本：787 × 1092　1/20　　总印张：28⅕
总 字 数：474 千字
版　　次：2020 年 9 月第 1 版
印　　次：2023 年 5 月第 7 次印刷
标准书号：ISBN 978-7-117-30579-2
定价（共 13 册）：286.00 元
打击盗版举报电话：**010-59787491**　E-mail：**WQ @ pmph.com**
质量问题联系电话：**010-59787234**　E-mail：**zhiliang @ pmph.com**

《专家漫话精神健康科普知识》
编写委员会

指导单位： 国家卫生健康委员会疾病预防控制局

编写单位： 北京大学第六医院

国家精神卫生项目办公室

中国疾病预防控制中心精神卫生中心

主　　编： 马　宁　陆　林

副 主 编： 赵梦婕　李　茜

编　　委（以姓氏笔画为序）：

王　慧　孔庆梅　司天梅　刘　琦　闫　俊　孙　伟

孙洪强　孙新宇　杨　磊　邱宇甲　张鸿燕　姜思思

黄　剑　曹庆久　程　章　蒲城城　廖金敏

美术设计： 钱洪涛　徐英姬　王　琨　宋　健

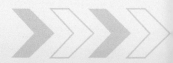

前 言

　　精神健康是健康的重要组成部分，没有精神健康就没有健康。当前我国社会经济高速发展，人们普遍感觉生活节奏快、工作压力大，抑郁、焦虑等精神心理问题的发生有上升趋势。根据 2019 年发表的全国精神障碍流行病学调查结果，我国 18 岁以上人口各种精神障碍终生患病率为 16.57%。据此估算，我国大概有 2.3 亿人罹患各种精神障碍，6 个人中就有 1 个人至少患有一种精神障碍。

　　数字触目惊心，提醒着我们精神障碍并不遥远，我们每个人都有可能在人生的某个阶段遇到精神问题的困扰。但当前公众对精神障碍的了解和认识还普遍不足，对病因和主要表现不了解，对求诊和治疗原则不了解，甚至认为这些不是病，是个人的意志不坚强，毅力不坚韧，吃饱穿暖无病呻吟，这些无知、偏见和歧视给患者——可能是亲朋好友也可能是自己——都带来了极大的心理压力，会延误及时求治，给个体带来更多的痛苦，影响其社会功能。

　　为了提高大众对精神健康的重视，加强对精神障碍的了解，北京大学第六医院组织医院青年医生和知名专家组成专业团队，采用漫画这种新颖的形式撰写了《专家漫话精神健康科普知识》，包括精神科 13 种最常见的成人、儿童和老年精神障碍，分别是抑郁症、双相情感障碍、失眠障碍、焦虑障碍、精神分裂症、强迫症、孤独症、多动症、老

年痴呆、进食障碍、酒精依赖、躯体形式障碍、抽动障碍。每册漫画均从典型案例入手，详解每种疾病的主要临床表现、治疗、病因等，内容科学准确，通俗易懂，可读性强，最后的小知识还对疾病的康复、照料或自我调适要点等进行了补充总结归纳。同时，漫画的每一册都配有相应的动画版，时长约 5 分钟，扫一扫后附二维码即可免费观看。

本书可以作为精神卫生知识的科普读物，帮助普通公众了解相关知识，也可以作为精神卫生工作人员，尤其是基层精神卫生防治人员日常工作中的医患沟通和教育工具书。首次采用漫画和视频结合形式对精神科主要常见疾病进行科普，难免有不足之处，恳请广大读者批评指正。

感谢所有参与编写的医生，在主题选择、脚本撰写、审片修改等工作中做出的贡献，为确保内容既要丰富全面又要生动通俗，医生们在脚本撰写过程中进行了多次修改和提炼，审片时更是一幅一幅反复检查，严谨求实。特别感谢美术设计团队，跟编写医生们反复沟通确认，学习了解专业知识，在漫画人物设计中充分发挥想象力，精益求精。

精神健康是健康的二分之一，已经有越来越多的人认识到了精神健康的重要性。期待大家都能有意识的主动学习相关科普知识，积极维护自身精神健康，也关爱帮助周围人。我们每一个人都是自己精神健康的第一责任人。

北京大学第六医院

马宁　陆林

2020 年 9 月

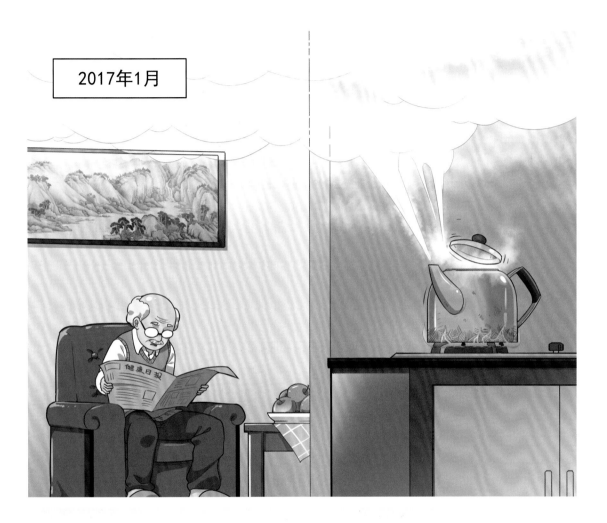

2017年1月

父亲今年 75 岁了，从三年前开始，他的记性不太好了。

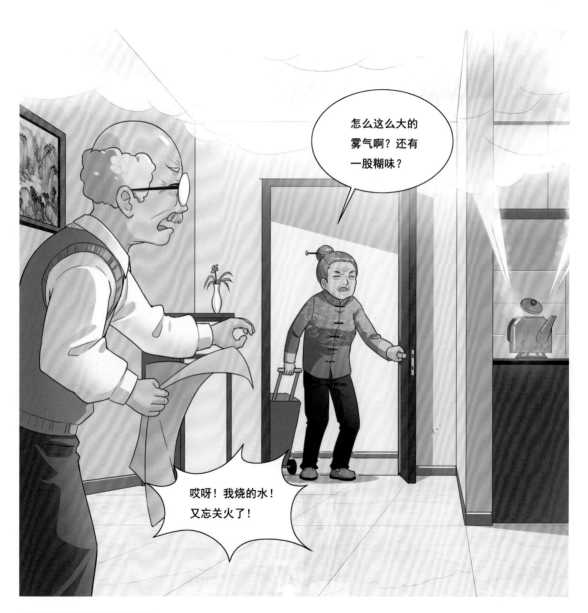

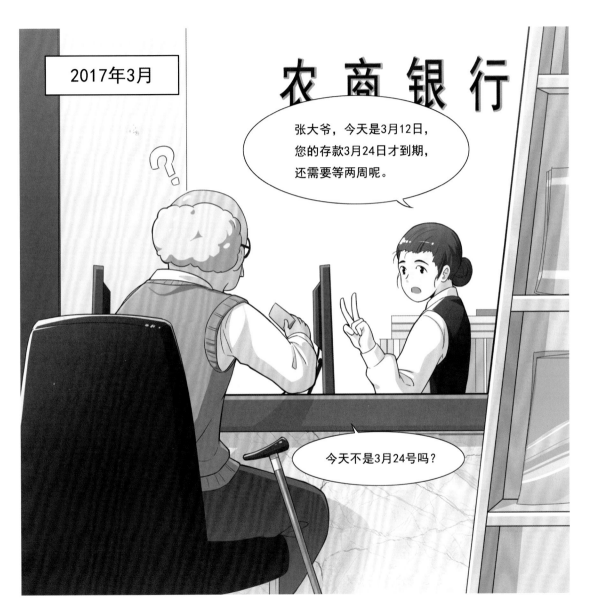

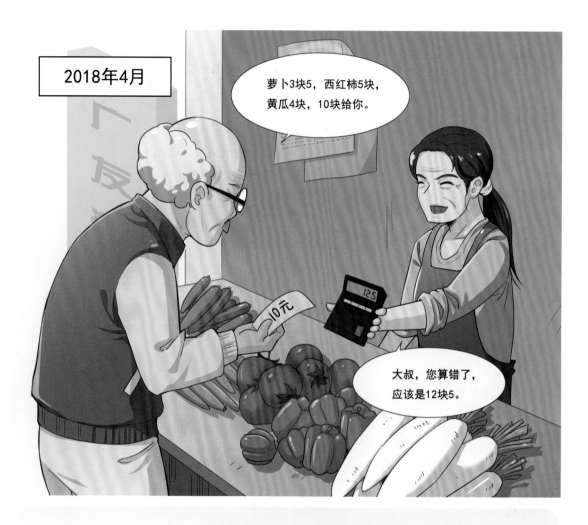

买东西也经常出差错。

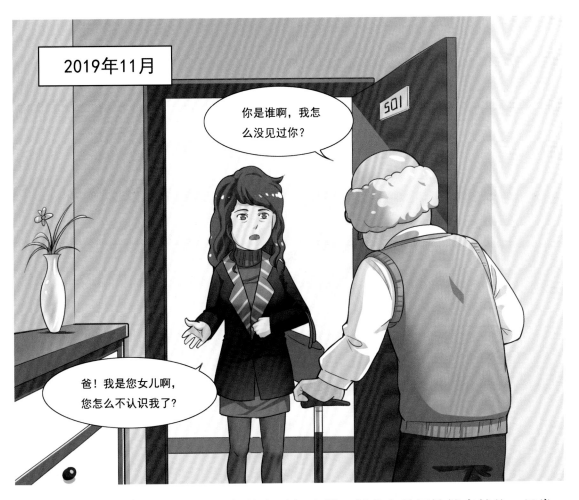

　　起初我们并没在意，以为年龄大了都这样。但父亲的记性越来越差，经常丢三落四，甚至不认识我了。

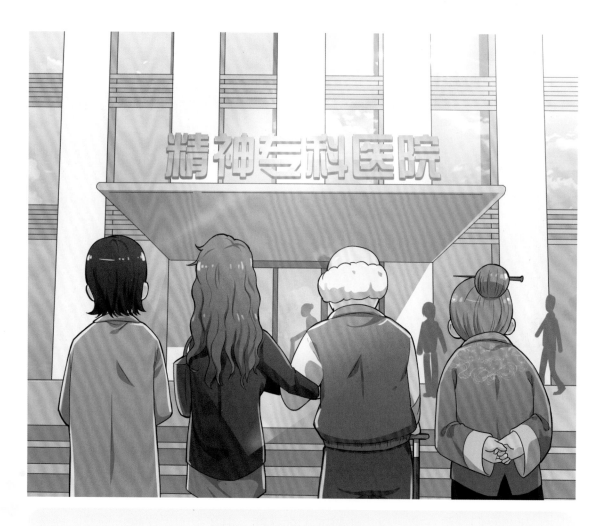

我和母亲决定求助医生。

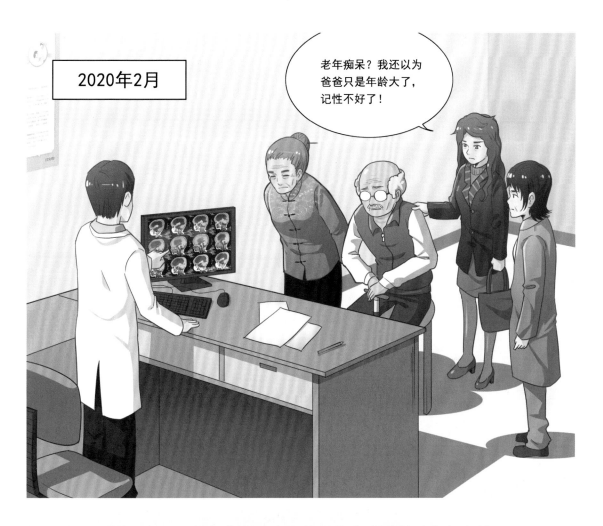

医生说父亲患了阿尔茨海默病，就是大家常说的"老年痴呆"。

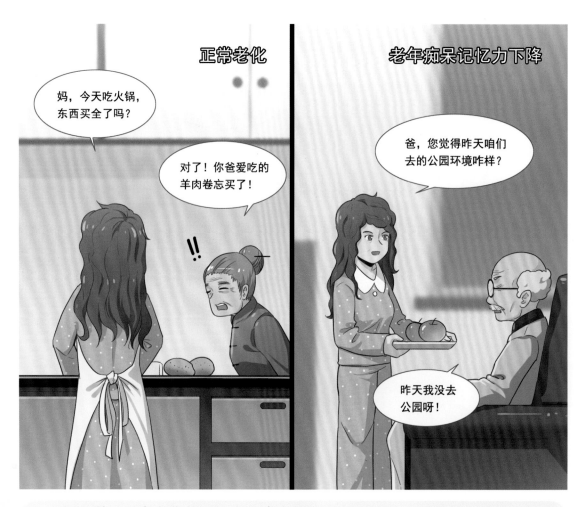

　　医生说，正常老化的记忆力下降在提醒下可以回忆，而老年痴呆的记忆力下降，经人提醒后也无法回忆。

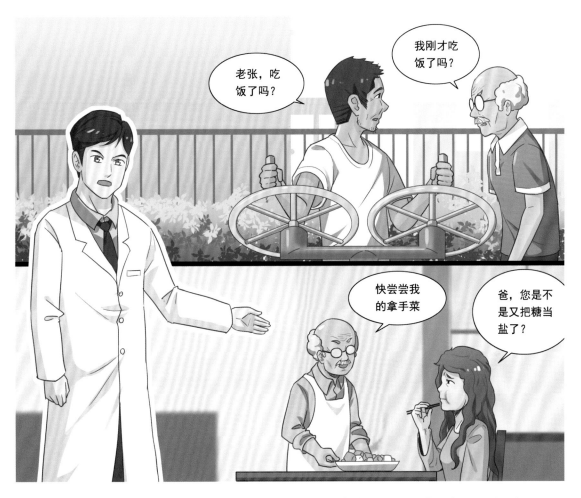

　　医生告诉我们，在痴呆早期，大部分的患者会出现不同程度的记忆减退，越是最近发生的事情越记不住，可能无法完全回忆以前熟悉的事情。

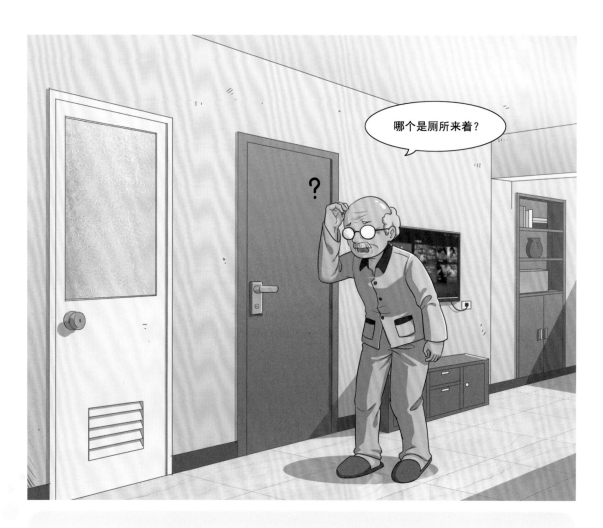

甚至言语表达、对时间和空间的识别都出现困难。

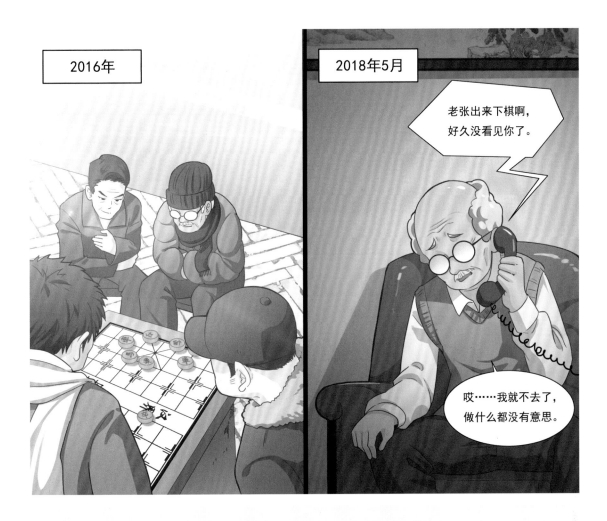

有些老人还出现不愿与人交往的情况。

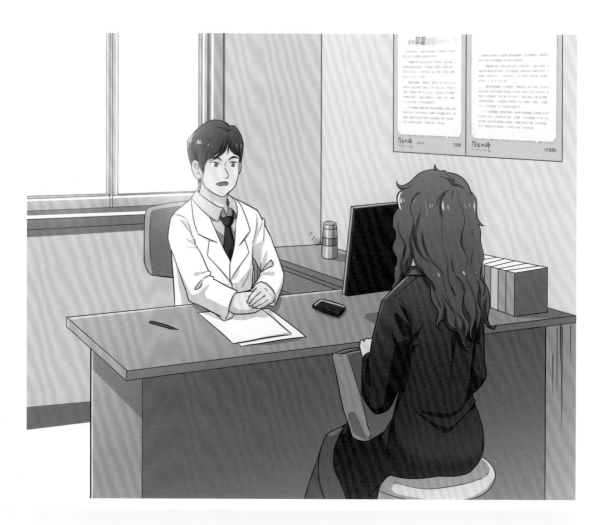

医生说，父亲最近半年的情况有明显的加重，已经到了痴呆中期。

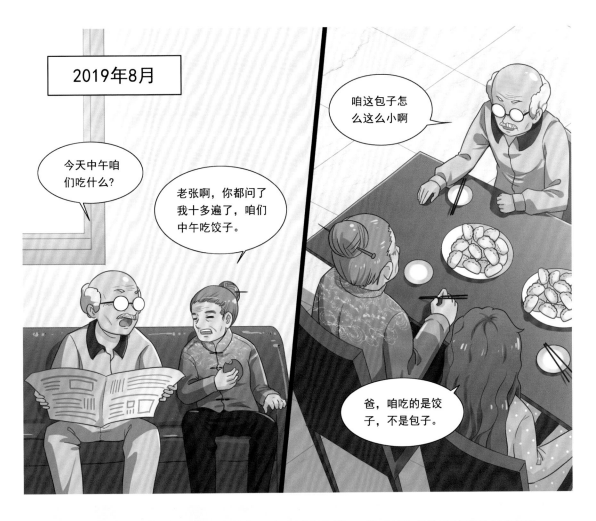

痴呆中期患者的记忆减退加重，会反复地说一件事情或询问同样的问题。

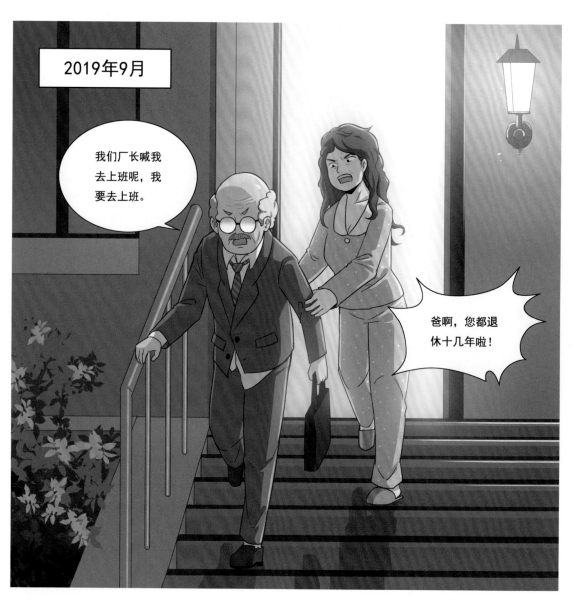

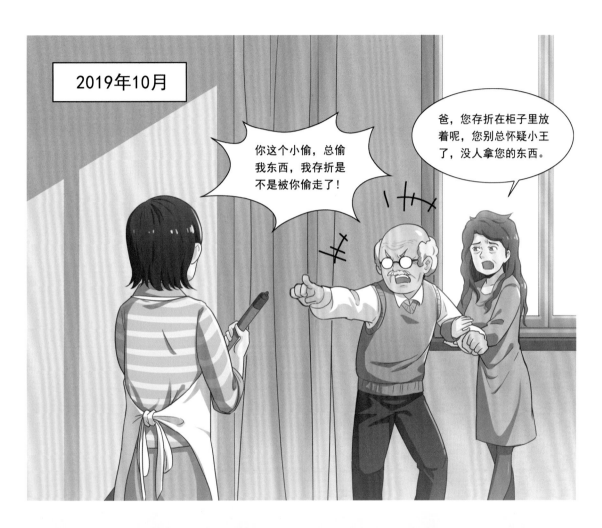

甚至可能会变得多疑、无法辨别真假是非。

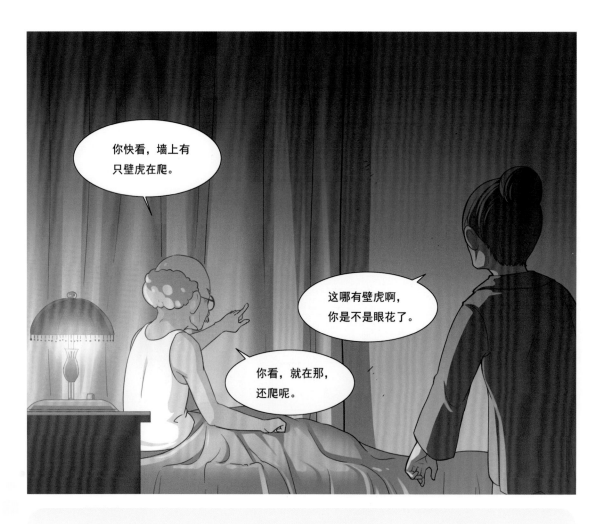

有些可能还会出现行为问题，比如突然打人，甚至出现幻觉。

老年痴呆是可以治疗的

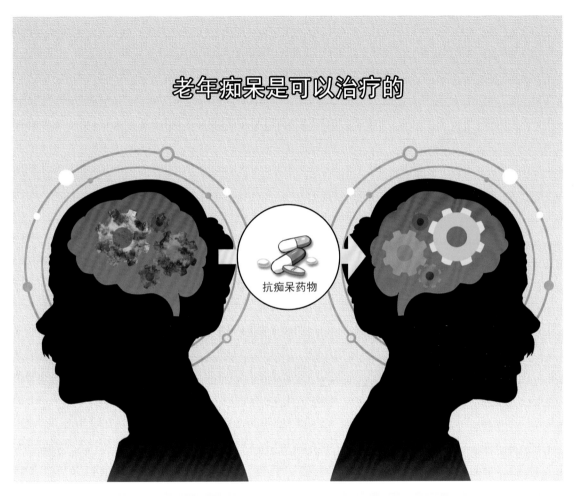

抗痴呆药物

医生告诉我们，虽然不能彻底逆转痴呆的大脑病理改变，但是可以通过服用抗痴呆药物最大限度地延缓病情发展，提高生活质量。

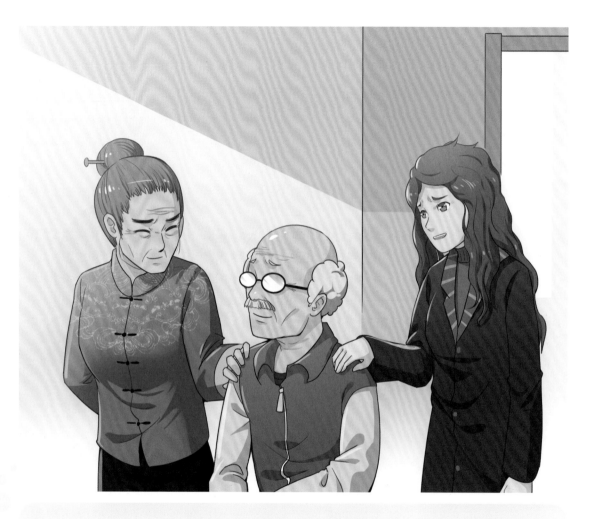

这让我们又有了信心和希望。

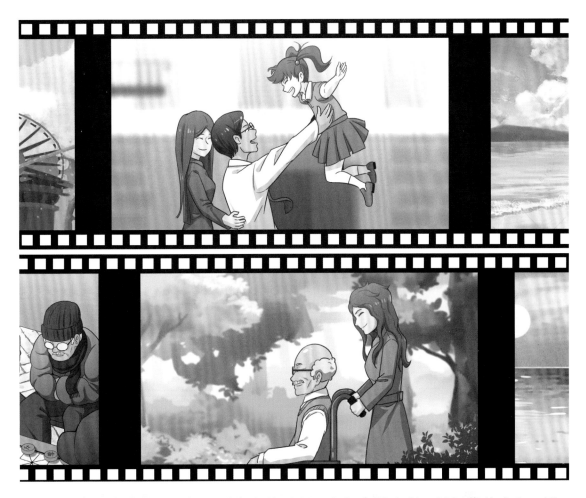

　　人生，本身就是一场面对衰老的过程。老年痴呆患者，就好像从成人又慢慢变成了婴儿的状态，需要家人细致地照顾。

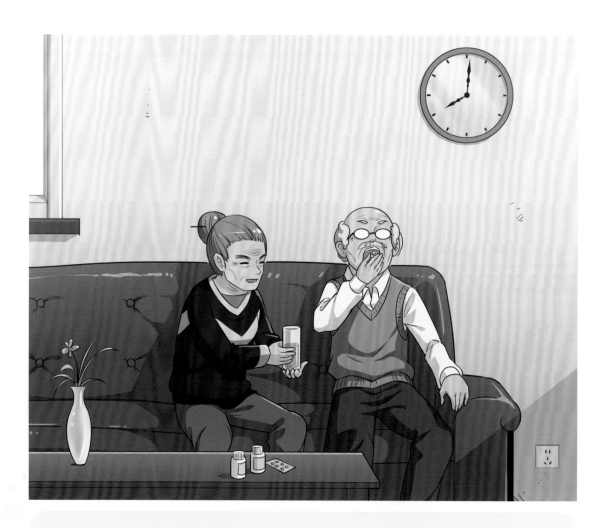

父亲看过病之后，我们全家严格遵循医嘱。

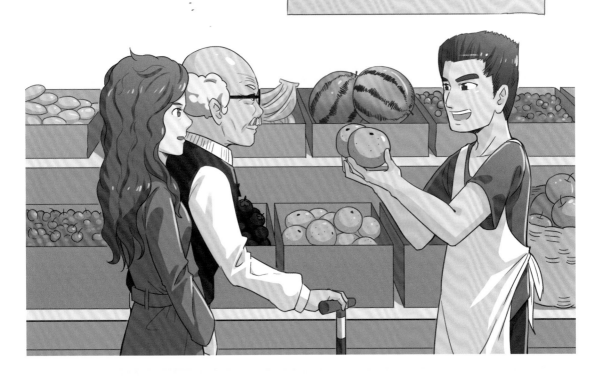

今日鲜橙特价

我们尽量让父亲的生活节奏规律有序。

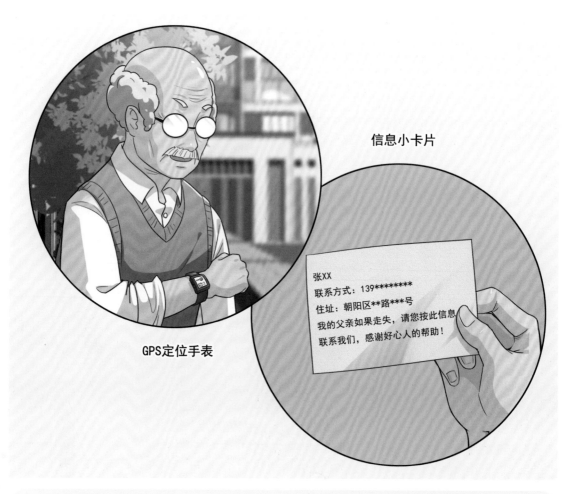

信息小卡片

张XX
联系方式：139********
住址：朝阳区**路***号
我的父亲如果走失，请您按此信息
联系我们，感谢好心人的帮助！

GPS定位手表

为了安全起见，我们为父亲佩戴了 GPS 定位的手表以及带有身份证明和家庭地址的小卡片。

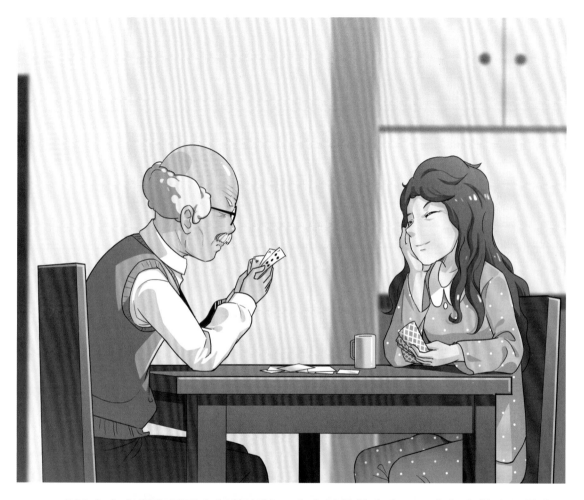

生活中会有很多无可奈何的事情，生病只是其中之一，老年痴呆也只是疾病之一。

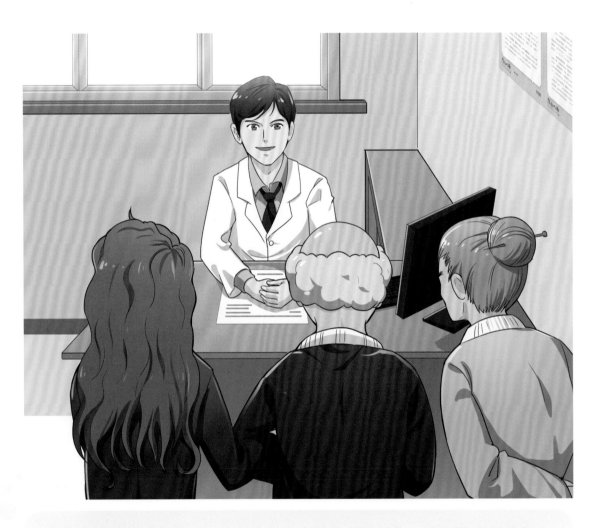

我们定期到医院复查，医生说父亲的病情控制得很好，我和母亲很欣慰。

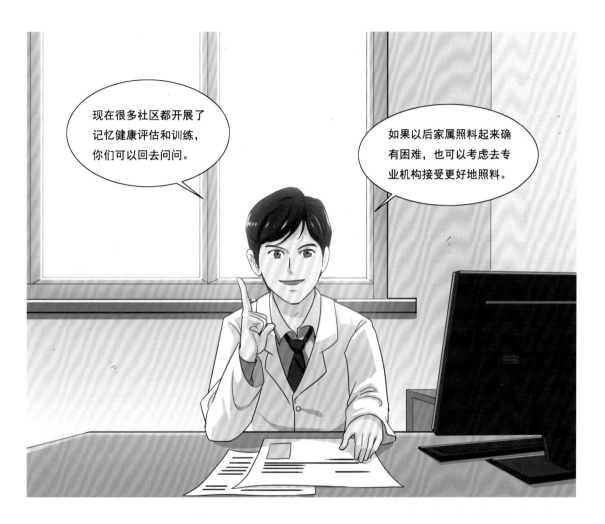

医生还为我们普及了很多老年痴呆的相关知识，给了我们很多帮助和建议。

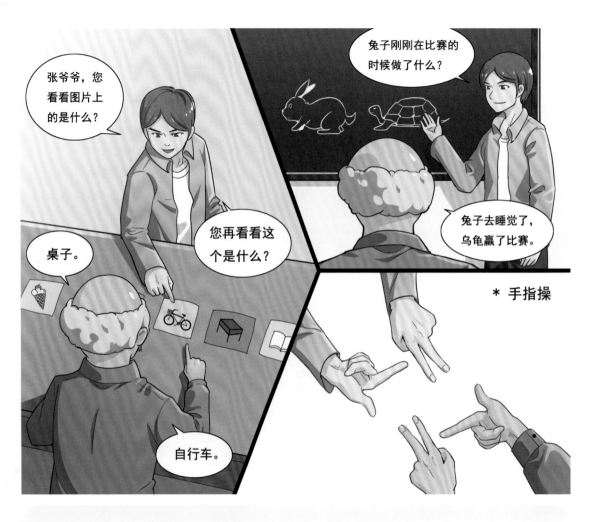

* 手指操

现在，父亲在社区接受了记忆康复训练。

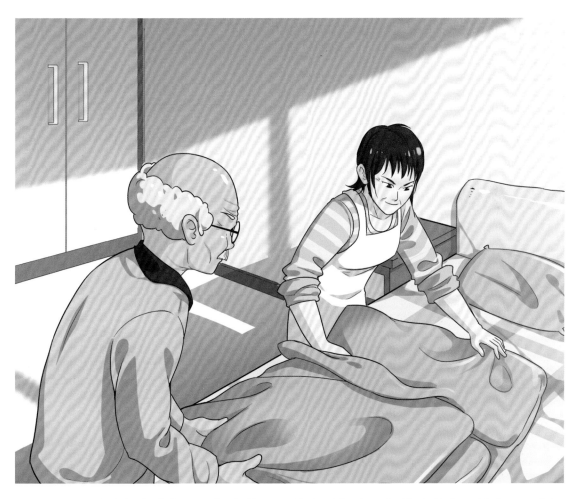

　　虽然还是会认错家人，但次数比以前少了很多，幻觉也基本上没有了，偶尔还可以在别人的帮助下做一些简单的家务。

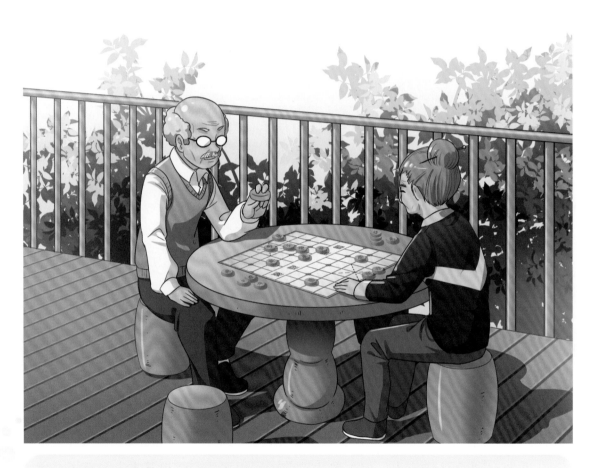

父亲还偶尔主动要求和母亲一起下下棋，虽然总是下错。

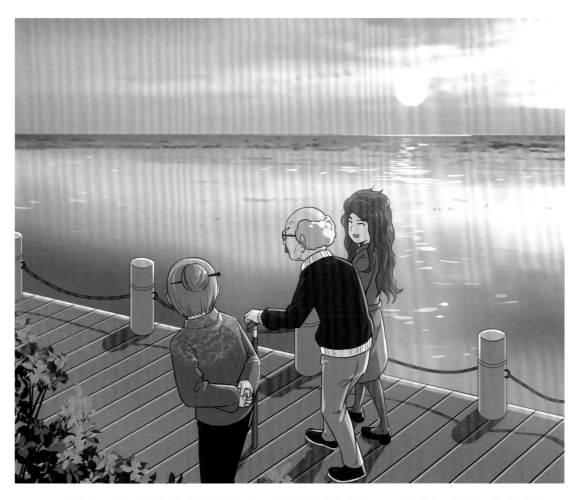

　　虽然父亲的状态很难回到从前，但往后的日子里，有我们陪伴，相信父亲会有幸福的晚年。

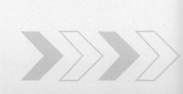

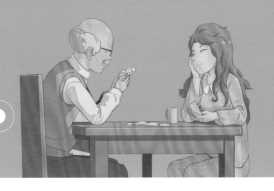

附：**老年痴呆**小知识

1. 痴呆是一种综合征，以认知功能损害为主要特征，常呈慢性或进行性发展，多见于老年人。导致痴呆的原因有很多，有的是因为神经退行性病变，有的是因为脑血管病变，还有的是因为脑外伤、肿瘤、感染、营养、代谢等问题。因此在治疗前需完善抽血、核磁、PET 等检查，明确病因，对症治疗。阿尔茨海默病是最常见的类型。

2. 痴呆的治疗原则旨在改善认知功能，服用抗痴呆药物来延缓或阻止痴呆的进展，尽可能地提高患者生存质量和保留社会功能水平，长期减少并发症，延长生存期，减少看护者的照料负担。

3. 对于痴呆患者来说，家庭照料非常重要。痴呆的护理分为早期、中期及晚期，每一期的护理特点均不同。但在整个护理过程当中，需要注意，痴呆的护理应以家庭为单位，绝不是单打独斗。很重要的一点，家属首先要照顾好自己，才能更好地照顾患者。痴呆早期患者出现记忆的减退，但此时功能还较为完好。家庭护理主要需要注意沟通方式的转变，理解症状、耐心沟通、鼓励并支持患者多参与日常以及社交活动。痴呆中期可能会持续 2~10 年，此时的护理难度较早期增加。生活能力逐渐减退，伴随着行为问题。此时更加需要将"疾病"与"人"分开，识别并理解哪些表现是疾病所带来的。生活上需要家人全面的接管，给予老人规律有序的生活节奏。注意老人的安全，身上随时携带

GPS 定位的手表以及带有身份证明和家庭地址的小卡片，防止走失。痴呆晚期，随着认知功能的进一步下降，相比于家庭护理，养老机构可能是更好的选择。但在选择养老机构时，需着重注意养老机构的环境，有无痴呆护理能力等。如果选择继续家庭护理，着重需要注意老人的身体状况，防止呛咳、感染。保证老人居住的环境安全、舒适。同时老人虽然表达能力下降，但对爱的需求仍十分强烈，因此不光要照顾老人的身体，还需要给予老人充足的关爱。

4. 阿尔茨海默病的十大警示征兆　①记忆力下降，影响日常工作和生活；②做先前熟悉的事情有困难；③语言表达有困难；④失去对时间和空间的认知力；⑤判断力、警觉性下降；⑥抽象思维出现问题；⑦丢三落四，找不到东西；⑧出现异常行为；⑨情绪和个性的改变；⑩退出社交活动。

5. 痴呆的预防方法　①健康饮食，低盐低脂；②控制体重，避免肥胖；③适度运动，保持心情愉快；④减少及避免吸烟与饮酒；⑤高血压、糖尿病等患者需要注意控制血压、血脂以及血糖；⑥保持与家人、朋友以及社会的联系，多参加社会活动；⑦进行认知训练；⑧早识别早诊断早治疗。

THE END

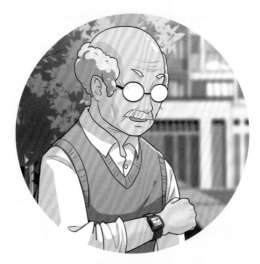

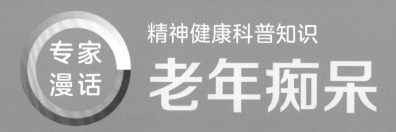

专家漫话

精神健康科普知识

老年痴呆

扫码看视频，
学习更多老年痴呆知识

扫码观看
精神心理健康公益宣传片

扫码关注公众号，
获取更多精神心理健康知识

52 检

专家漫话

精神健康科普知识

精神分裂症

主　　编　马宁　陆林

分册主编　程章

指导单位　国家卫生健康委员会疾病预防控制局

编写单位　北京大学第六医院

　　　　　国家精神卫生项目办公室

　　　　　中国疾病预防控制中心精神卫生中心

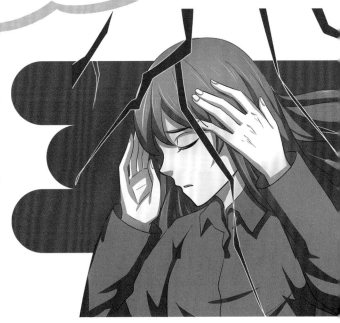

人民卫生出版社

·北京·

图书在版编目（CIP）数据

专家漫话精神健康科普知识/马宁，陆林主编 . —
北京：人民卫生出版社，2020.9（2023.5重印）
ISBN 978-7-117-30579-2

Ⅰ.①专… Ⅱ.①马…②陆… Ⅲ.①精神卫生 – 普
及读物 Ⅳ.①R749-49

中国版本图书馆 CIP 数据核字（2020）第 183579 号

人卫智网	www.ipmph.com	医学教育、学术、考试、健康，购书智慧智能综合服务平台
人卫官网	www.pmph.com	人卫官方资讯发布平台

专家漫话精神健康科普知识
Zhuanjia Manhua Jingshenjiankang Kepuzhishi

主　　编：马　宁　陆　林
出版发行：人民卫生出版社（中继线 010-59780011）
地　　址：北京市朝阳区潘家园南里 19 号
邮　　编：100021
E - mail：pmph @ pmph.com
购书热线：010-59787592　010-59787584　010-65264830
印　　刷：北京盛通印刷股份有限公司
经　　销：新华书店
开　　本：787×1092　1/20　　总印张：28⅓
总 字 数：474 千字
版　　次：2020 年 9 月第 1 版
印　　次：2023 年 5 月第 7 次印刷
标准书号：ISBN 978-7-117-30579-2
定价（共 13 册）：286.00 元

打击盗版举报电话：010-59787491　E-mail：WQ @ pmph.com
质量问题联系电话：010-59787234　E-mail：zhiliang @ pmph.com

《专家漫话精神健康科普知识》
编写委员会

指导单位： 国家卫生健康委员会疾病预防控制局

编写单位： 北京大学第六医院

　　　　　 国家精神卫生项目办公室

　　　　　 中国疾病预防控制中心精神卫生中心

主　　编： 马　宁　陆　林

副 主 编： 赵梦婕　李　茜

编　　委 （以姓氏笔画为序）：

　　　　　 王　慧　孔庆梅　司天梅　刘　琦　闫　俊　孙　伟

　　　　　 孙洪强　孙新宇　杨　磊　邱宇甲　张鸿燕　姜思思

　　　　　 黄　剑　曹庆久　程　章　蒲城城　廖金敏

美术设计： 钱洪涛　徐英姬　王　琨　宋　健

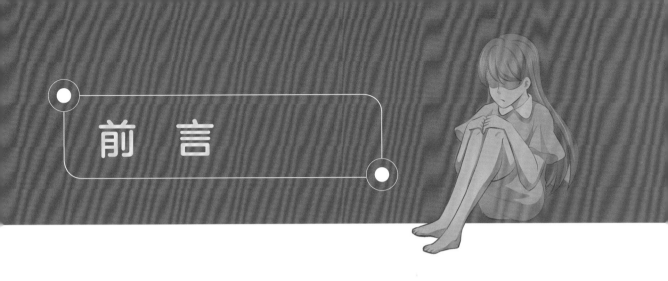

前　言

　　精神健康是健康的重要组成部分，没有精神健康就没有健康。当前我国社会经济高速发展，人们普遍感觉生活节奏快、工作压力大，抑郁、焦虑等精神心理问题的发生有上升趋势。根据 2019 年发表的全国精神障碍流行病学调查结果，我国 18 岁以上人口各种精神障碍终生患病率为 16.57%。据此估算，我国大概有 2.3 亿人罹患各种精神障碍，6 个人中就有 1 个人至少患有一种精神障碍。

　　数字触目惊心，提醒着我们精神障碍并不遥远，我们每个人都有可能在人生的某个阶段遇到精神问题的困扰。但当前公众对精神障碍的了解和认识还普遍不足，对病因和主要表现不了解，对求诊和治疗原则不了解，甚至认为这些不是病，是个人的意志不坚强，毅力不坚韧，吃饱穿暖无病呻吟，这些无知、偏见和歧视给患者——可能是亲朋好友也可能是自己——都带来了极大的心理压力，会延误及时求治，给个体带来更多的痛苦，影响其社会功能。

　　为了提高大众对精神健康的重视，加强对精神障碍的了解，北京大学第六医院组织医院青年医生和知名专家组成专业团队，采用漫画这种新颖的形式撰写了《专家漫话精神健康科普知识》，包括精神科 13 种最常见的成人、儿童和老年精神障碍，分别是抑郁症、双相情感障碍、失眠障碍、焦虑障碍、精神分裂症、强迫症、孤独症、多动症、老

年痴呆、进食障碍、酒精依赖、躯体形式障碍、抽动障碍。每册漫画均从典型案例入手，详解每种疾病的主要临床表现、治疗、病因等，内容科学准确，通俗易懂，可读性强，最后的小知识还对疾病的康复、照料或自我调适要点等进行了补充总结归纳。同时，漫画的每一册都配有相应的动画版，时长约5分钟，扫一扫后附二维码即可免费观看。

本书可以作为精神卫生知识的科普读物，帮助普通公众了解相关知识，也可以作为精神卫生工作人员，尤其是基层精神卫生防治人员日常工作中的医患沟通和教育工具书。首次采用漫画和视频结合形式对精神科主要常见疾病进行科普，难免有不足之处，恳请广大读者批评指正。

感谢所有参与编写的医生，在主题选择、脚本撰写、审片修改等工作中做出的贡献，为确保内容既要丰富全面又要生动通俗，医生们在脚本撰写过程中进行了多次修改和提炼，审片时更是一幅一幅反复检查，严谨求实。特别感谢美术设计团队，跟编写医生们反复沟通确认，学习了解专业知识，在漫画人物设计中充分发挥想象力，精益求精。

精神健康是健康的二分之一，已经有越来越多的人认识到了精神健康的重要性。期待大家都能有意识的主动学习相关科普知识，积极维护自身精神健康，也关爱帮助周围人。我们每一个人都是自己精神健康的第一责任人。

北京大学第六医院

马宁　陆林

2020 年 9 月

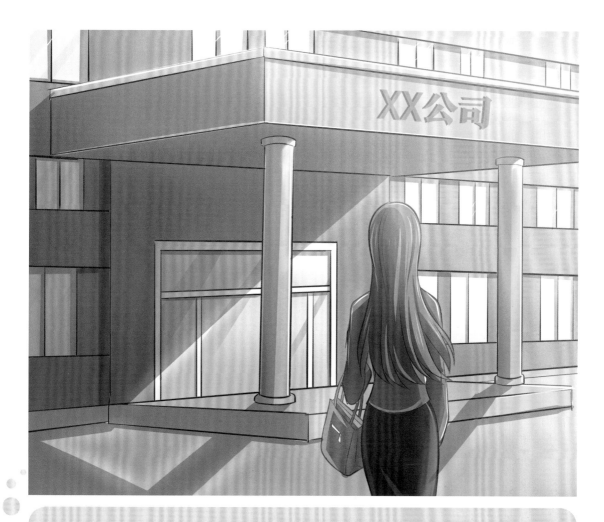

小珊是一个清秀的女孩……

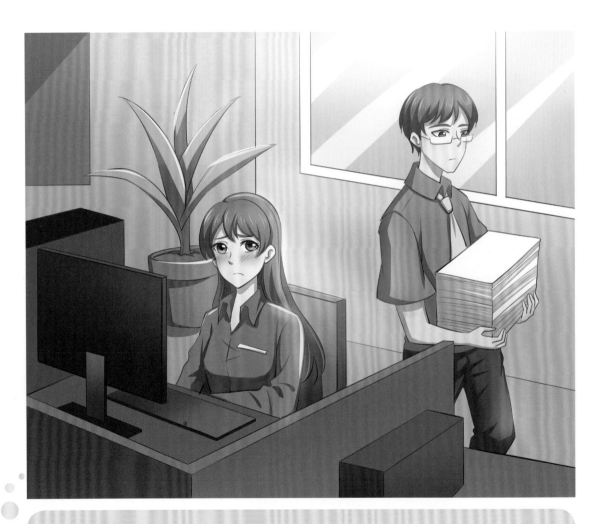

她敏感、羞涩……

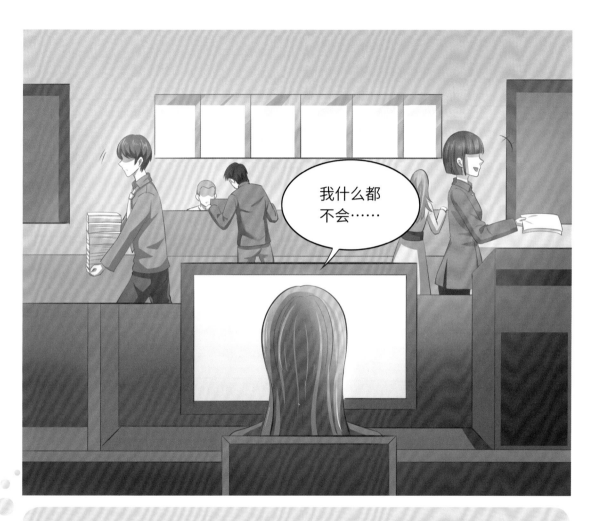

工作中认真努力，但最近总是觉得自己能力不如同事，有些自卑。

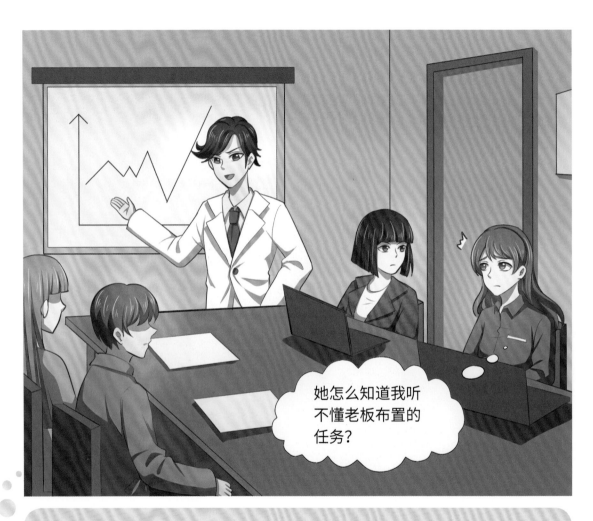

慢慢地，她觉得周围的人在嘲笑她。

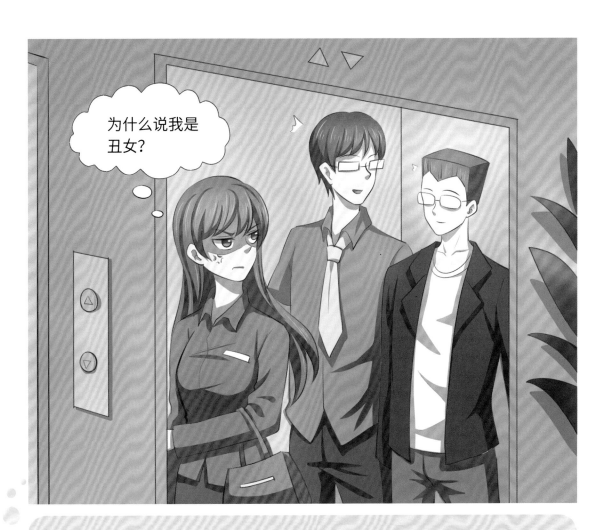

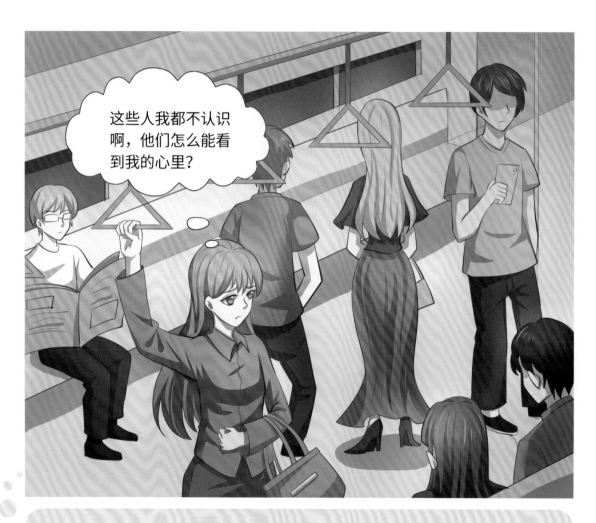

甚至路上不认识的人都在议论她，知道她心里在想什么……

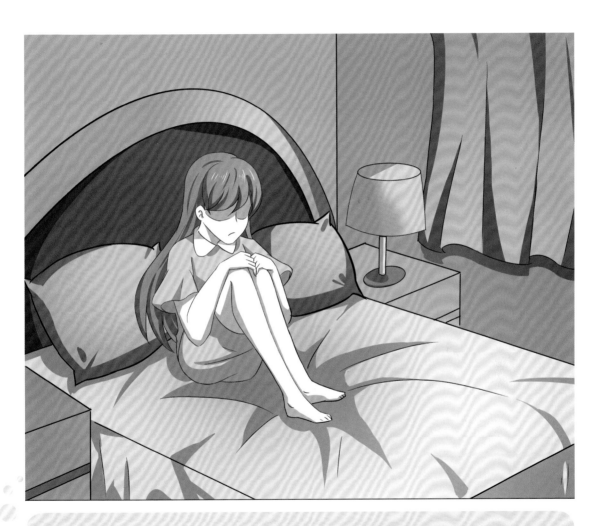

于是，小珊变得不愿意接触人，不愿意出门……

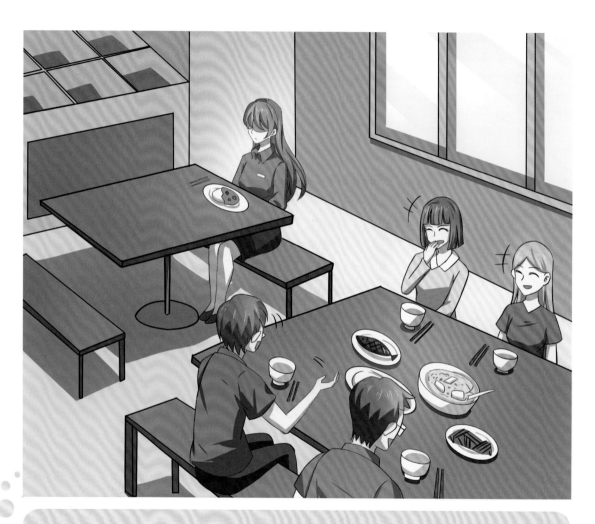

同事们也因为小珊看起来有些怪怪的，从而疏远了她……

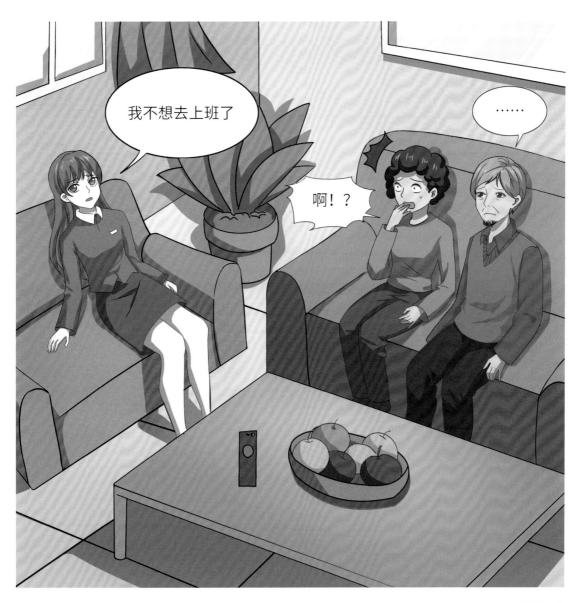

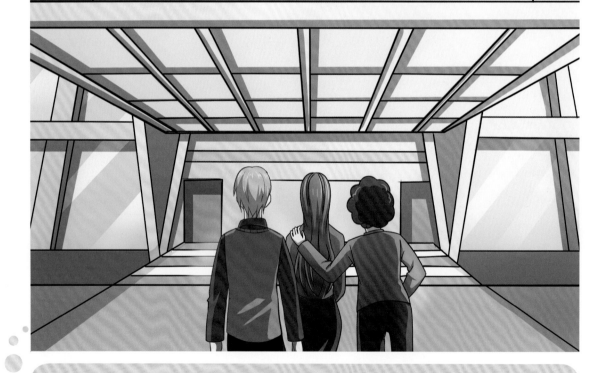

父母带小珊去了医院。

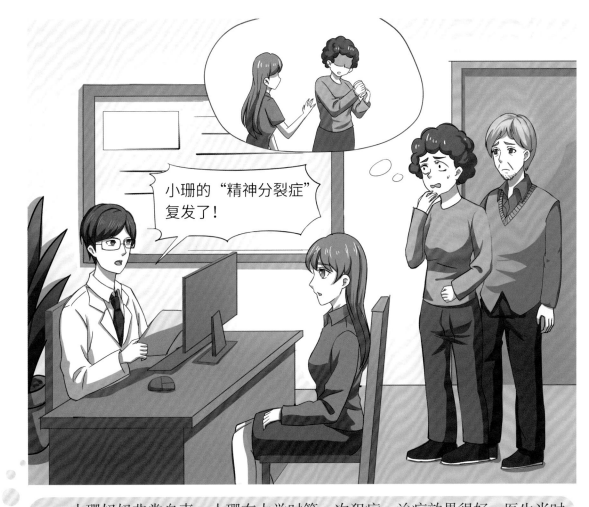

　　小珊妈妈非常自责，小珊在大学时第一次犯病，治疗效果很好，医生当时说了要继续服药维持治疗以免复发，但她担心长期用药的副作用，就让小珊停药了……

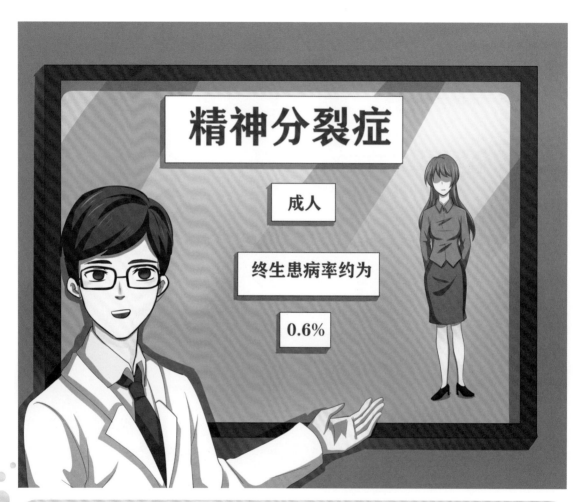

　　医生介绍说，精神分裂症是精神科最常见的疾病之一，中国最新流行病学调查显示，成人的终身患病率约为 0.6%。

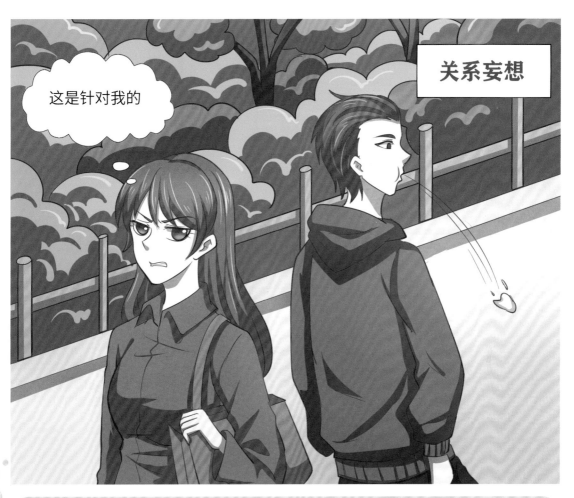

妄想是精神分裂症的常见症状之一。患者坚信一些与他个人相关的、与现实不相符的想法，十分顽固，他人的解释、劝说等根本无法动摇。

常见的有关系妄想、被害妄想、非血统妄想等……

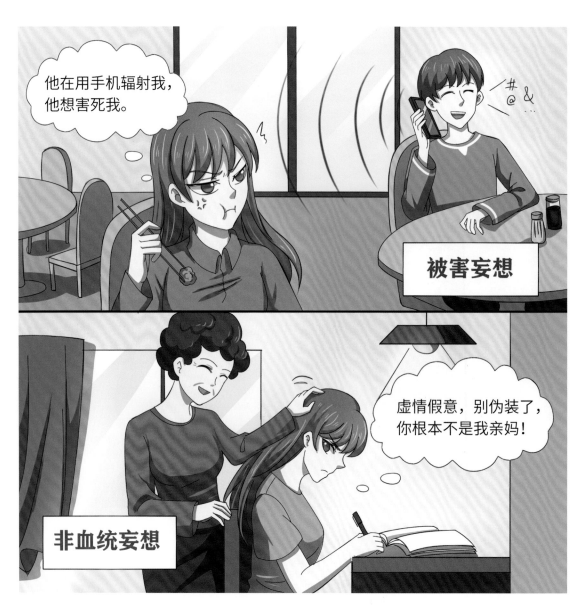

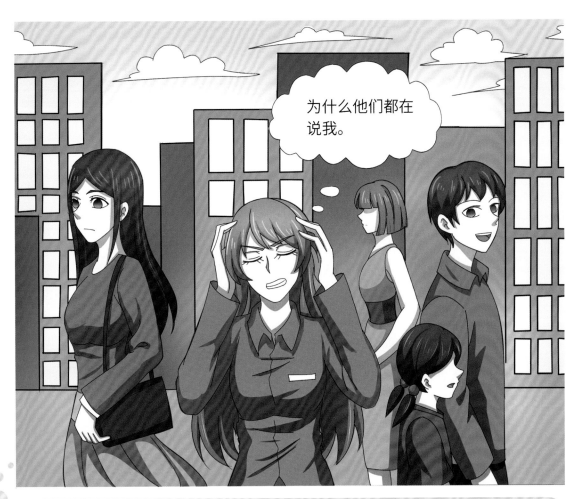

有些妄想的内容比较荒谬，容易被识别。而有些妄想内容具有一定可理解性，大众不容易识别。比如小珊坚信别人都在嘲笑她、议论她，这个想法没那么荒谬，但仍属于妄想症状。

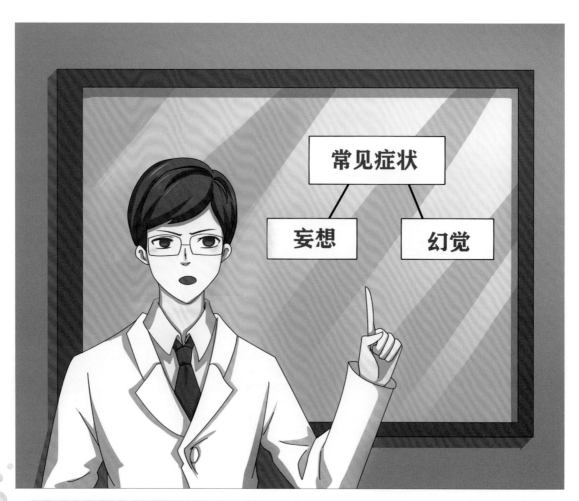

常见症状

妄想　　　幻觉

　　除了妄想，幻觉也是精神分裂症的常见症状，是指没有客观刺激时患者的感官却感受到了，最常见的幻觉是幻听。

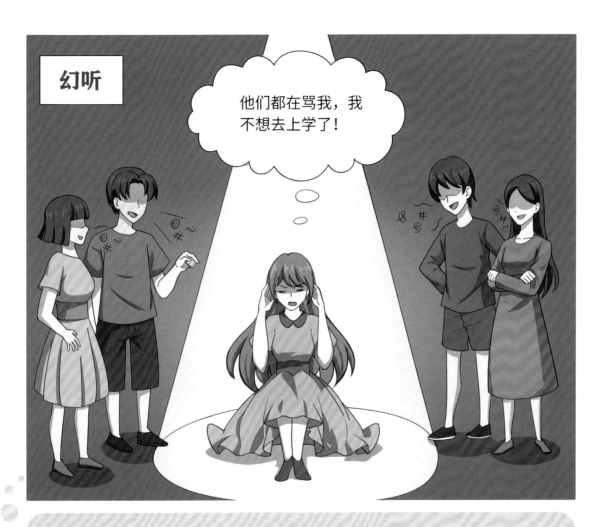

小珊第一次发病时，就有幻听的症状。

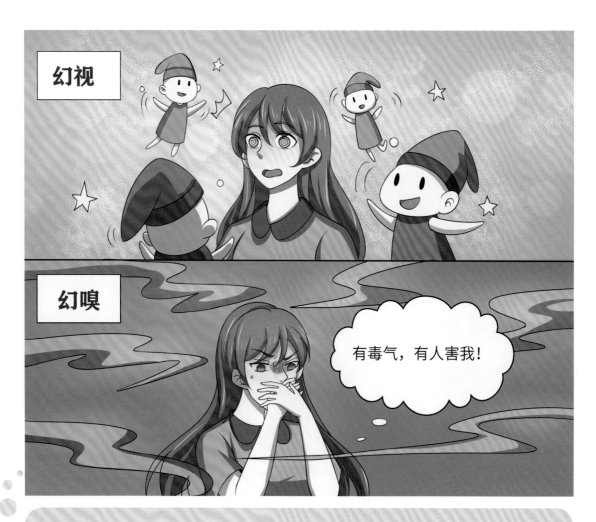

此外，幻视和幻嗅也是常见的幻觉症状。

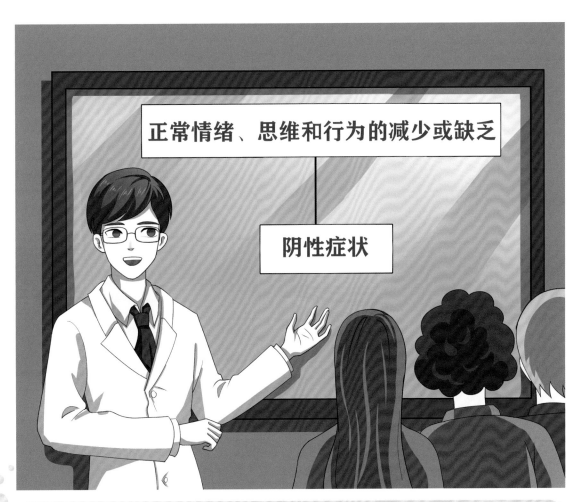

正常情绪、思维和行为的减少或缺乏

阴性症状

　　医生告诉小珊一家，有些精神分裂症患者还可能存在正常情绪、思维和行为的减少或缺乏，称之为阴性症状。

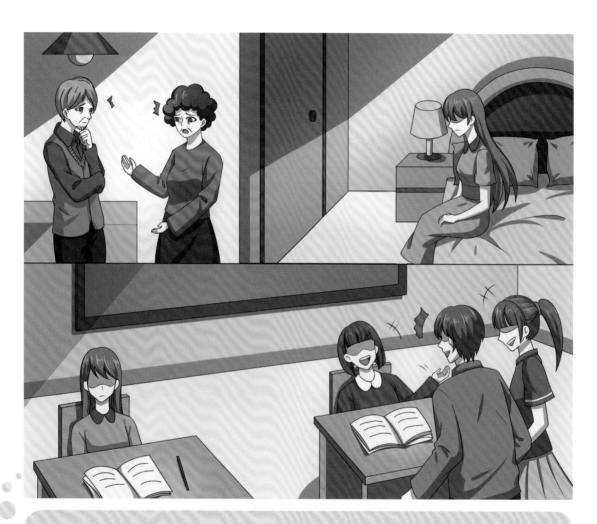

具体的表现为情感疏远、话少和不社交等。

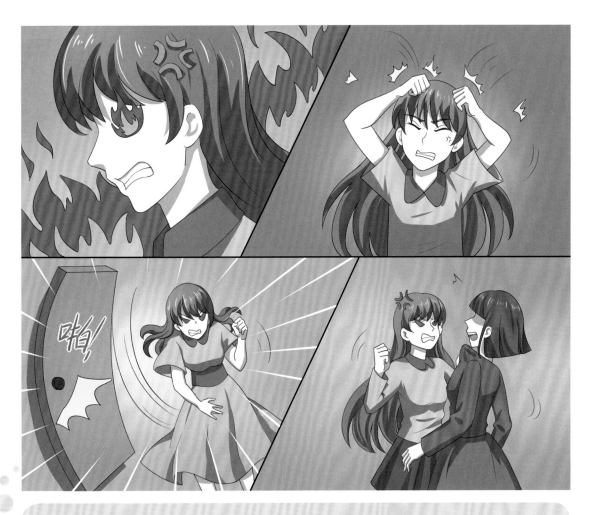

还有部分患者可能会出现冲动、攻击的行为。

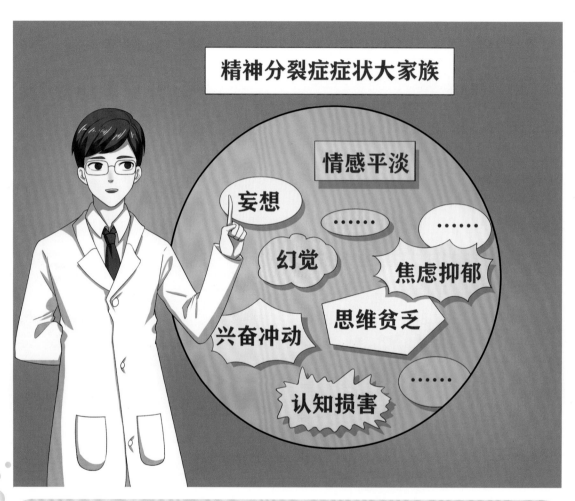

　　总之，精神分裂症的表现多种多样，患者在不同的阶段可能会有不同的表现，再次复发时也不一定跟之前发病的表现一模一样。

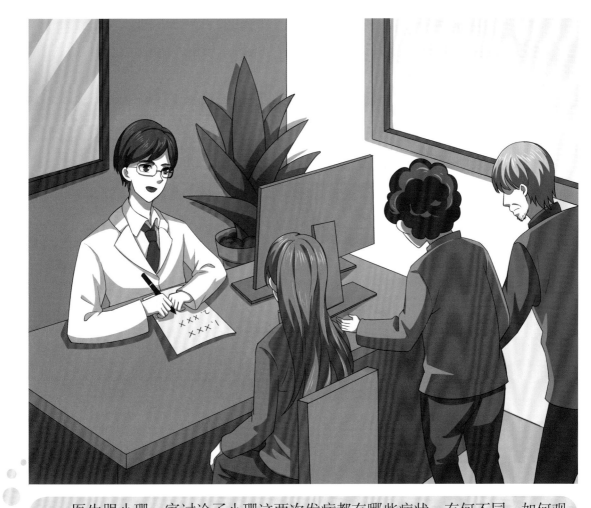

　　医生跟小珊一家讨论了小珊这两次发病都有哪些症状，有何不同，如何观察等。

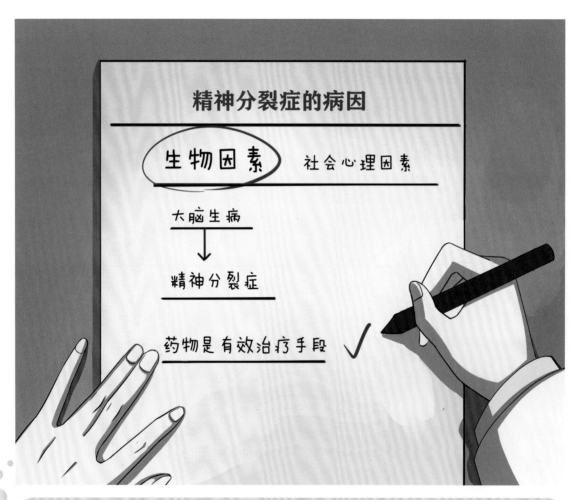

医生强调，精神分裂症的病因中生物因素起主要作用，就像高血压、糖尿病一样，所以药物是最主要的有效治疗手段。

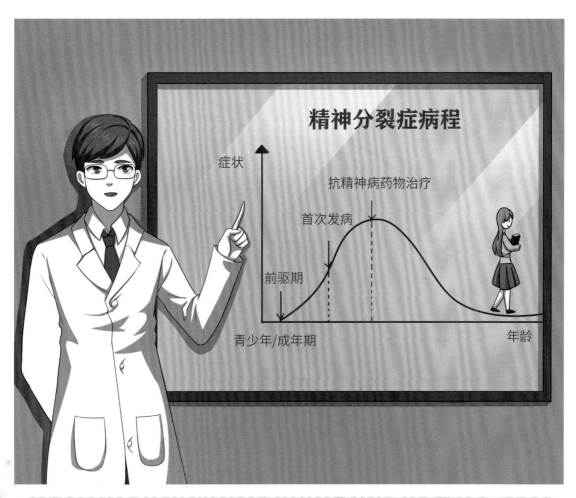

精神分裂症病程

症状

抗精神病药物治疗

首次发病

前驱期

青少年/成年期

年龄

　　小珊第一次发病后，经过系统的药物治疗，症状完全消失了，可以重新回到校园，正常学习生活。这是典型的精神分裂症早期的病程。

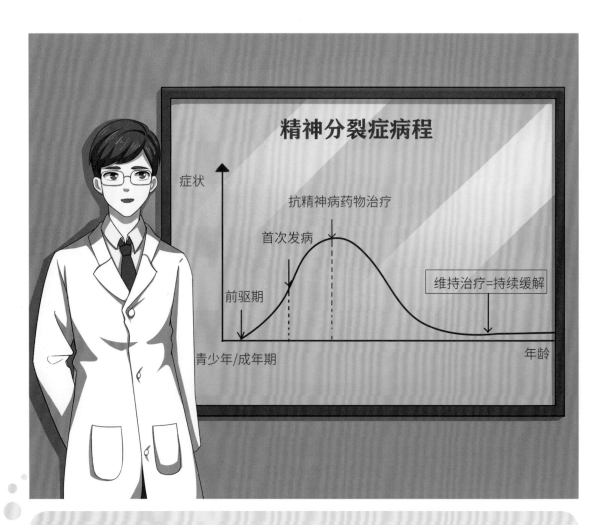

医生叮嘱说，症状消失后患者还需要数年的坚持用药来防止复发。

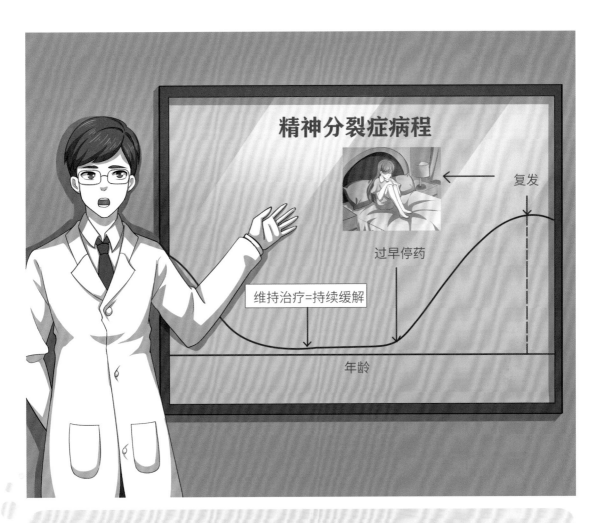

要特别注意的是，过早停药会面临较大的复发风险，就像小珊这次一样。

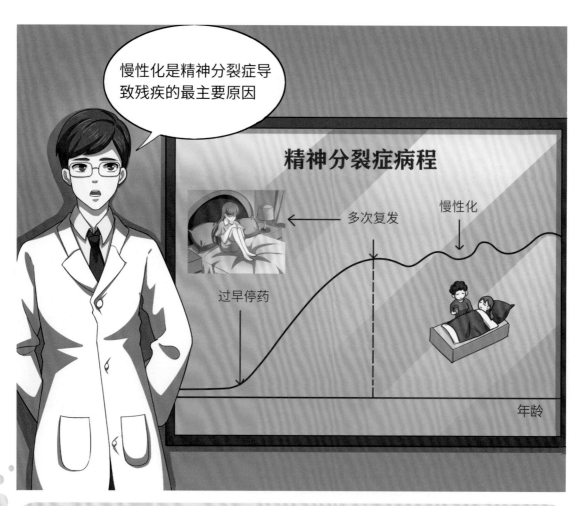

而且，如果反复自行停药，疾病多次复发，治疗效果会越来越差，疾病慢性化，患者将无法正常工作和生活，严重时还需要他人照料和看护。

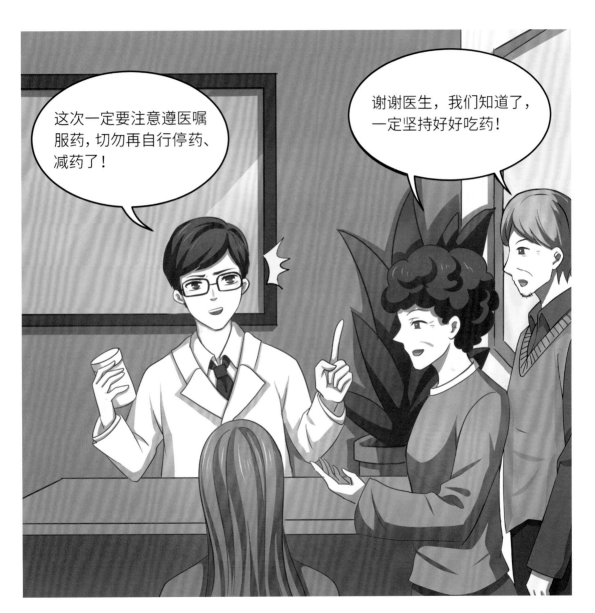

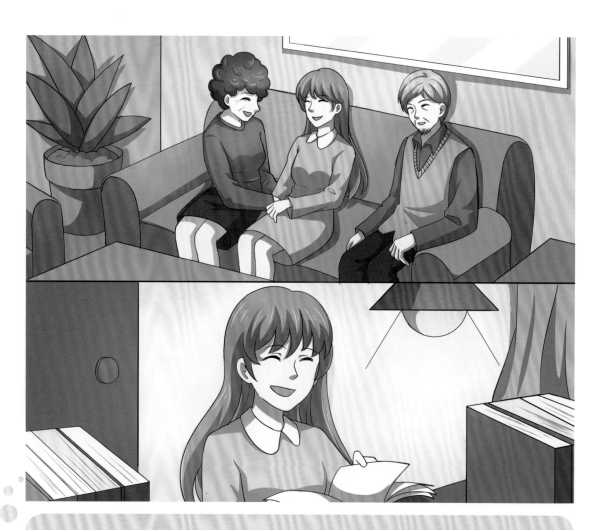

经过药物治疗后不久，小珊的症状再次消失，生活回到了正轨。

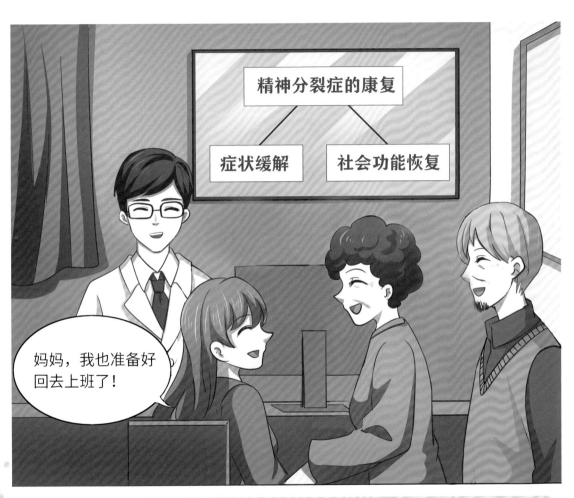

　　再次到医院复诊时，妈妈向医生表达了自己的担忧，她担心上班压力太大，会影响到小珊的病情。医生告诉他们，药物使得症状缓解，这只是康复的一部分，而回到正常的学习、工作和生活环境中，促进社会功能的恢复，也是非常重要的一部分。

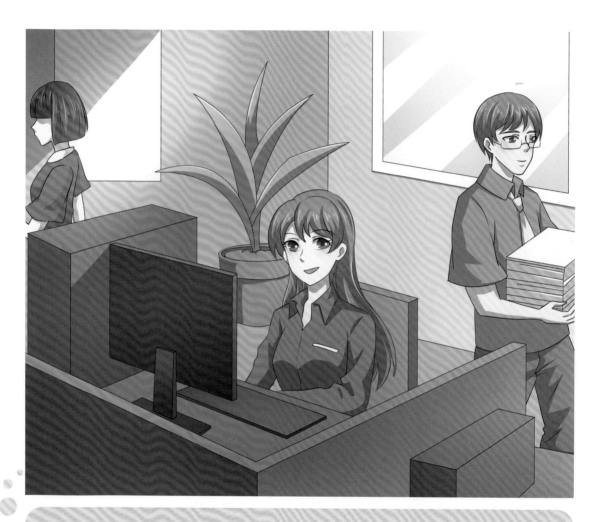

小珊又回到了工作岗位，她非常庆幸能再次康复。

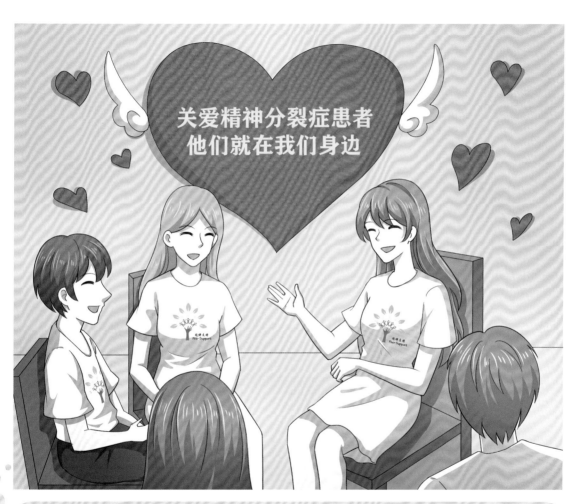

　　小珊决定去做志愿者，帮助和她一样的患者，用亲身经历告诉他们只要积极治疗，是可以康复的。

附：**精神分裂症**小知识

精神分裂症属于重性精神疾病，是精神科最复杂的疾病之一。疾病慢性化可能损害患者的社交、家庭、工作功能，严重者可能生活自理需要被照料。患者在发作期间可能有严重的症状，如幻觉、妄想，以至于影响到患者的行为，或出现伤人、自伤、毁物的行为。例如，患者在患病期间觉得有人在自己的食物里面下毒，因此不吃饭、不喝水，导致家人无法照料，因而需要送入院治疗。

因此，虽然从患病率（中国 2013—2015 年的流行病学调查显示，精神分裂症的终身患病率为 0.6%）来说，它远不及焦虑、抑郁等高，但却是精神科病房最主要的病种。正是由于这样的风险，以及慢性化的病人需要更多的社会康复和支持，因此，中国把精神分裂症纳入了重性精神疾病的管理系统。

被诊断为精神分裂症后，患者和家属往往觉得是灾难性的，感到绝望、恐惧，觉得患者的一辈子都完了。然而，实际上这个疾病是可治的，接受系统的治疗可以缓解这些严重的症状，患者可以回到正常的生活轨道。

电影《美丽心灵》讲述了著名的数学家纳什的故事。他在 30 多岁时出现严重的幻觉和妄想症状，被诊断为精神分裂症。在接受治疗后康复，后来又经历了复发。他在与疾病搏斗的过程中，仍然继续着科学研究，并在 1994 年获得了诺贝尔经济学奖。艾琳·R. 萨克斯是美国的一名精神病学教授，还是美国新精神分析中心的临床研究员。她同时也是一名精神分裂症患者，曾经数次住院治疗。她将自己的患病经历记录下来并最终出版自传《我穿越疯狂的旅程》。

　　研究者发现，首次发作的患者如果能坚持系统用药，绝大部分能获得理想的疗效，因此该疾病治疗的主要挑战在于未能及时进行规范化治疗和患者自行减药或停药。

　　对于可能患有这类精神疾病的患者应尽早到医院接受诊治，并且与医生密切合作，共同应对疾病，来争取最大限度地康复，拥抱灿烂的人生。

THE END

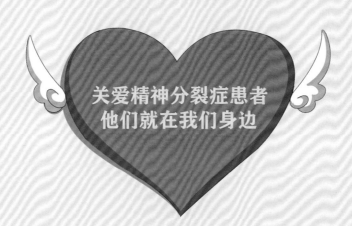

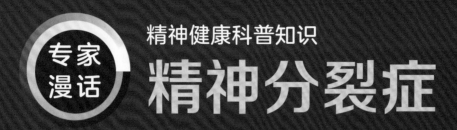

扫码看视频，
学习更多精神分裂症知识

扫码观看
精神心理健康公益宣传片

扫码关注公众号，
获取更多精神心理健康知识

52检

专家漫话

精神健康科普知识

躯体形式障碍

主　　编　马宁　陆林

分册主编　赵梦婕　李茜

指导单位　国家卫生健康委员会疾病预防控制局

编写单位　北京大学第六医院

　　　　　国家精神卫生项目办公室

　　　　　中国疾病预防控制中心精神卫生中心

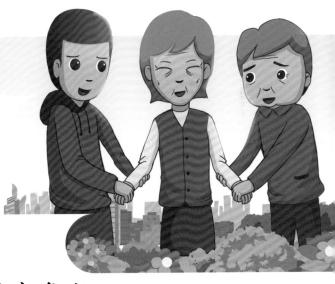

人民卫生出版社

·北京·

图书在版编目（CIP）数据

专家漫话精神健康科普知识/马宁，陆林主编 . —
北京：人民卫生出版社，2020.9（2023.5重印）
ISBN 978–7–117–30579–2

Ⅰ. ①专… Ⅱ. ①马…②陆… Ⅲ. ①精神卫生 – 普
及读物 Ⅳ. ①R749–49

中国版本图书馆 CIP 数据核字（2020）第 183579 号

人卫智网	www.ipmph.com	医学教育、学术、考试、健康，
		购书智慧智能综合服务平台
人卫官网	www.pmph.com	人卫官方资讯发布平台

专家漫话精神健康科普知识
Zhuanjia Manhua Jingshenjiankang Kepuzhishi

主　　编：马　宁　陆　林
出版发行：人民卫生出版社（中继线 010-59780011）
地　　址：北京市朝阳区潘家园南里 19 号
邮　　编：100021
E - mail：pmph @ pmph.com
购书热线：010-59787592　010-59787584　010-65264830
印　　刷：北京盛通印刷股份有限公司
经　　销：新华书店
开　　本：787 × 1092　1/20　　总印张：28⅓
总 字 数：474 千字
版　　次：2020 年 9 月第 1 版
印　　次：2023 年 5 月第 7 次印刷
标准书号：ISBN 978-7-117-30579-2
定价（共 13 册）：286.00 元
打击盗版举报电话：010-59787491　E-mail：WQ @ pmph.com
质量问题联系电话：010-59787234　E-mail：zhiliang @ pmph.com

《专家漫话精神健康科普知识》
编写委员会

指导单位： 国家卫生健康委员会疾病预防控制局
编写单位： 北京大学第六医院
　　　　　 国家精神卫生项目办公室
　　　　　 中国疾病预防控制中心精神卫生中心

主　　编： 马　宁　陆　林
副 主 编： 赵梦婕　李　茜
编　　委（以姓氏笔画为序）：
　　　　　 王　慧　孔庆梅　司天梅　刘　琦　闫　俊　孙　伟
　　　　　 孙洪强　孙新宇　杨　磊　邱宇甲　张鸿燕　姜思思
　　　　　 黄　剑　曹庆久　程　章　蒲城城　廖金敏
美术设计： 钱洪涛　徐英姬　王　琨　宋　健

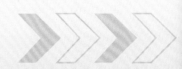

前　言

　　精神健康是健康的重要组成部分，没有精神健康就没有健康。当前我国社会经济高速发展，人们普遍感觉生活节奏快、工作压力大，抑郁、焦虑等精神心理问题的发生有上升趋势。根据 2019 年发表的全国精神障碍流行病学调查结果，我国 18 岁以上人口各种精神障碍终生患病率为 16.57%。据此估算，我国大概有 2.3 亿人罹患各种精神障碍，6 个人中就有 1 个人至少患有一种精神障碍。

　　数字触目惊心，提醒着我们精神障碍并不遥远，我们每个人都有可能在人生的某个阶段遇到精神问题的困扰。但当前公众对精神障碍的了解和认识还普遍不足，对病因和主要表现不了解，对求诊和治疗原则不了解，甚至认为这些不是病，是个人的意志不坚强，毅力不坚韧，吃饱穿暖无病呻吟，这些无知、偏见和歧视给患者——可能是亲朋好友也可能是自己——都带来了极大的心理压力，会延误及时求治，给个体带来更多的痛苦，影响其社会功能。

　　为了提高大众对精神健康的重视，加强对精神障碍的了解，北京大学第六医院组织医院青年医生和知名专家组成专业团队，采用漫画这种新颖的形式撰写了《专家漫话精神健康科普知识》，包括精神科 13 种最常见的成人、儿童和老年精神障碍，分别是抑郁症、双相情感障碍、失眠障碍、焦虑障碍、精神分裂症、强迫症、孤独症、多动症、老

年痴呆、进食障碍、酒精依赖、躯体形式障碍、抽动障碍。每册漫画均从典型案例入手，详解每种疾病的主要临床表现、治疗、病因等，内容科学准确，通俗易懂，可读性强，最后的小知识还对疾病的康复、照料或自我调适要点等进行了补充总结归纳。同时，漫画的每一册都配有相应的动画版，时长约 5 分钟，扫一扫后附二维码即可免费观看。

本书可以作为精神卫生知识的科普读物，帮助普通公众了解相关知识，也可以作为精神卫生工作人员，尤其是基层精神卫生防治人员日常工作中的医患沟通和教育工具书。首次采用漫画和视频结合形式对精神科主要常见疾病进行科普，难免有不足之处，恳请广大读者批评指正。

感谢所有参与编写的医生，在主题选择、脚本撰写、审片修改等工作中做出的贡献，为确保内容既要丰富全面又要生动通俗，医生们在脚本撰写过程中进行了多次修改和提炼，审片时更是一幅一幅反复检查，严谨求实。特别感谢美术设计团队，跟编写医生们反复沟通确认，学习了解专业知识，在漫画人物设计中充分发挥想象力，精益求精。

精神健康是健康的二分之一，已经有越来越多的人认识到了精神健康的重要性。期待大家都能有意识的主动学习相关科普知识，积极维护自身精神健康，也关爱帮助周围人。我们每一个人都是自己精神健康的第一责任人。

北京大学第六医院

马宁　陆林

2020 年 9 月

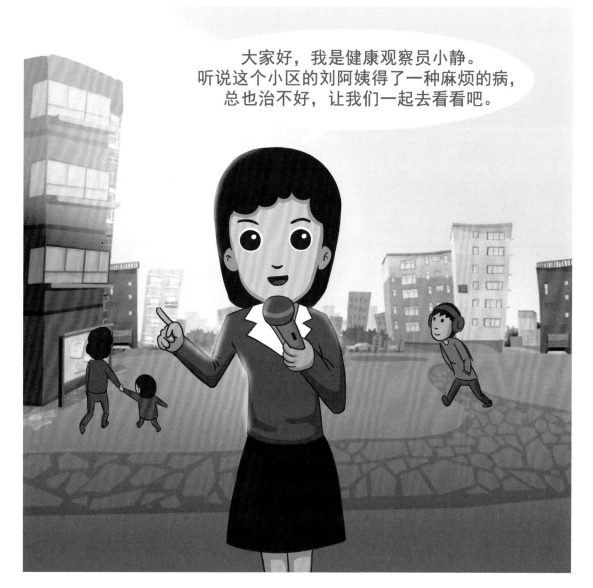

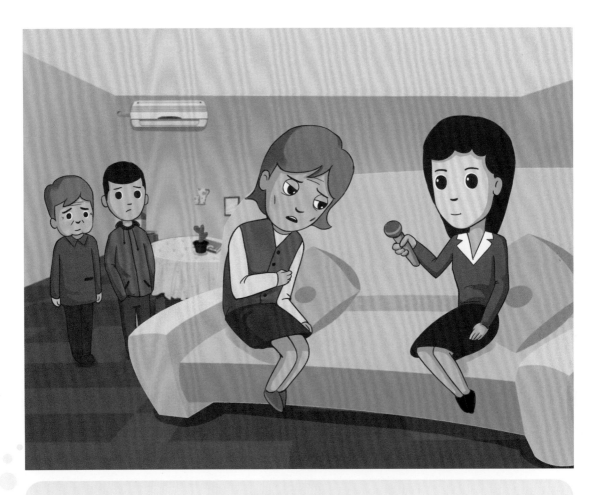

刘阿姨说她这两年来总是胃不舒服，稍微吃多点就恶心，动不动就会吐。

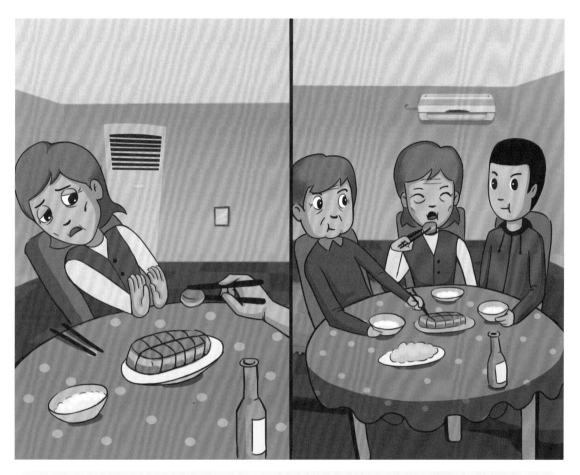

　　看见好吃的也不敢多吃，每天就吃一点点东西，人都瘦得不成样子了！刘阿姨说她特别怀念以前的自己。

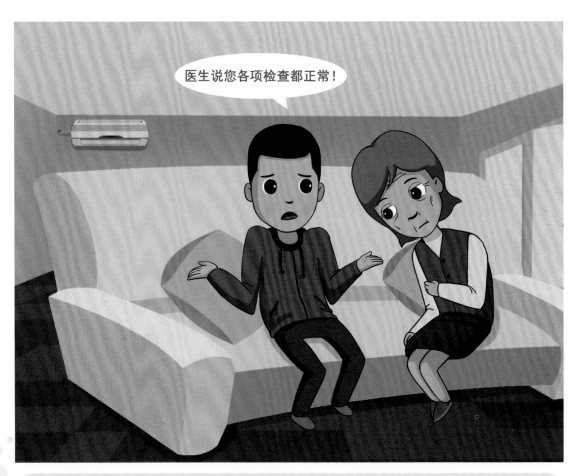

刘阿姨的儿子说刘阿姨的病很奇怪，跑了很多次医院，彩超、胃镜、肠镜……该做的都做了，可是医生都说"没毛病"！

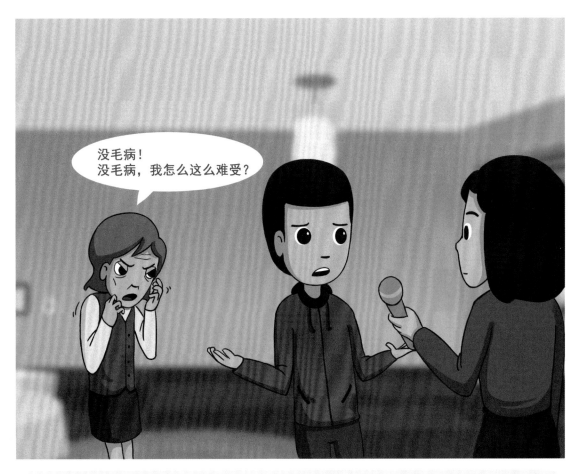

　　而且刘阿姨不仅胃病没治好，还添了新毛病，如头疼、背疼、浑身疼，没有一天好时候。这半年，核磁、CT也都拍了，还住了几次院，查来查去，还是"没毛病"。

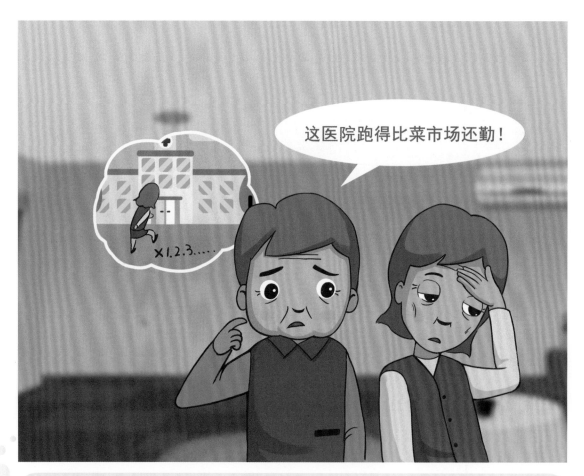

刘阿姨的先生不能理解，觉得没毛病是大好事呀，可是刘阿姨就是不放心，天天想着自己的病，有点风吹草动就着急上医院。

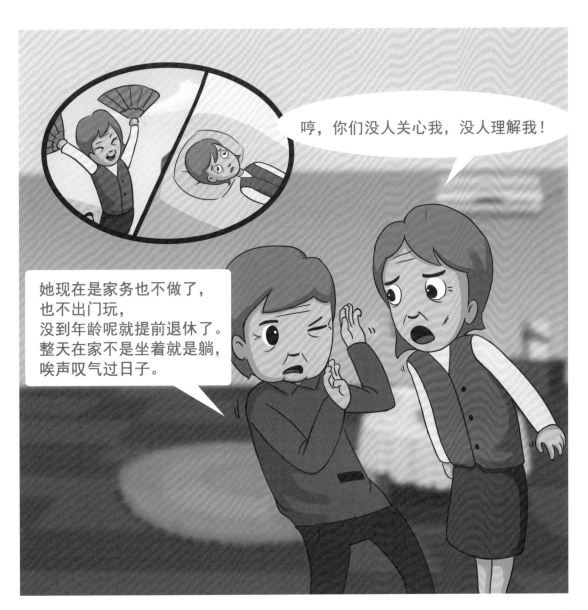

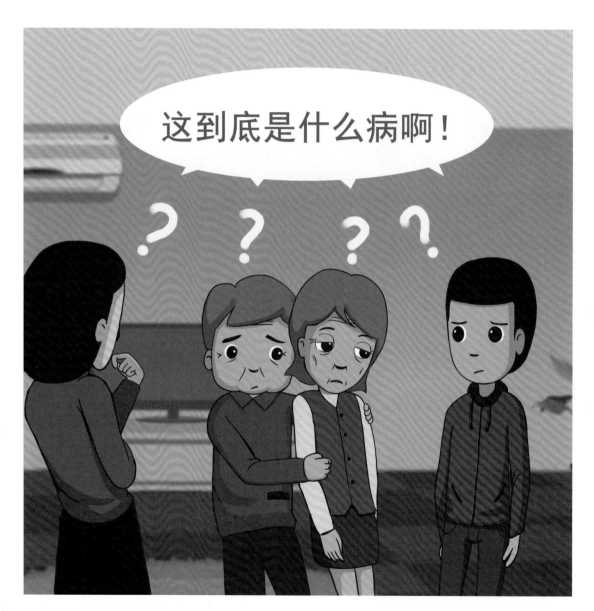

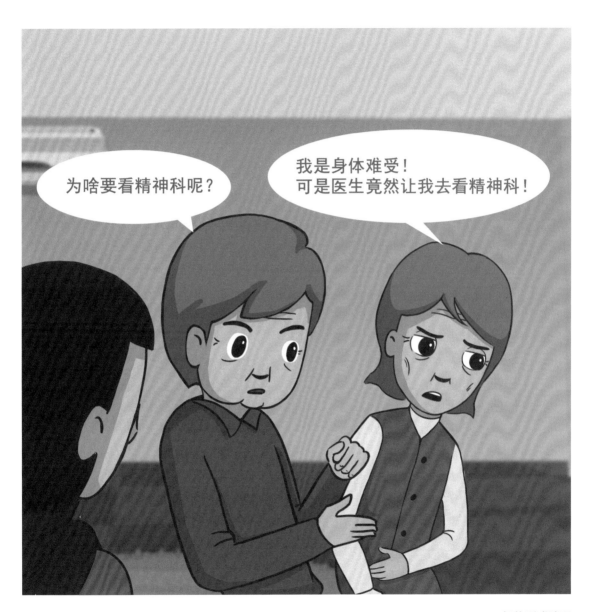

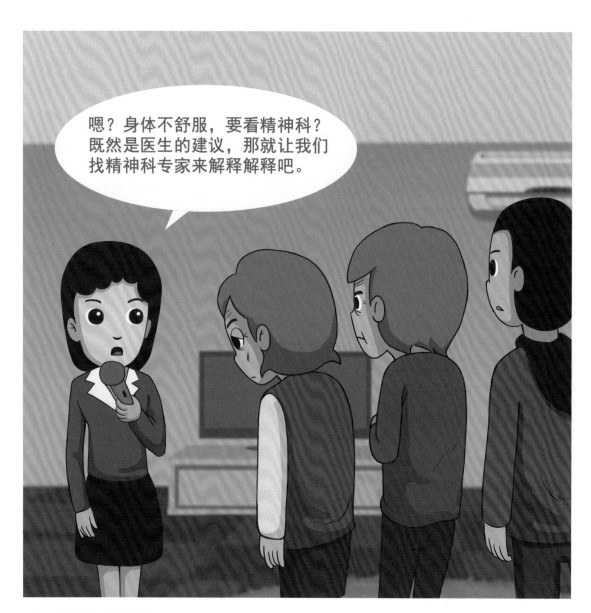

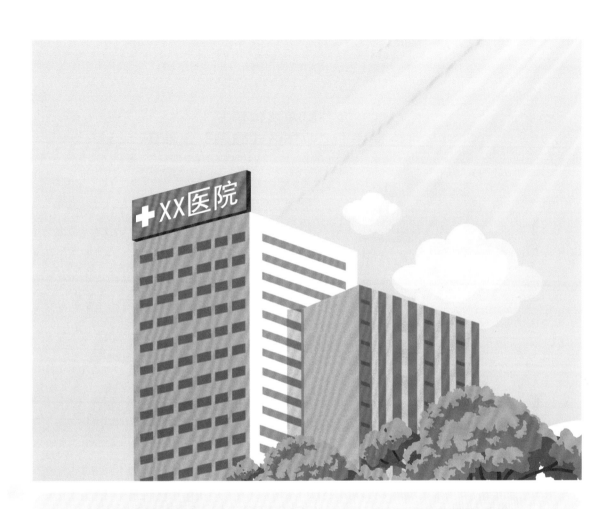

于是，我带着刘阿姨一家来到了医院，一起去咨询精神科医生。

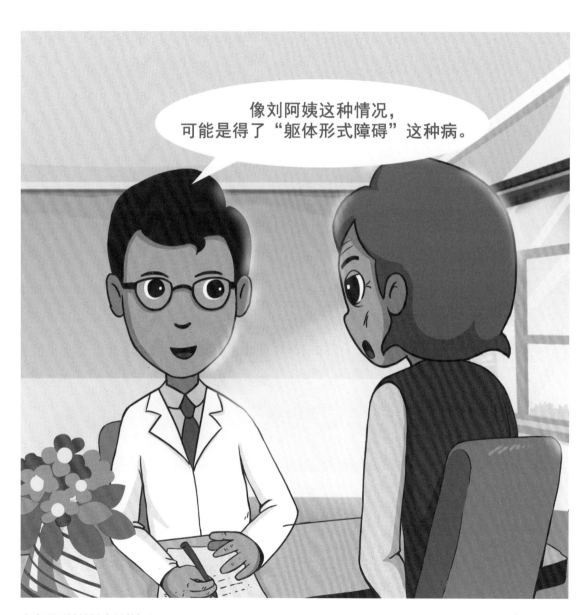

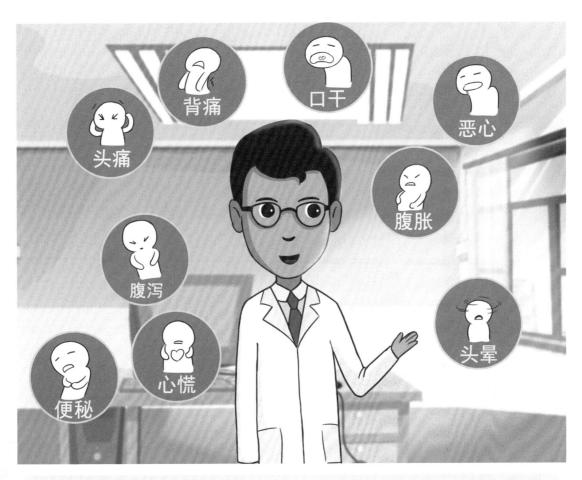

　　医生说，躯体形式障碍这种病的特点就是存在各种各样的身体不舒服，常见的有各种疼痛及胃肠道不适。有时一种不舒服好一些了，另一种不舒服又出现了。

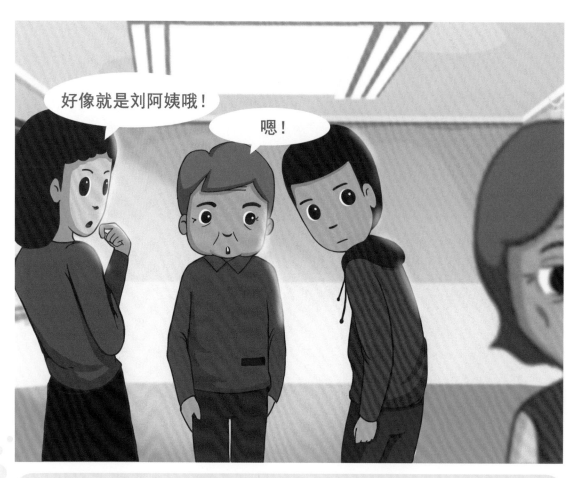

　　但是，到医院相关科室进行各种检查，都查不出病因，或者虽然发现了一些小毛病，但却不能完全解释患者的表现。而患者对这些"无病"的检查结果，往往不能放心，甚至要求一再就诊、检查。

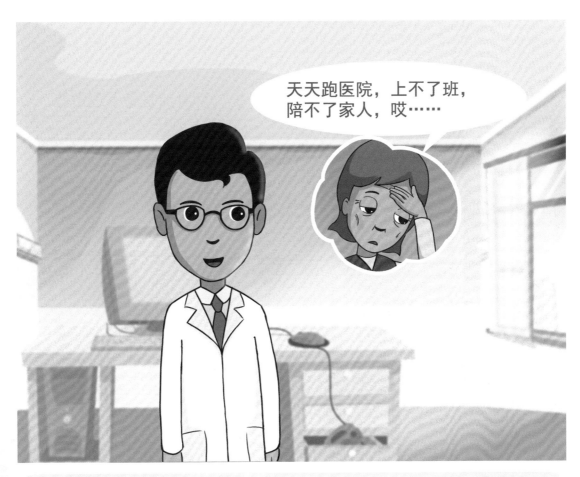

　　一般的内外科治疗，也往往不能缓解患者的痛苦，长此以往，患者的正常生活会受到明显的影响。

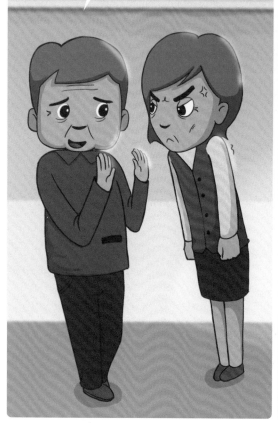

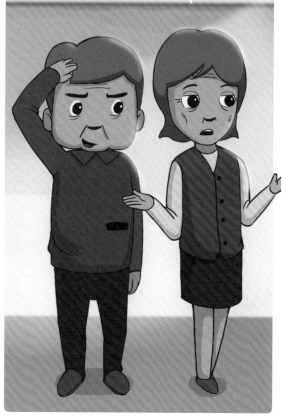

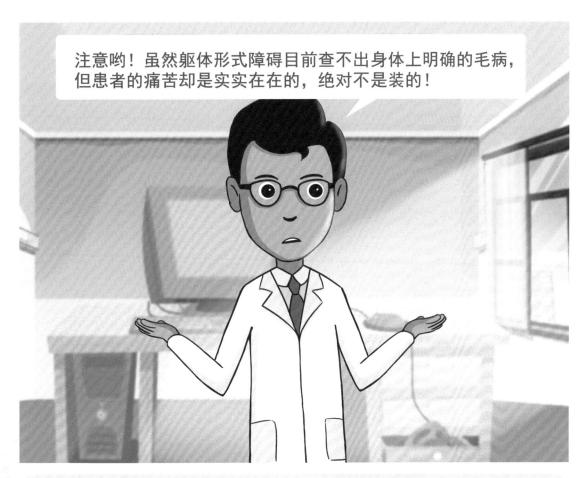

注意哟！虽然躯体形式障碍目前查不出身体上明确的毛病，但患者的痛苦却是实实在在的，绝对不是装的！

　　医生特别强调，如果自己或者身边的人有这方面的问题，千万不要自己给出诊断，需要到精神科找专业的医生去评估。

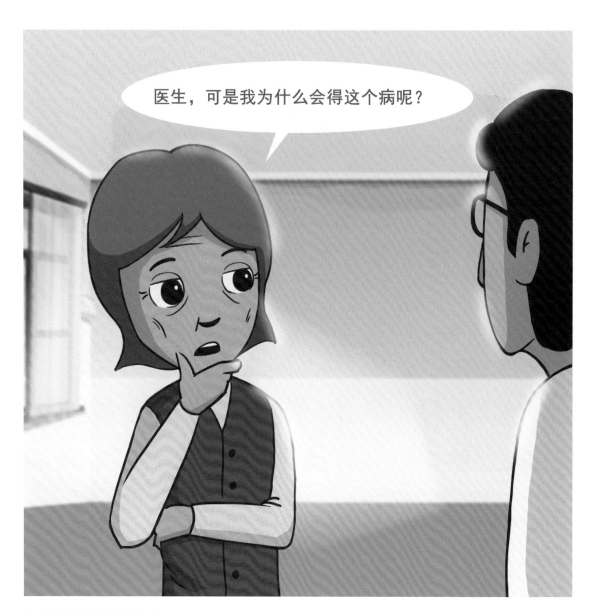

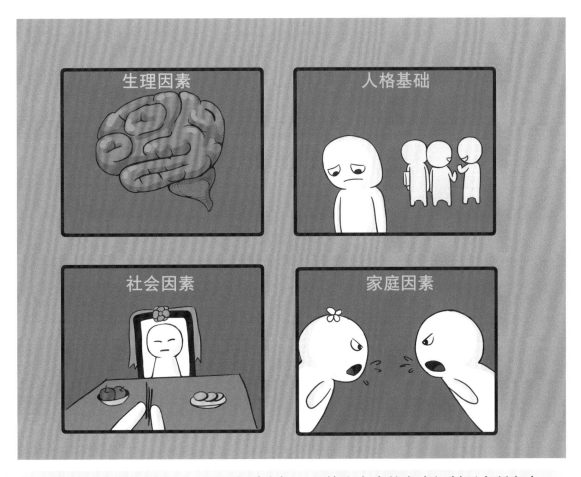

　　针对刘阿姨的疑问，医生告诉我们，目前这个病的发病机制还在研究中，生理因素、人格基础、社会因素及家庭因素都是疾病可能的病因。

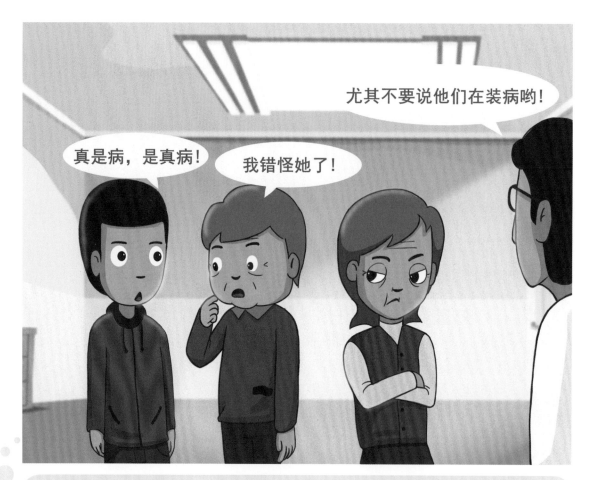

而且这些患者得病，可能会与一些心理因素有关，是非常需要家人的关心和理解的。

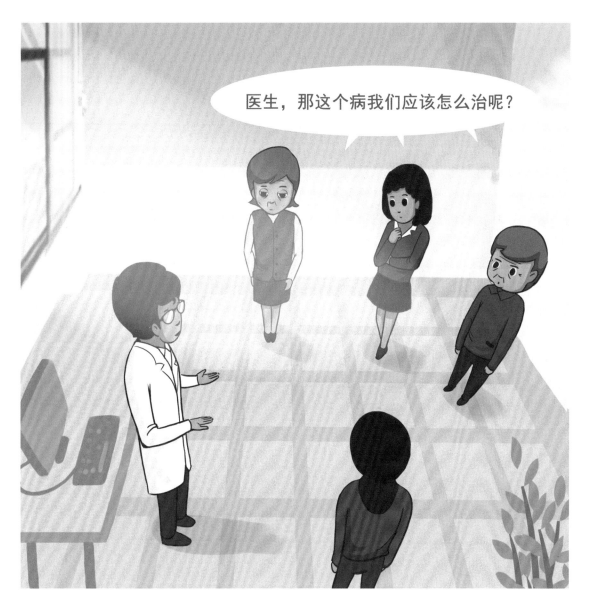

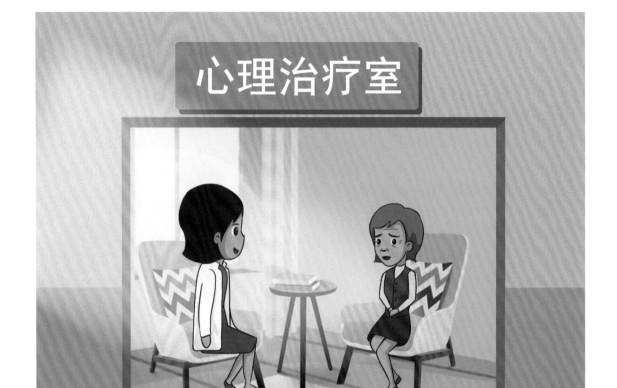

心理治疗室

医生告诉我们，认知行为治疗（CBT），是心理治疗的一种方法，是治疗此病最有效的手段。可以有效减少患者躯体症状的频率、强度，改善患者的功能。

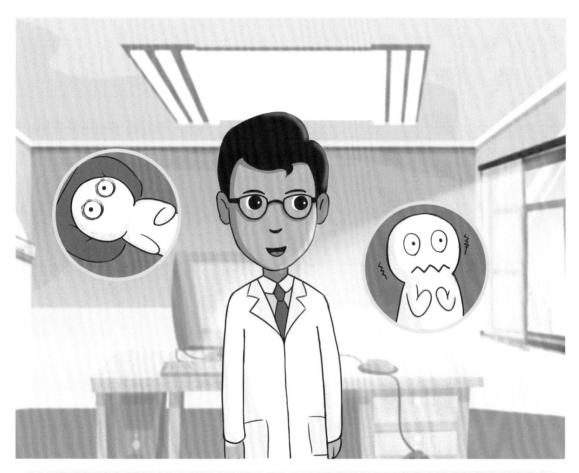

　　出现一些症状如失眠、伴有持续的紧张焦虑时，可能需要精神科药物的辅助治疗。但一定要先咨询医生哦！

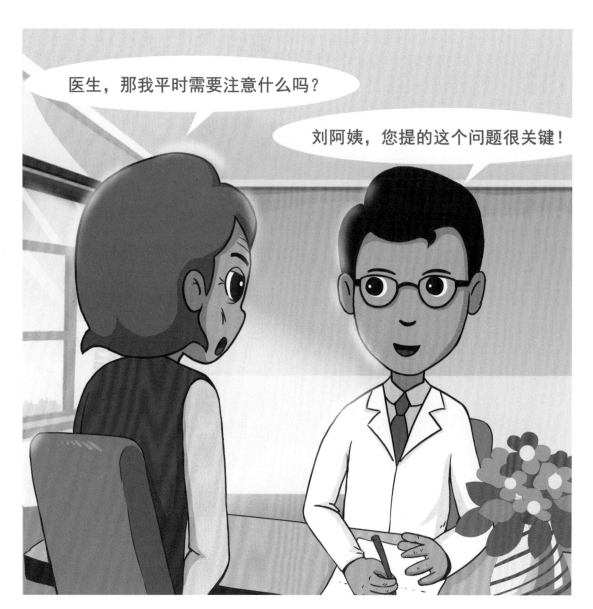

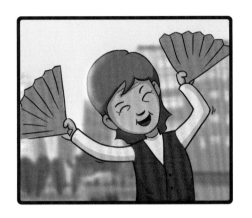

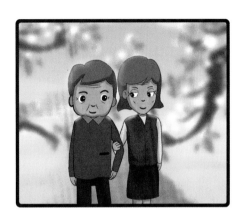

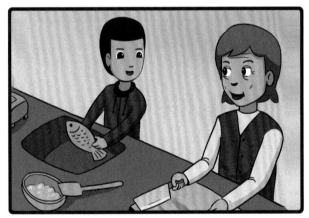

　　在疾病的康复过程中，患者本人的努力也非常重要。应试着顺其自然，接纳身体不适症状，及时倾诉，寻求支持。积极生活，尽快回到正常的社会生活中。

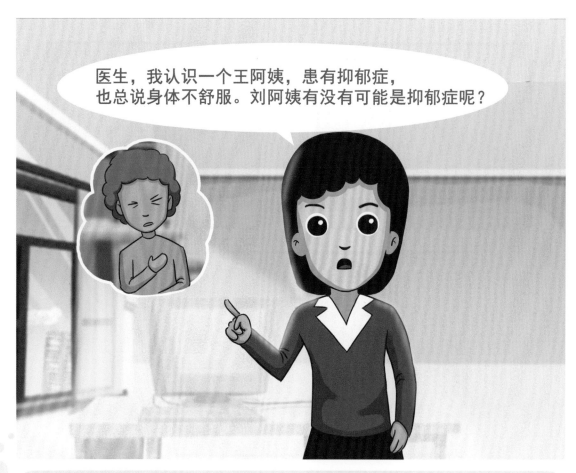

医生，我认识一个王阿姨，患有抑郁症，也总说身体不舒服。刘阿姨有没有可能是抑郁症呢？

虽然听医生解答了这么多，但我还有一个疑问，担心刘阿姨是不是得了抑郁症。

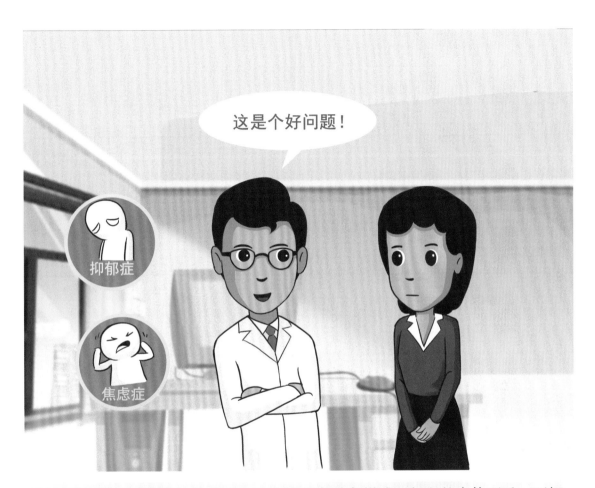

　　医生说，抑郁症、焦虑症，也会出现各种各样难以解释的身体不适。而躯体形式障碍最常伴发的精神疾病，就是抑郁症和焦虑症！

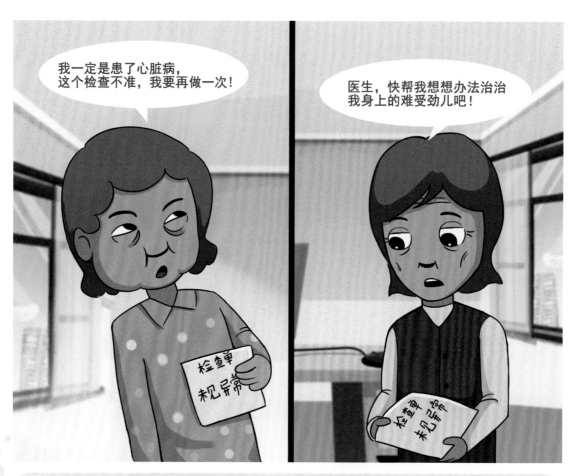

　　另外还有一种情况，疑病障碍，又叫疾病焦虑障碍。患者可能也存在一些躯体症状，反复地要求检查，但不同的是，疑病障碍患者坚定地确信自己患有某种疾病。

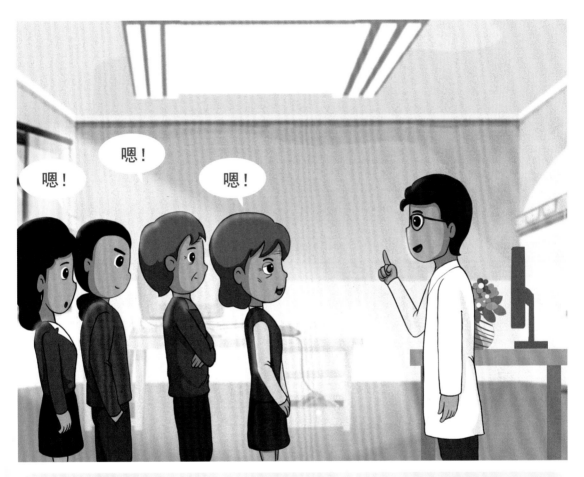

　　所以具体是什么问题，一定找专业的医生去评估、鉴别。因为不同的情况
治疗方案会不一样哦。

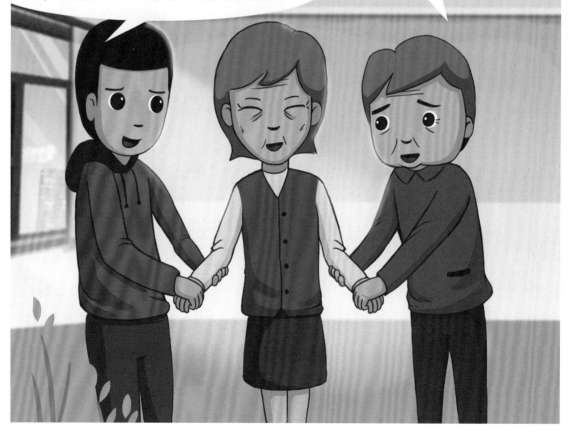

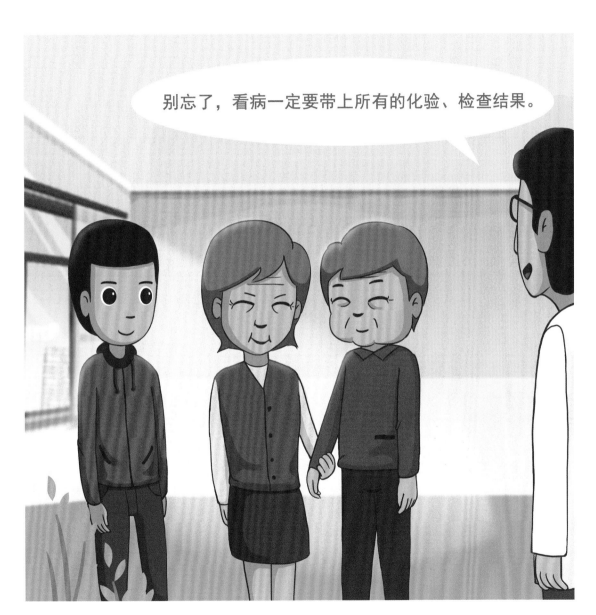

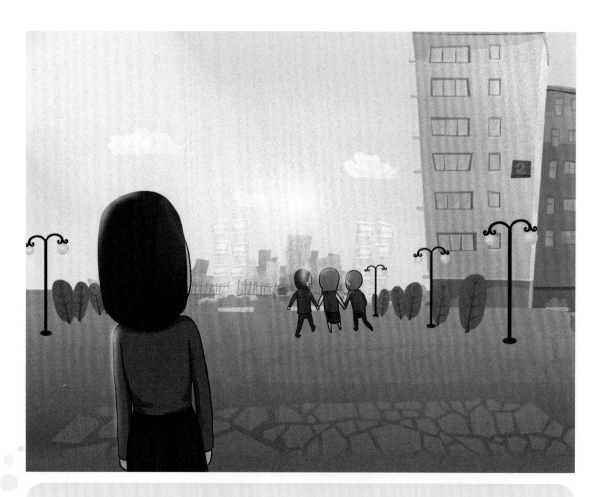

有了家人的支持、理解和鼓励，相信刘阿姨的病一定能尽快好起来！

附：躯体形式障碍小知识

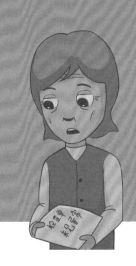

  躯体形式障碍，其核心特征是围绕躯体症状的思维、情绪反应及患病行为的异常。患者表现为多种多样、反复出现、时常变化的躯体不适症状，可涉及身体的任何系统或任意部位，但最常见的是胃肠道感觉，如打嗝、反酸、恶心等，以及异常的皮肤感觉，如刺痛、麻木感、酸痛等。就像漫画中的刘阿姨，患者总是觉得身上这儿也难受、那儿也难受，浑身说不出的"不得劲儿"。

  患者的躯体症状对其造成明显痛苦，并干扰其正常生活，患者对自己的身体健康和躯体症状存在持续高水平的焦虑，投入过多的时间和精力。总是对自己的健康不放心，"一有风吹草动"就可能着急上医院检查。

  一般患者在精神科就诊前，症状往往已经存在数年。患者辗转在各个医院、不同科室，进行了许多检查，甚至同样的检查做了好几次，但检查结果几乎都是"没问题"。有些患者会使用一些对症的药物，如助消化的药物、止疼的药物，但并不能有效缓解身体难受的感觉。对于检查的"阴性结果"与患者身体难受之间的矛盾，很多亲属可能并不能理解，觉得患者是"想多了""装病"等。

  同大多数的精神科疾病一样，躯体形式障碍的病因仍在研究中，可能是生理因素、人格基础、社会及家庭因素的综合作用结果。心理治疗是躯体形式障碍的治疗手段之一，其中认知行为治疗通过调整患者的认知，减少患者躯体症状的频率和强度，改善患者的社会功能。对于一些伴有焦虑、抑郁的患者，可能需要使用药物进行治疗，这需要专业医生的评估与判断。

此外还有一种情况叫做疑病障碍，又叫疾病焦虑障碍，患者专注于自己患有某种严重的疾病。患者可能没有躯体症状，即使有躯体症状其程度也是轻微的，反复多次的检查为了"印证"自己患病的想法。如何区分这两种疾病，需要专业的医生进行鉴别。

对于患者本人来说，在疾病的康复过程中，应试着顺其自然，及时倾诉，寻找支持，积极生活，尽快回到正常的社会生活中。对于家属来说，要理解和支持患者，但注意不要强化其反复检查就医的行为。

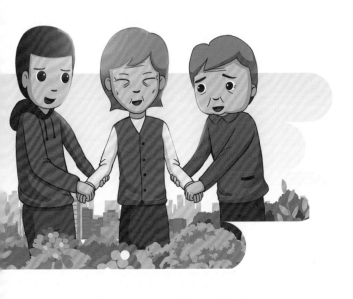

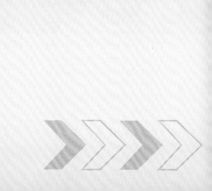

THE END

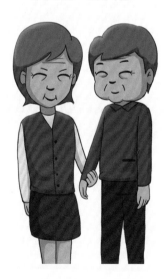

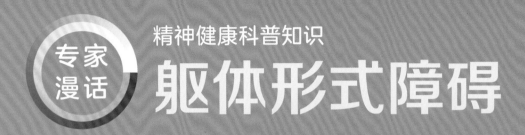

专家漫话

精神健康科普知识

躯体形式障碍

扫码看视频，
学习更多躯体形式障碍知识

扫码观看
精神心理健康公益宣传片

扫码关注公众号，
获取更多精神心理健康知识

52检

专家漫话

精神健康科普知识

强迫症

主　编　马宁　陆林

分册主编　廖金敏

指导单位　国家卫生健康委员会疾病预防控制局

编写单位　北京大学第六医院

　　　　　国家精神卫生项目办公室

　　　　　中国疾病预防控制中心精神卫生中心

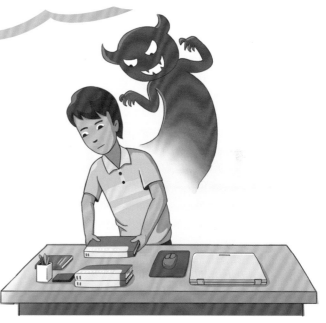

人民卫生出版社

·北京·

图书在版编目（CIP）数据

专家漫话精神健康科普知识/马宁，陆林主编．——
北京：人民卫生出版社，2020.9（2023.5重印）

ISBN 978-7-117-30579-2

I.①专⋯ Ⅱ.①马⋯②陆⋯ Ⅲ.①精神卫生－普
及读物 Ⅳ.①R749-49

中国版本图书馆 CIP 数据核字（2020）第 183579 号

人卫智网	www.ipmph.com	医学教育、学术、考试、健康，
		购书智慧智能综合服务平台
人卫官网	www.pmph.com	人卫官方资讯发布平台

专家漫话精神健康科普知识
Zhuanjia Manhua Jingshenjiankang Kepuzhishi

主　　编：马　宁　陆　林
出版发行：人民卫生出版社（中继线 010-59780011）
地　　址：北京市朝阳区潘家园南里 19 号
邮　　编：100021
E - mail：pmph @ pmph.com
购书热线：010-59787592　010-59787584　010-65264830
印　　刷：北京盛通印刷股份有限公司
经　　销：新华书店
开　　本：787×1092　1/20　　总印张：28⅛
总 字 数：474 千字
版　　次：2020 年 9 月第 1 版
印　　次：2023 年 5 月第 7 次印刷
标准书号：ISBN 978-7-117-30579-2
定价（共 13 册）：286.00 元

打击盗版举报电话：010-59787491　E-mail：WQ @ pmph.com
质量问题联系电话：010-59787234　E-mail：zhiliang @ pmph.com

《专家漫话精神健康科普知识》
编写委员会

指导单位：　国家卫生健康委员会疾病预防控制局

编写单位：　北京大学第六医院

国家精神卫生项目办公室

中国疾病预防控制中心精神卫生中心

主　　编：　马　宁　陆　林

副主编：　赵梦婕　李　茜

编　　委（以姓氏笔画为序）：

王　慧　孔庆梅　司天梅　刘　琦　闫　俊　孙　伟

孙洪强　孙新宇　杨　磊　邱宇甲　张鸿燕　姜思思

黄　剑　曹庆久　程　章　蒲城城　廖金敏

美术设计：　钱洪涛　徐英姬　王　琨　宋　健

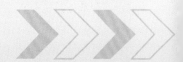

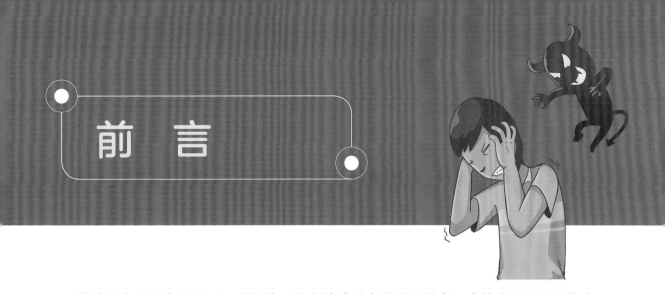

前　言

　　精神健康是健康的重要组成部分，没有精神健康就没有健康。当前我国社会经济高速发展，人们普遍感觉生活节奏快、工作压力大，抑郁、焦虑等精神心理问题的发生有上升趋势。根据 2019 年发表的全国精神障碍流行病学调查结果，我国 18 岁以上人口各种精神障碍终生患病率为 16.57%。据此估算，我国大概有 2.3 亿人罹患各种精神障碍，6 个人中就有 1 个人至少患有一种精神障碍。

　　数字触目惊心，提醒着我们精神障碍并不遥远，我们每个人都有可能在人生的某个阶段遇到精神问题的困扰。但当前公众对精神障碍的了解和认识还普遍不足，对病因和主要表现不了解，对求诊和治疗原则不了解，甚至认为这些不是病，是个人的意志不坚强，毅力不坚韧，吃饱穿暖无病呻吟，这些无知、偏见和歧视给患者——可能是亲朋好友也可能是自己——都带来了极大的心理压力，会延误及时求治，给个体带来更多的痛苦，影响其社会功能。

　　为了提高大众对精神健康的重视，加强对精神障碍的了解，北京大学第六医院组织医院青年医生和知名专家组成专业团队，采用漫画这种新颖的形式撰写了《专家漫话精神健康科普知识》，包括精神科 13 种最常见的成人、儿童和老年精神障碍，分别是抑郁症、双相情感障碍、失眠障碍、焦虑障碍、精神分裂症、强迫症、孤独症、多动症、老

● ● ● **强迫症**　5

年痴呆、进食障碍、酒精依赖、躯体形式障碍、抽动障碍。每册漫画均从典型案例入手，详解每种疾病的主要临床表现、治疗、病因等，内容科学准确，通俗易懂，可读性强，最后的小知识还对疾病的康复、照料或自我调适要点等进行了补充总结归纳。同时，漫画的每一册都配有相应的动画版，时长约5分钟，扫一扫后附二维码即可免费观看。

本书可以作为精神卫生知识的科普读物，帮助普通公众了解相关知识，也可以作为精神卫生工作人员，尤其是基层精神卫生防治人员日常工作中的医患沟通和教育工具书。首次采用漫画和视频结合形式对精神科主要常见疾病进行科普，难免有不足之处，恳请广大读者批评指正。

感谢所有参与编写的医生，在主题选择、脚本撰写、审片修改等工作中做出的贡献，为确保内容既要丰富全面又要生动通俗，医生们在脚本撰写过程中进行了多次修改和提炼，审片时更是一幅一幅反复检查，严谨求实。特别感谢美术设计团队，跟编写医生们反复沟通确认，学习了解专业知识，在漫画人物设计中充分发挥想象力，精益求精。

精神健康是健康的二分之一，已经有越来越多的人认识到了精神健康的重要性。期待大家都能有意识的主动学习相关科普知识，积极维护自身精神健康，也关爱帮助周围人。我们每一个人都是自己精神健康的第一责任人。

北京大学第六医院

马宁　陆林

2020年9月

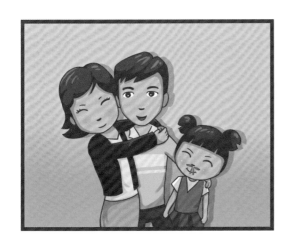
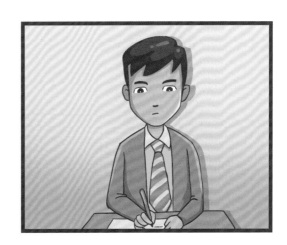
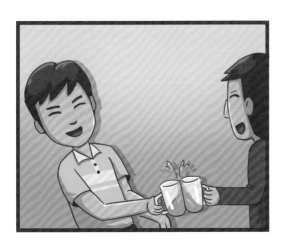
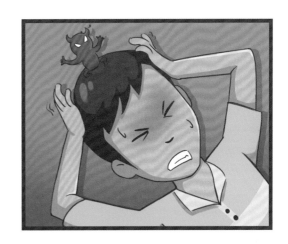

　　小欧今年 30 岁，同事们都说他家庭幸福、工作顺利，但是他的内心其实非常纠结和痛苦。

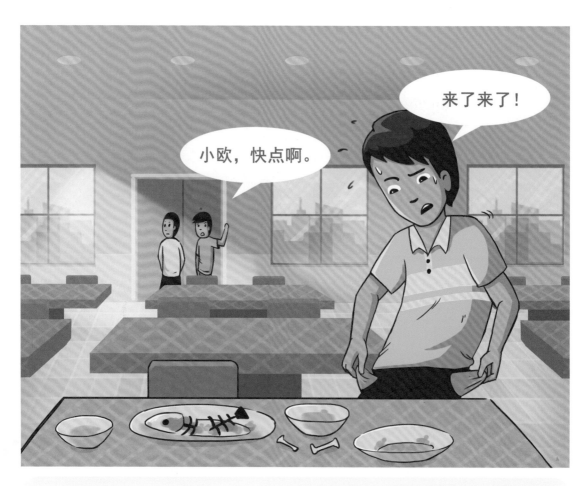

　　他总是怀疑自己的东西会丢，担心丢了就会有巨大的危险发生，他必须反复检查和确认，才能缓解担心。

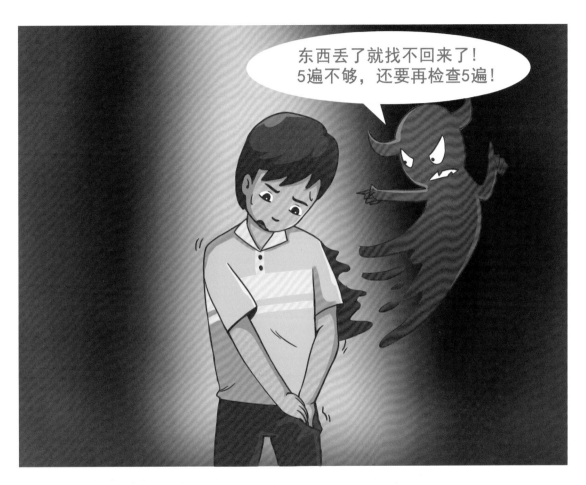

　　每次陷入这样的情景中，他的内心仿佛出现了一个怪兽，他必须听这个怪兽的话，按照它的吩咐去行动，如果拒绝，他就会陷入"万劫不复"。慢慢地，怪兽变得越来越贪得无厌，小欧只有不停地作出让步。

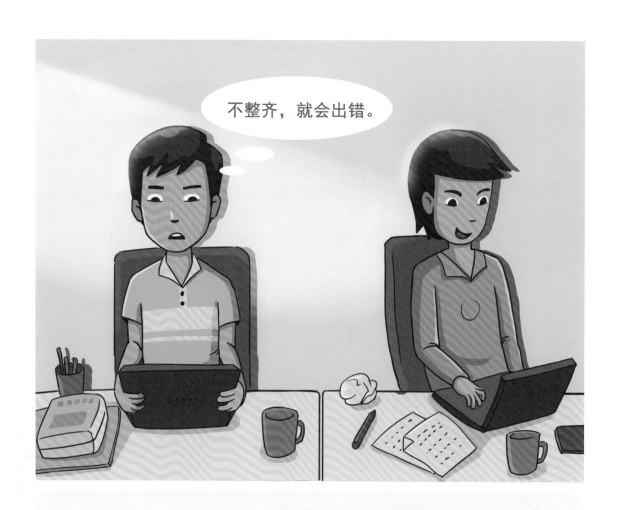

在小欧看来，秩序和精准是必须的。

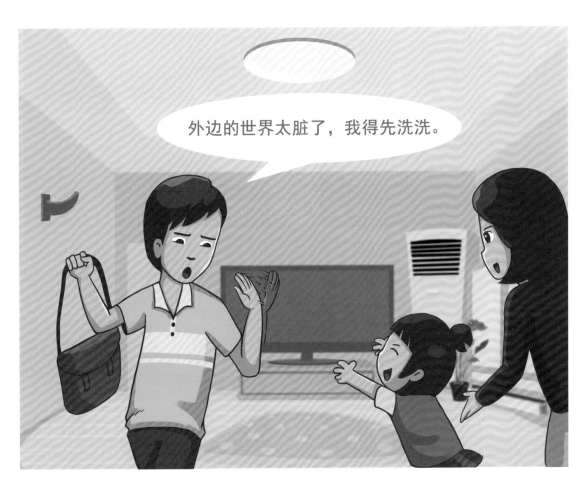

　　回家时，小欧也异常苦恼，他总怀疑自己会把外面的细菌带回家，让自己和家人染上重病。

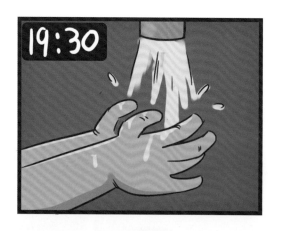
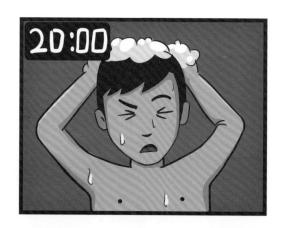
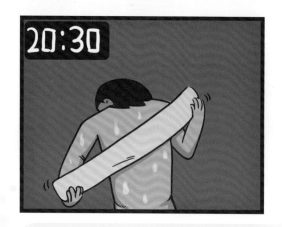
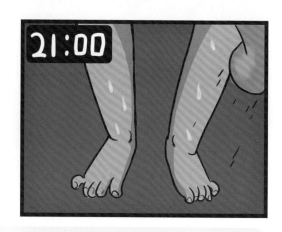

　　回家后，小欧做的第一件事情就是清洁。从头到脚、由内到外，洗手洗头洗澡，反反复复。时间如流水，一分一秒，哗哗逝去。

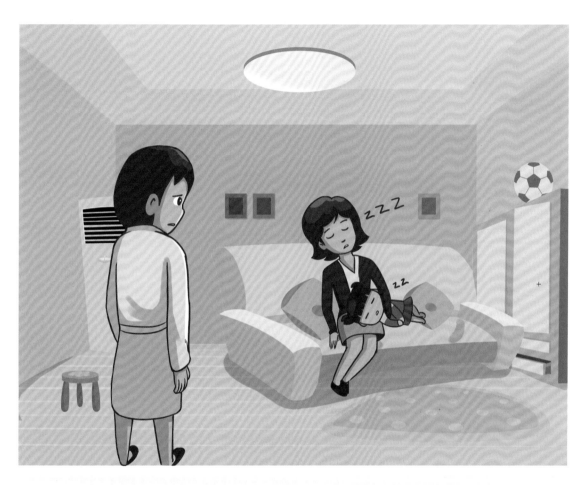

　　等他洗舒服了，换成家里穿的衣服，心里才踏实，而他却错过了一天中与家人相处的宝贵时间。

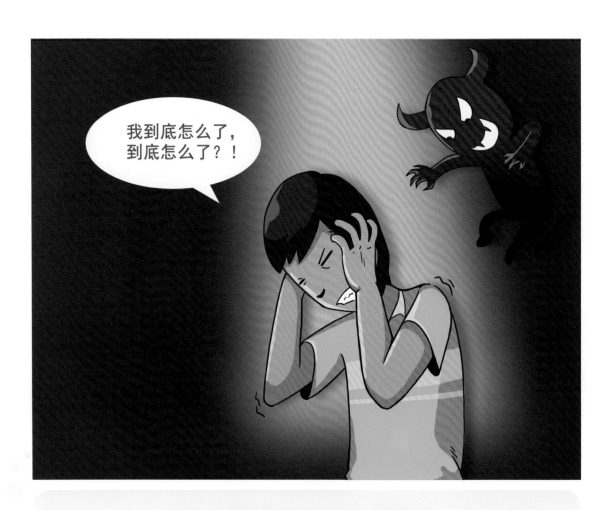

小欧觉得痛苦不堪，却又无法摆脱。

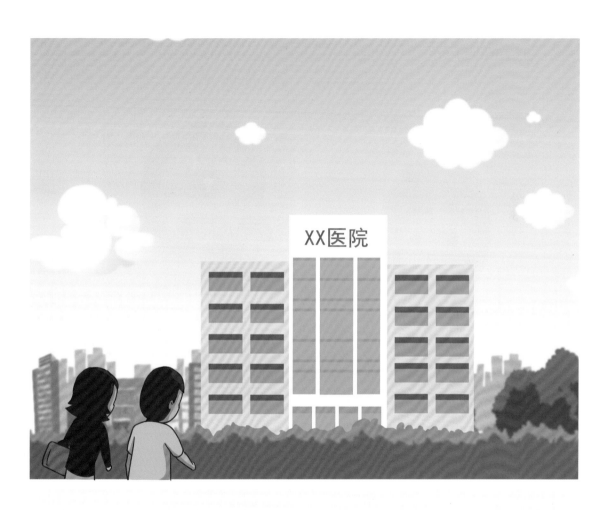

终于，他再也无法忍受，去咨询了医生。

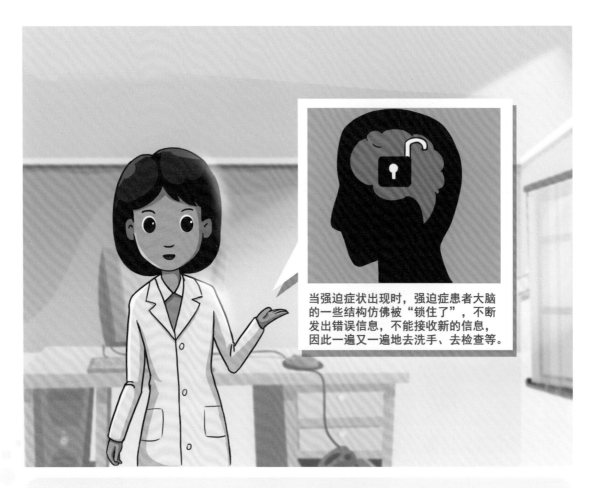

当强迫症状出现时，强迫症患者大脑的一些结构仿佛被"锁住了"，不断发出错误信息，不能接收新的信息，因此一遍又一遍地去洗手、去检查等。

　　医生告诉小欧，他是患了强迫症，这是精神科的一种慢性疾病，表现为反复、持久出现的强迫思维或者强迫行为。

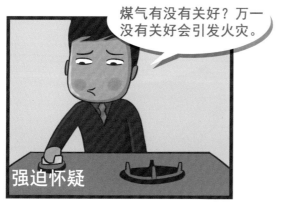

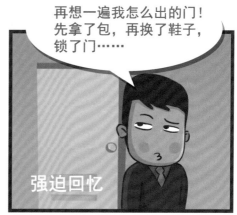

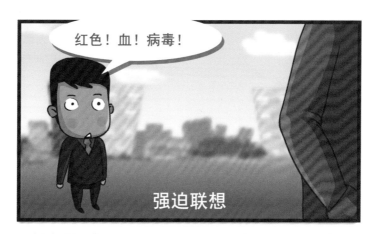

医生说，强迫思维是反复的、持续的、侵入性的想法、冲动或者画面等。

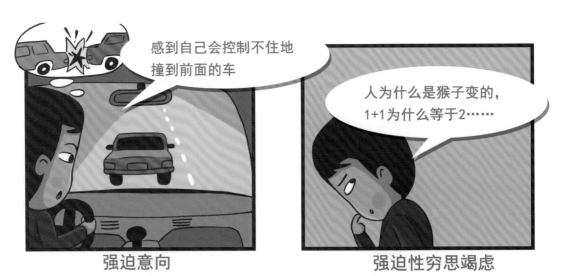

强迫意向

强迫性穷思竭虑

强迫性对立思维

　　患者往往认识到这些是没有必要的，想摆脱但却难以摆脱，会有明显的焦虑和精神痛苦感。

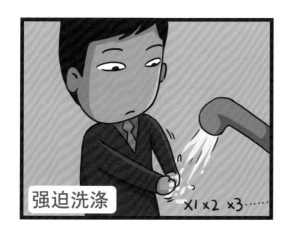

强迫洗涤

×1 ×2 ×3……

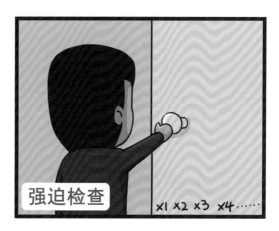

强迫检查

×1 ×2 ×3 ×4……

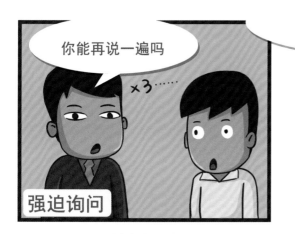

你能再说一遍吗

×3……

强迫询问

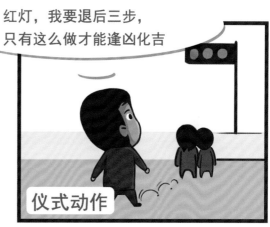

红灯，我要退后三步，只有这么做才能逢凶化吉

仪式动作

　　强迫行为则表现为能被观察到的重复行为，比如强迫洗涤、检查、询问、仪式动作等。

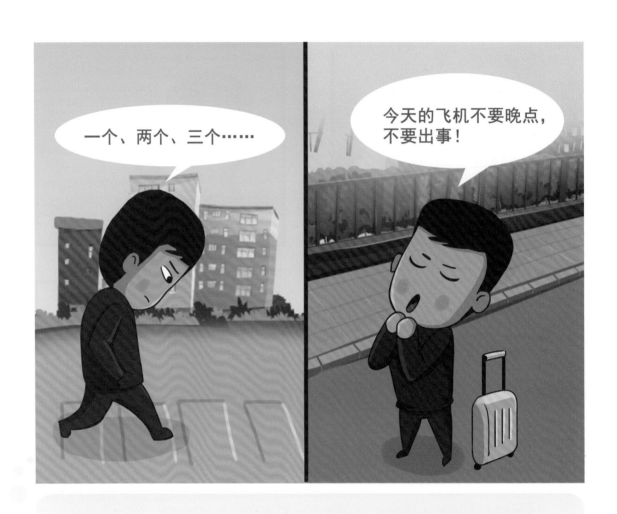

强迫行为也可以是某些隐匿的重复心理活动，比如强迫计数、祈祷等。

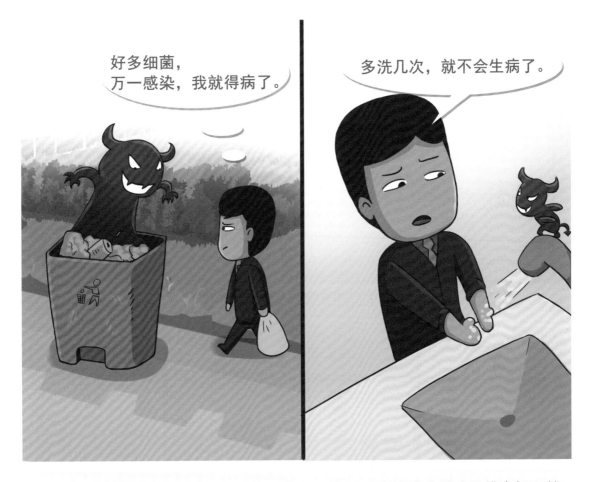

　　强迫行为往往跟强迫思维密切相关，是为了预防或减少强迫思维中担心的可怕事情发生，例如碰到脏东西，担心感染疾病而出现的强迫洗涤行为。

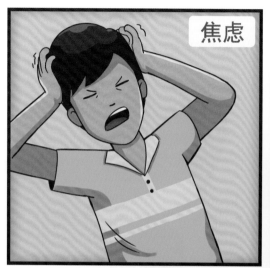

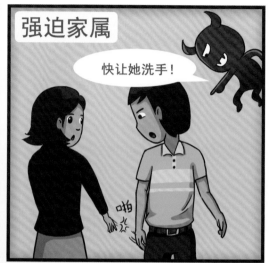

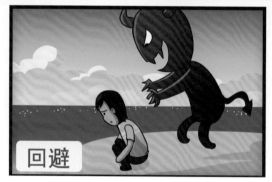

　　此外，除了强迫症状，强迫症患者还常常存在焦虑、回避、强迫家属等其他症状。

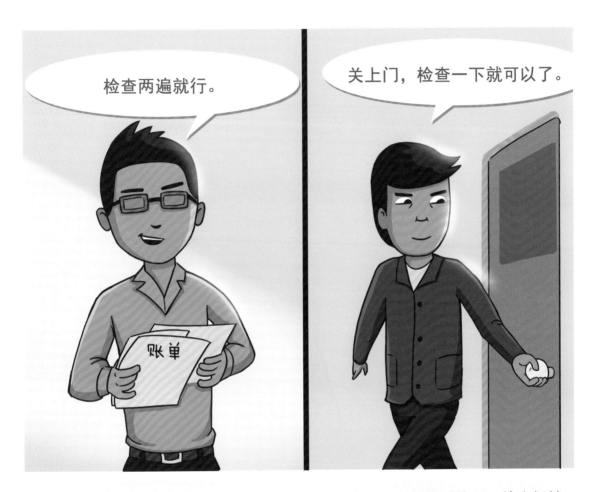

医生说到，其实正常人也会出现一些强迫表现，比如核对账目、检查门锁等，但表现轻，时间短，不觉得痛苦，不影响生活，这并不是强迫症。

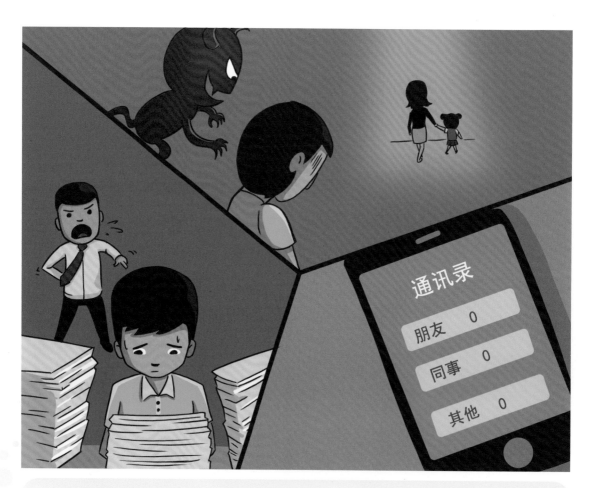

　　强迫症患者的症状更加频繁、强烈和持久，他们也承受着更巨大的痛苦，疾病可能使他们与家人的关系日益紧张，逐渐无法完成学习和工作，越来越回避外出活动和人际交往。

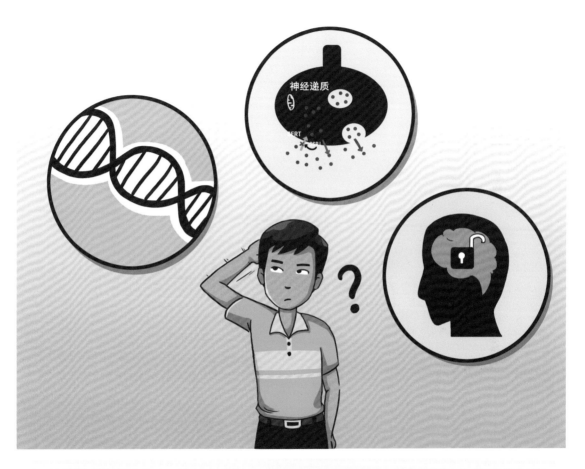

　　小欧不明白自己为什么会得这个病，医生解释说，强迫症的病因比较复杂，遗传的易感性、神经递质的失调、脑结构和功能的异常等均可能是致病因素。

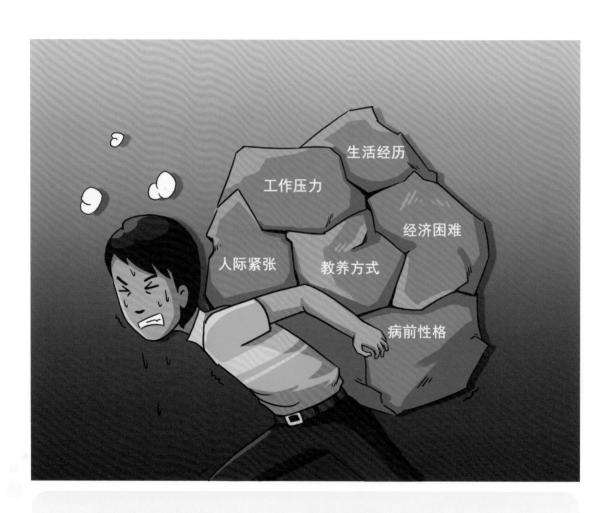

除了上述生物学因素，社会心理因素也参与了强迫症的形成。

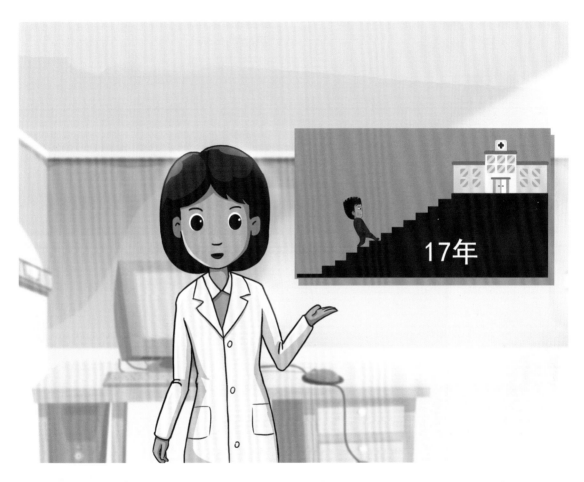

17年

　　小欧觉得自己很不幸，为什么是自己得了这个病。医生告诉他，强迫症的患病率不低的，100 个人当中就有 2~3 个人患病。但是只有 1/3 的患者寻求了医学的帮助，而且患者从出现症状到被确诊平均要经历 17 年之久。

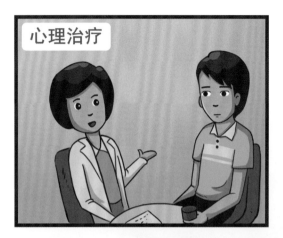

心理治疗

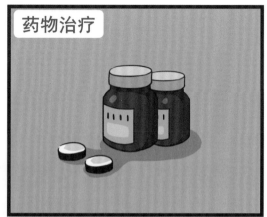

药物治疗

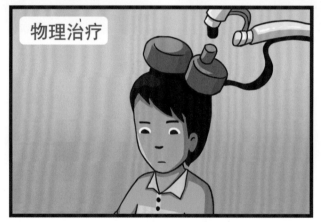

物理治疗

医生告诉小欧不要气馁，强迫症是可以治疗的！

目前主要的治疗手段包括心理治疗、药物治疗、物理治疗或上述方法的联合治疗。

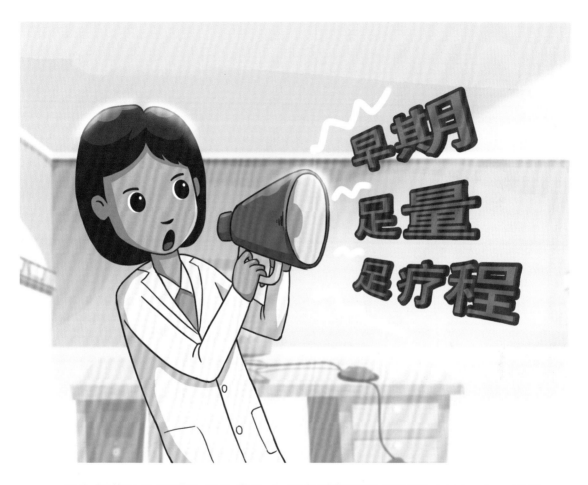

　　首先推荐的治疗药物是选择性5-羟色胺再摄取抑制剂（SSRIs），尽早、足量、足疗程治疗是关键。

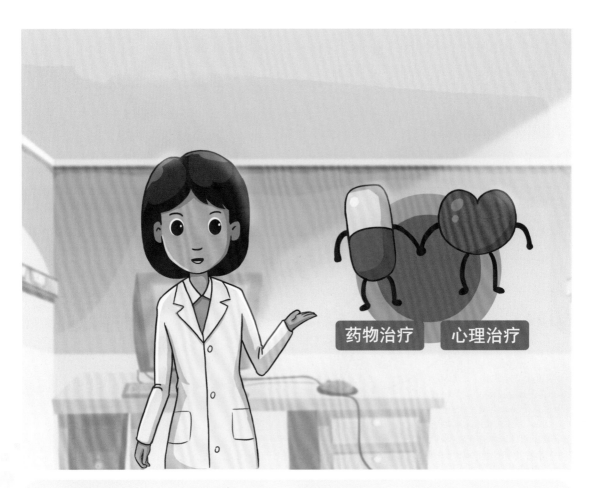

药物治疗　心理治疗

　　药物治疗结合心理治疗效果更好，两者相辅相成，治疗过程中需要分阶段有侧重的进行。

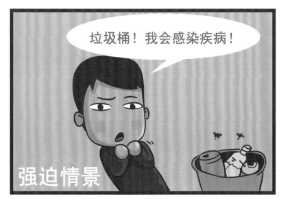

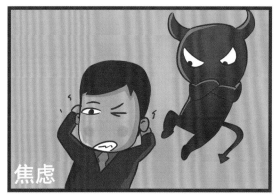

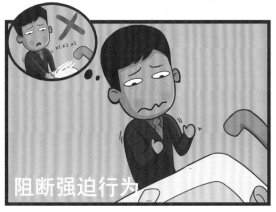

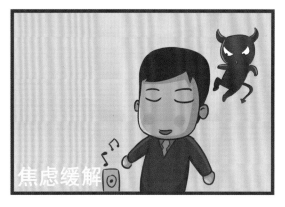

　　强迫症常见的心理治疗是结合暴露 - 反应预防的认知行为治疗，该治疗鼓励患者主动暴露于引起强迫症状的情境中，而不进行强迫行为，逐渐学会和焦虑相处，通过反复练习最终实现症状缓解。

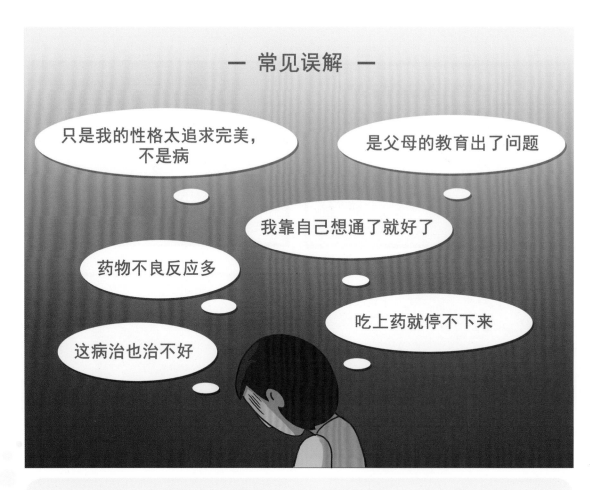

医生提到，很多强迫症患者都会出现一些就诊误区，而这样的误解可能会影响患者的及时求医和规范治疗，导致患者不能很好地康复。

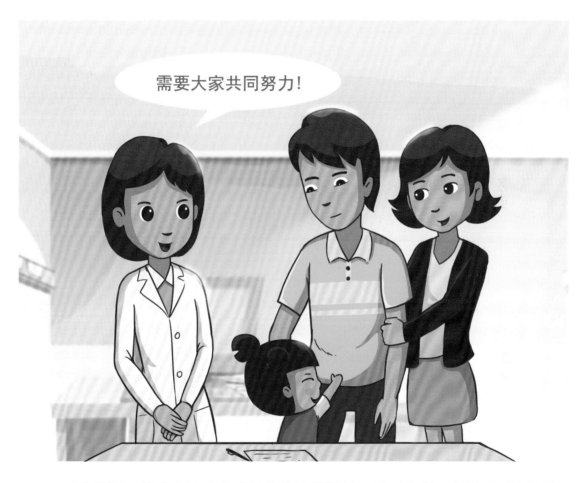

　　医生强调，强迫症的治疗过程往往比较漫长，需要患者、家属对医生的信任和配合，共同努力来面对疾病。

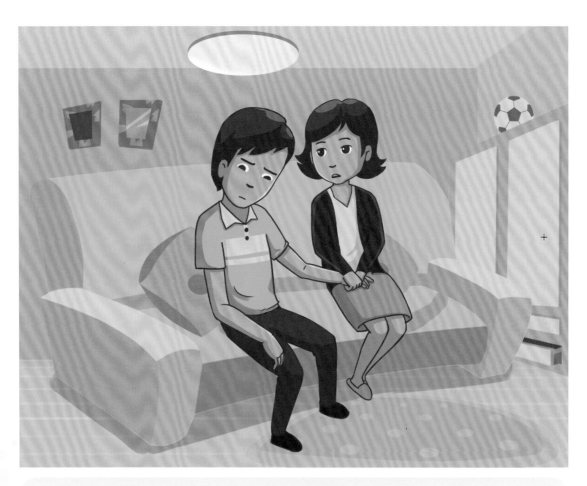

　　医生还叮嘱小欧妻子，作为家属，要慢慢了解强迫症，对小欧尽量不要说教和指责，尽可能理解他的痛苦，鼓励他坚持治疗，肯定他取得的进步，帮助他去丰富生活。

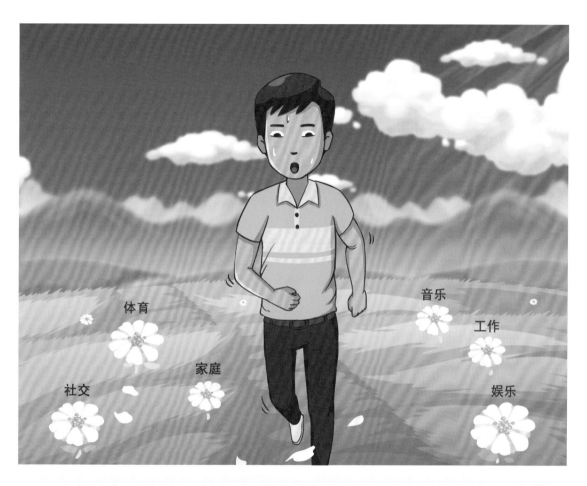

　　坚持治疗至关重要，但也不要等病治好了才投入生活。在治疗的过程中就要积极发现生活，丰富充实生活，在社交、娱乐、体育和各种文化活动中体验生活的乐趣。

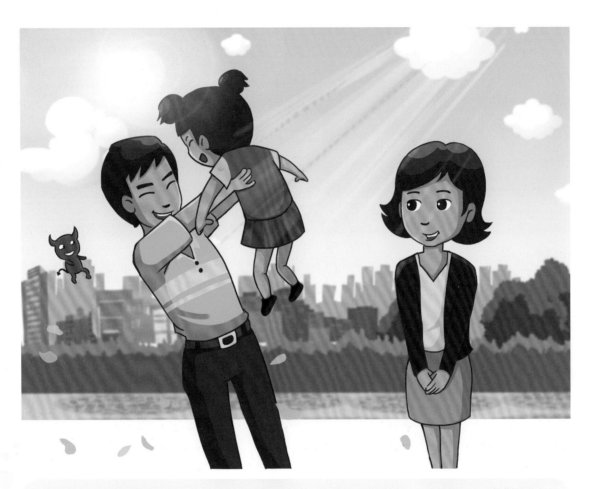

　　经过系统规范的治疗，小欧的病情得到明显的缓解，虽然还残存一些强迫症状，但并不影响生活。对于小欧来说，更重要的是他已经学会和症状共处，认识到强迫症并不可怕！

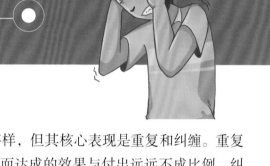

附：**强迫症**小知识

1. 强迫症的识别　强迫症的表现非常复杂多样，但其核心表现是重复和纠缠。重复是指患者花费大量时间和精力反复做一件事情，而达成的效果与付出远远不成比例。纠缠是指同一个想法或念头在脑子不断出现，患者明知过分或者毫无必要，却挥之不去。

2. 强迫症治疗的选择　强迫症常见的治疗包括心理治疗和药物治疗，一般建议两者结合治疗，不同治疗阶段有所侧重。药物治疗帮助患者更快地调节神经递质，修复大脑结构和功能，改善强迫症状和减轻痛苦。心理治疗帮助患者认识和学会应对强迫，学会改善思维、管理情绪及采取有效行为面对生活，并进一步整合力量、完善人格。

3. 强迫症的心理治疗　基于暴露与反应预防治疗的认知行为治疗是强迫症推荐的心理治疗之一。该治疗是在治疗师的指导下，鼓励患者主动地、重复并长时间地暴露于引起强迫性焦虑的情景中，并且不进行强迫行为，根据暴露的难易程度，循序渐进地练习，患者逐渐体验到即使不去做强迫行为，焦虑也将会减退，灾难也不会发生。暴露练习是一个痛苦又辛苦的过程，需要患者投入努力、勇气和坚持。

4. 强迫症的药物治疗　生物学因素在强迫症的起病过程中是病因之一，药物治疗能明显改善强迫症状。治疗强迫症的常用一线药物为选择性5-羟色胺再摄取抑制剂（SSRI），如舍曲林、氟西汀、氟伏沙明及帕罗西汀等。药物初步起效至少需要4~6周，判定一个药物是否有效通常需要 8~12 周，所以患者不要过早地停药。同时，在治疗剂量范围内，较高的剂量可带来更高的有效率。如果一种药物对强迫症患者有效，患者应当维持该药物至少 1~2 年，如果要停药，推荐在医嘱下缓慢逐渐减量至停药。

5. 强迫症患者的康复　强迫症是一个慢性疾病，不要等疾病治好了才投入生活。知道很多康复的经验并不等于体验到，如同学习游泳，光靠理论指导很难学会，只有真正到了水里，不断地去尝试，才能真正学会游泳。生活是强迫症患者康复的良药，在日积月累的生活中不断实践、不断体验，逐步建立新的生活模式，逐步完善人格，疾病慢慢会走向康复。

6. 强迫症的家属如何做　强迫症患者常常要求家庭成员参与到强迫行为中（比如增加洗涤物品的次数），或者要求他们帮助自己回避某些情景或者物品（如帮着怕脏的患者开门），这种现象称为家庭顺应。家庭顺应不仅增加照料者负担，还会加重患者的强迫症状。家属要有意识地逐渐减少这样的行为，使患者暴露在引发焦虑的情景中，让他们逐步学会处理焦虑，减轻强迫症状。

THE END

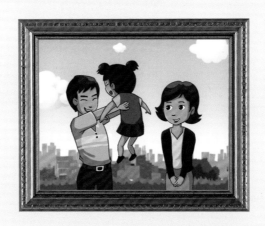

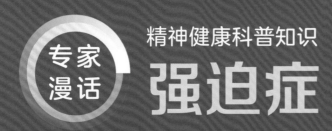

精神健康科普知识

强迫症

专家漫话

扫码看视频，
学习更多强迫症知识

扫码观看
精神心理健康公益宣传片

扫码关注公众号，
获取更多精神心理健康知识

52检

专家漫话

精神健康科普知识

进食障碍

主　　编　马　宁　陆　林

分册主编　杨　磊

指导单位　国家卫生健康委员会疾病预防控制局

编写单位　北京大学第六医院

国家精神卫生项目办公室

中国疾病预防控制中心精神卫生中心

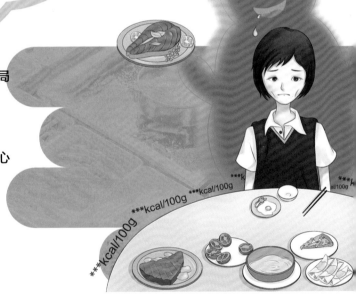

人民卫生出版社

·北京·

图书在版编目（CIP）数据

专家漫话精神健康科普知识/马宁，陆林主编．——

北京：人民卫生出版社，2020.9（2023.5重印）

ISBN 978-7-117-30579-2

Ⅰ.①专…　Ⅱ.①马…②陆…　Ⅲ.①精神卫生－普

及读物　Ⅳ.①R749-49

中国版本图书馆 CIP 数据核字（2020）第 183579 号

人卫智网	**www.ipmph.com**	医学教育、学术、考试、健康，
		购书智慧智能综合服务平台
人卫官网	**www.pmph.com**	人卫官方资讯发布平台

专家漫话精神健康科普知识

Zhuanjia Manhua Jingshenjiankang Kepuzhishi

主　　编： 马　宁　陆　林

出版发行： 人民卫生出版社（中继线 010-59780011）

地　　址： 北京市朝阳区潘家园南里 19 号

邮　　编： 100021

E - mail： pmph @ pmph.com

购书热线： 010-59787592　010-59787584　010-65264830

印　　刷： 北京盛通印刷股份有限公司

经　　销： 新华书店

开　　本： 787 × 1092　1/20　**总印张：** 28⅕

总 字 数： 474 千字

版　　次： 2020 年 9 月第 1 版

印　　次： 2023 年 5 月第 7 次印刷

标准书号： ISBN 978-7-117-30579-2

定价（共 13 册）： 286.00 元

打击盗版举报电话： 010-59787491　**E-mail：** WQ @ pmph.com

质量问题联系电话： 010-59787234　**E-mail：** zhiliang @ pmph.com

《专家漫话精神健康科普知识》
编写委员会

指导单位： 国家卫生健康委员会疾病预防控制局

编写单位： 北京大学第六医院
国家精神卫生项目办公室
中国疾病预防控制中心精神卫生中心

主　　编： 马　宁　陆　林

副 主 编： 赵梦婕　李　茜

编　　委 （以姓氏笔画为序）：

王　慧　孔庆梅　司天梅　刘　琦　闫　俊　孙　伟

孙洪强　孙新宇　杨　磊　邱宇甲　张鸿燕　姜思思

黄　剑　曹庆久　程　章　蒲城城　廖金敏

美术设计： 钱洪涛　徐英姬　王　琨　宋　健

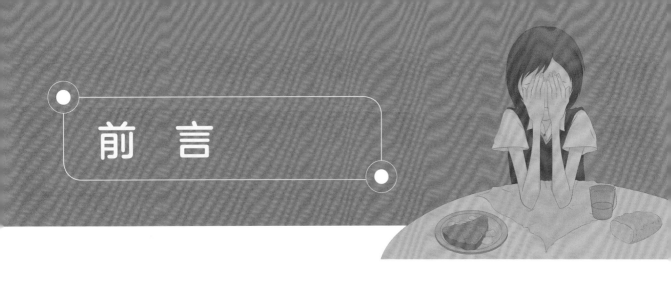

前　言

　　精神健康是健康的重要组成部分，没有精神健康就没有健康。当前我国社会经济高速发展，人们普遍感觉生活节奏快、工作压力大，抑郁、焦虑等精神心理问题的发生有上升趋势。根据 2019 年发表的全国精神障碍流行病学调查结果，我国 18 岁以上人口各种精神障碍终生患病率为 16.57%。据此估算，我国大概有 2.3 亿人罹患各种精神障碍，6 个人中就有 1 个人至少患有一种精神障碍。

　　数字触目惊心，提醒着我们精神障碍并不遥远，我们每个人都有可能在人生的某个阶段遇到精神问题的困扰。但当前公众对精神障碍的了解和认识还普遍不足，对病因和主要表现不了解，对求诊和治疗原则不了解，甚至认为这些不是病，是个人的意志不坚强，毅力不坚韧，吃饱穿暖无病呻吟，这些无知、偏见和歧视给患者——可能是亲朋好友也可能是自己——都带来了极大的心理压力，会延误及时求治，给个体带来更多的痛苦，影响其社会功能。

　　为了提高大众对精神健康的重视，加强对精神障碍的了解，北京大学第六医院组织医院青年医生和知名专家组成专业团队，采用漫画这种新颖的形式撰写了《专家漫话精神健康科普知识》，包括精神科 13 种最常见的成人、儿童和老年精神障碍，分别是抑郁症、双相情感障碍、失眠障碍、焦虑障碍、精神分裂症、强迫症、孤独症、多动症、老

年痴呆、进食障碍、酒精依赖、躯体形式障碍、抽动障碍。每册漫画均从典型案例入手，详解每种疾病的主要临床表现、治疗、病因等，内容科学准确，通俗易懂，可读性强，最后的小知识还对疾病的康复、照料或自我调适要点等进行了补充总结归纳。同时，漫画的每一册都配有相应的动画版，时长约5分钟，扫一扫后附二维码即可免费观看。

本书可以作为精神卫生知识的科普读物，帮助普通公众了解相关知识，也可以作为精神卫生工作人员，尤其是基层精神卫生防治人员日常工作中的医患沟通和教育工具书。首次采用漫画和视频结合形式对精神科主要常见疾病进行科普，难免有不足之处，恳请广大读者批评指正。

感谢所有参与编写的医生，在主题选择、脚本撰写、审片修改等工作中做出的贡献，为确保内容既要丰富全面又要生动通俗，医生们在脚本撰写过程中进行了多次修改和提炼，审片时更是一幅一幅反复检查，严谨求实。特别感谢美术设计团队，跟编写医生们反复沟通确认，学习了解专业知识，在漫画人物设计中充分发挥想象力，精益求精。

精神健康是健康的二分之一，已经有越来越多的人认识到了精神健康的重要性。期待大家都能有意识的主动学习相关科普知识，积极维护自身精神健康，也关爱帮助周围人。我们每一个人都是自己精神健康的第一责任人。

北京大学第六医院

马宁　陆林

2020年9月

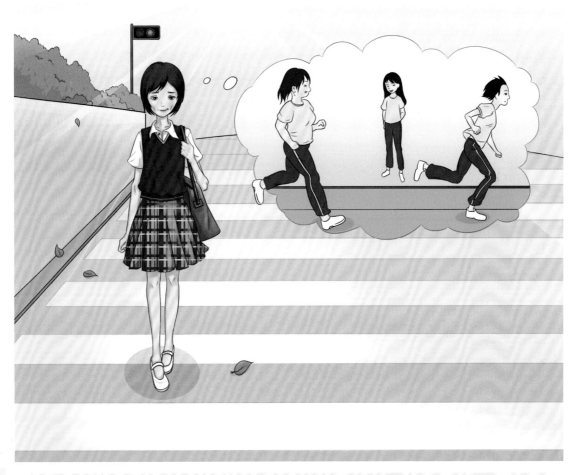

我是小丽，大家都说我现在很瘦，太瘦了。但其实，我以前是个胖子……
因为肥胖，我一直被周围人嘲笑。

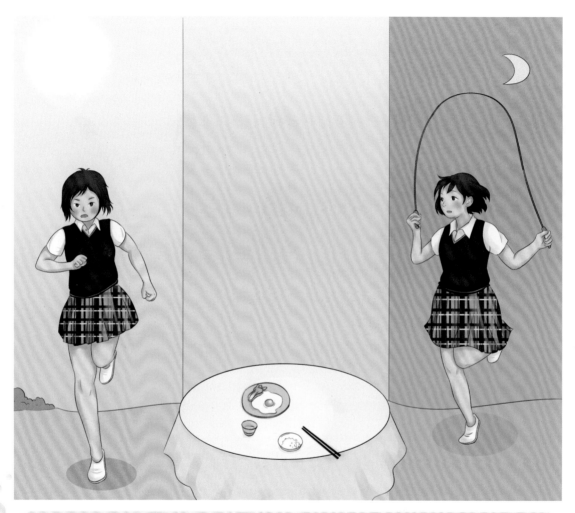

初中毕业的那个暑假我开始减肥，每顿饭只吃一点点，远离一切会发胖的食物。

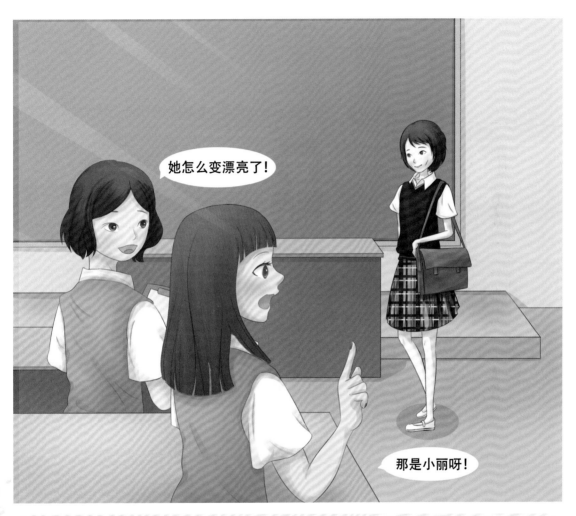

　　当我瘦下来的时候，别人投来的都是羡慕的目光，同学们都说我变漂亮了。我自己也非常开心。

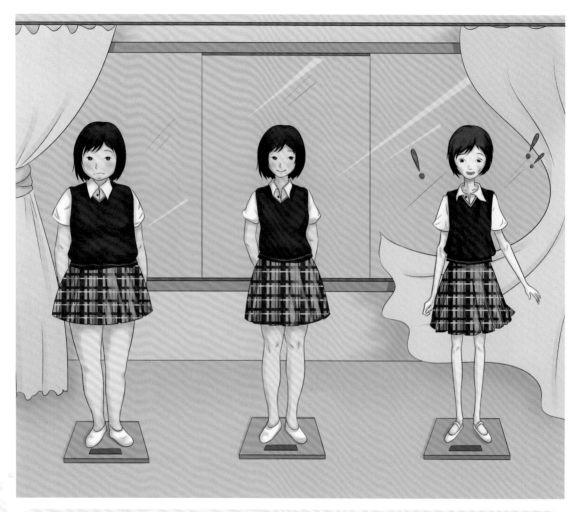

　　本来，我想减到 90 斤就可以了，但发现"根本刹不住车了"，我就想让体重秤上的数字一直下降……

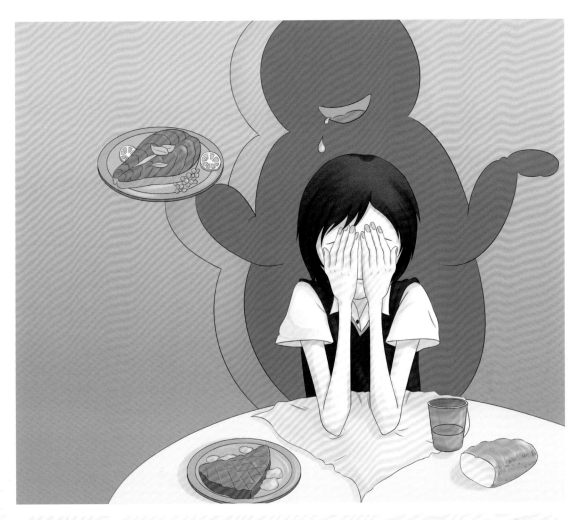

　　我不敢吃东西，一想到吃了东西就又回到原来胖胖的样子，我就感觉很恐惧。

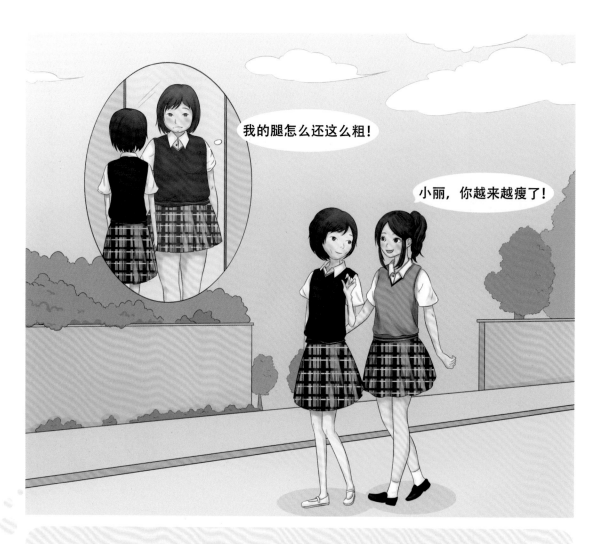

他们都说我越来越瘦，可我还是感觉我的脸很大、腿很粗……

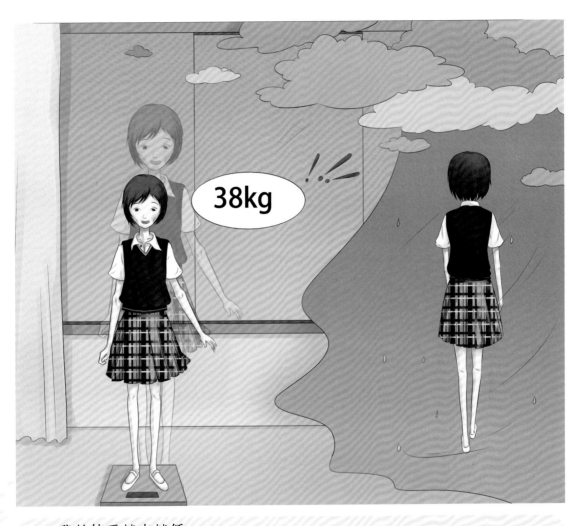

我的体重越来越低……
然后，月经也不来了。我整个人变得阴郁起来，不再和朋友来往。

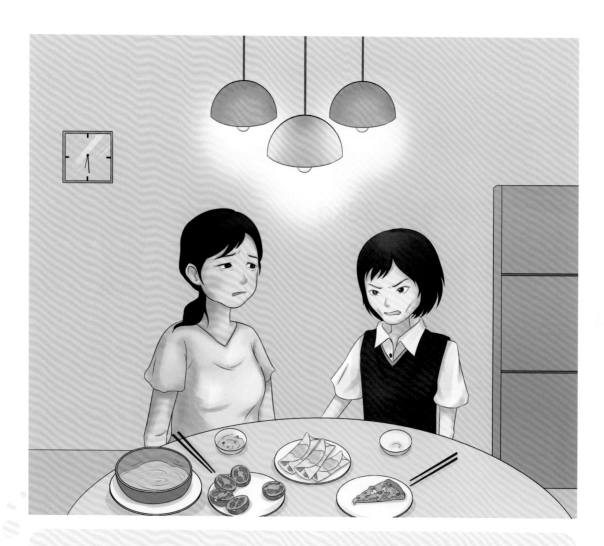

我变得爱发脾气，家人劝我多吃东西的时候我总是忍不住发火。

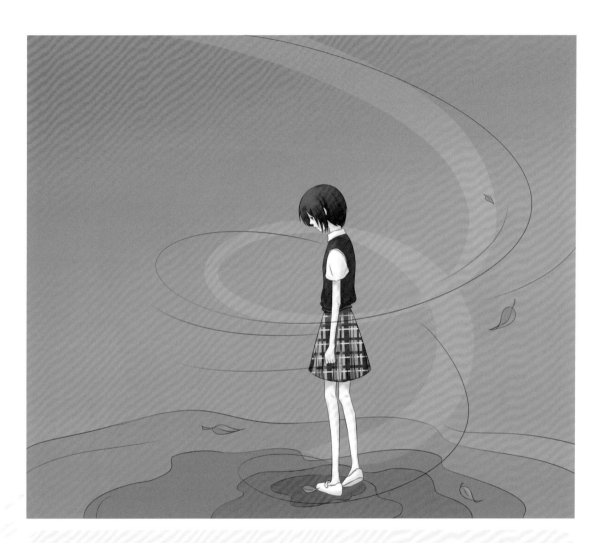

我也不知道我这是怎么了，我为什么会变成这样……

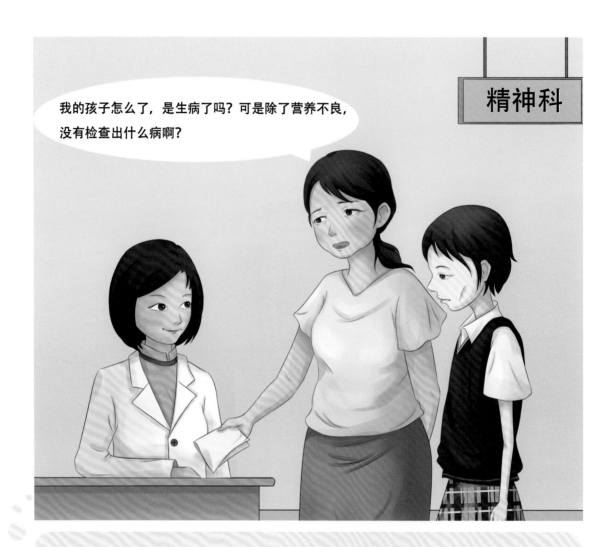

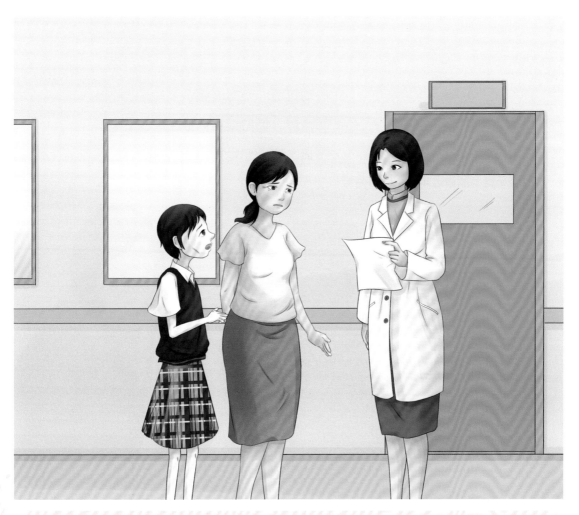

　　医生说，我是患了神经性厌食，就是常说的厌食症，是进食障碍的一种。医生告诉我厌食症主要见于 13~20 岁之间的年轻女性，但也有大约 1/10 的患者是男性。

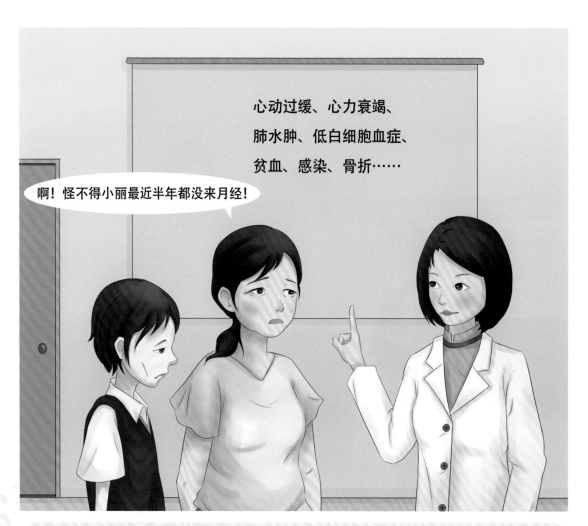

医生告诉妈妈，厌食症会带来很多危害，营养不良、代谢和内分泌紊乱，就像我，已经出现了闭经。

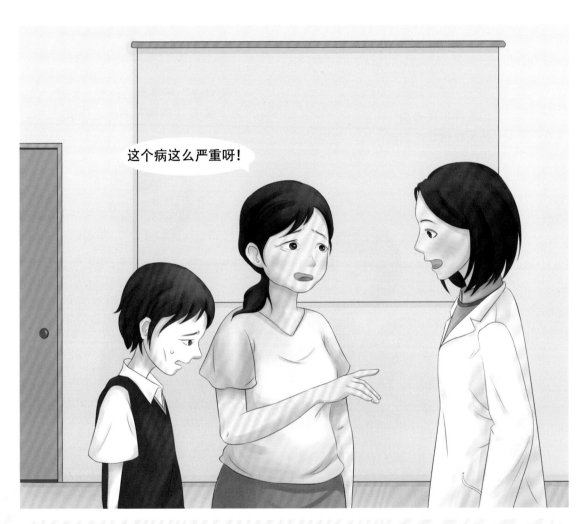

更可怕的是，医生说严重的患者可能会因为极度营养不良而危及生命！5%~15% 的患者最后死于多器官功能衰竭、继发感染和自杀等。

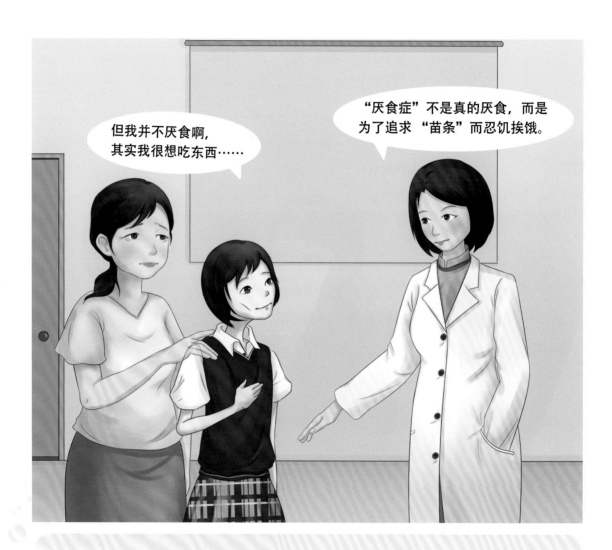

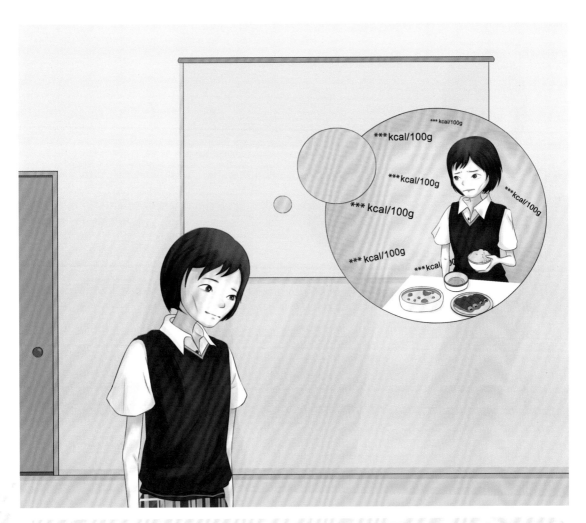

　　医生说的对，我就是在拼命地追求苗条，现在减肥已经成了我生活的全部。每当看见食物我就能自动计算出热量，吃一口都觉得是罪恶！所以我才会用极端的方法减肥，如催吐、导泻、过度运动……

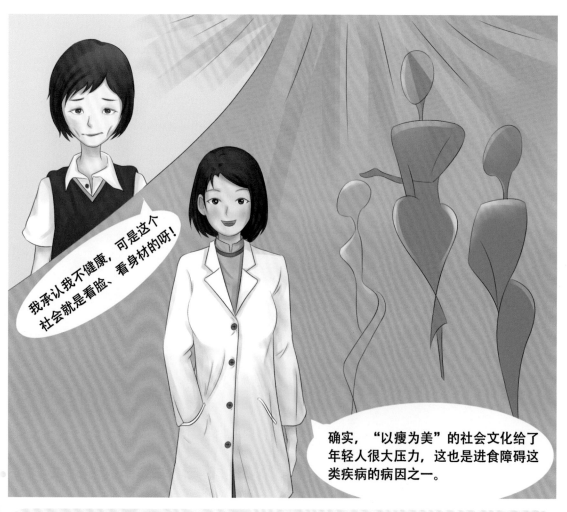

　　我知道自己是患病了，不该这么控制进食，但这不都是我一个人的错呀，这个社会就是如此，没有人喜欢胖子……

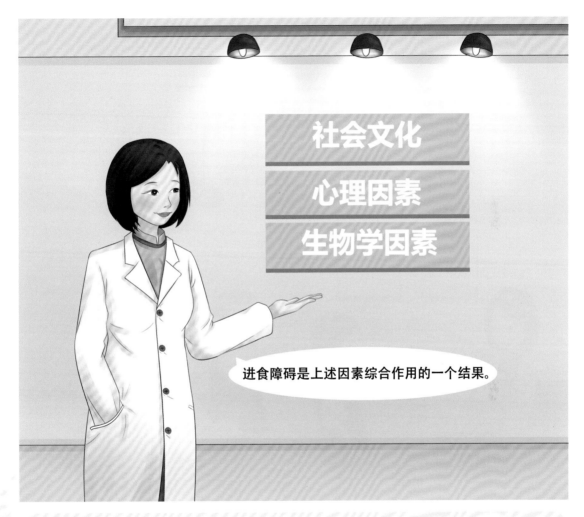

社会文化

心理因素

生物学因素

进食障碍是上述因素综合作用的一个结果。

　　医生说，除了社会文化压力，一些心理因素如人际关系紧张，学习、生活遭受挫折，压力过大，家庭不和睦等都是进食障碍的诱发因素。另外，进食障碍还受到遗传因素和脑内神经递质改变的影响。

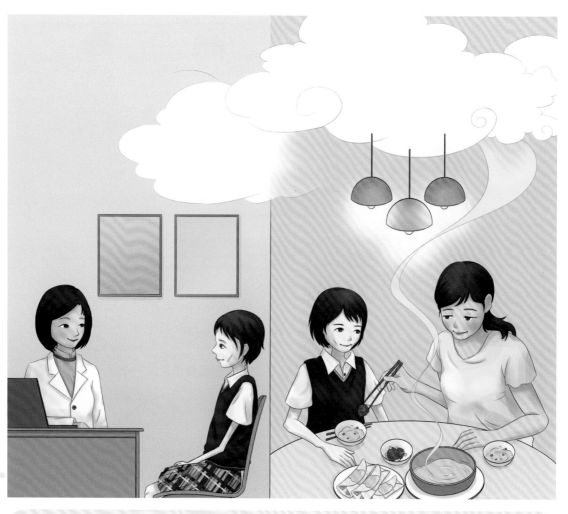

　　医生说，要想好起来，第一步是要进行营养治疗，恢复健康的体重，使饮食模式正常化。

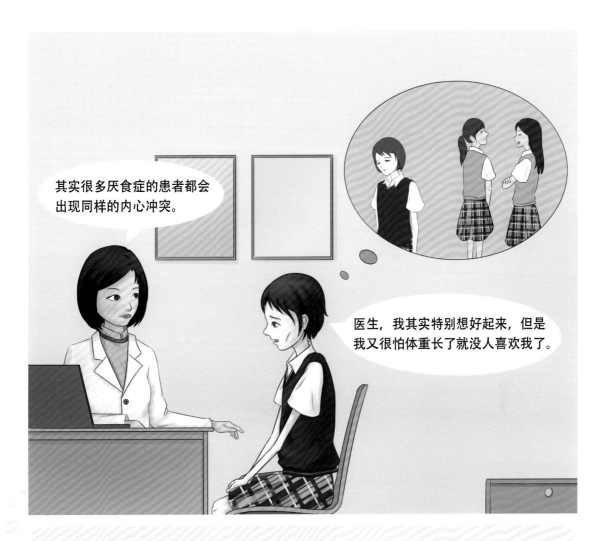

我告诉医生我的顾虑和担忧……

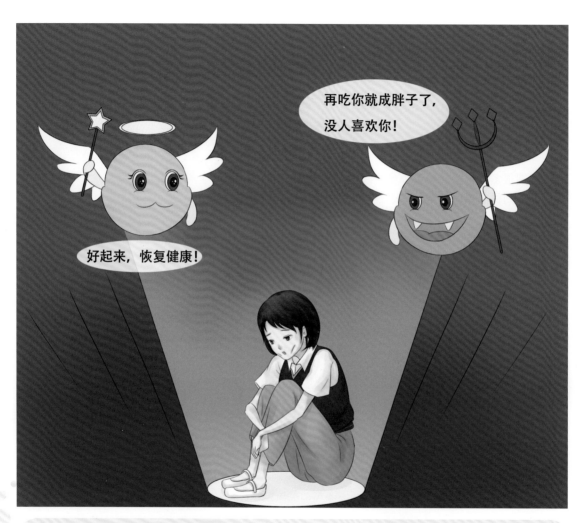

　　厌食症的患者，经常会形容自己头脑中有一个天使和一个魔鬼，天使希望自己好起来，恢复健康，魔鬼却吓唬自己"再吃你就成胖子了，没人喜欢你！"

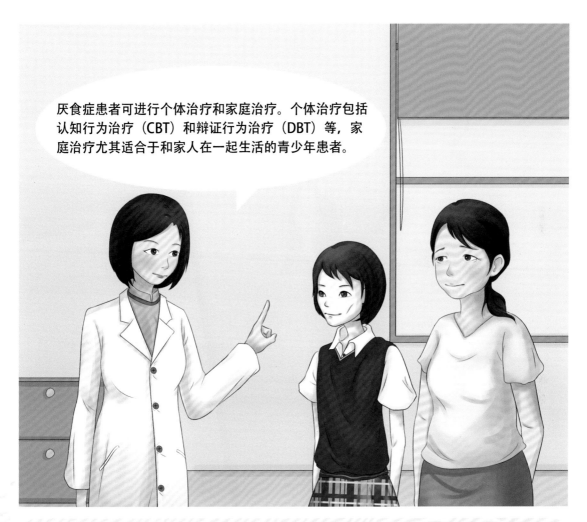

厌食症患者可进行个体治疗和家庭治疗。个体治疗包括认知行为治疗（CBT）和辩证行为治疗（DBT）等，家庭治疗尤其适合于和家人在一起生活的青少年患者。

    医生告诉我，针对这样的内心冲突，可以进行心理治疗，帮助我摆脱对于体重的恐惧，获得身心的自由。

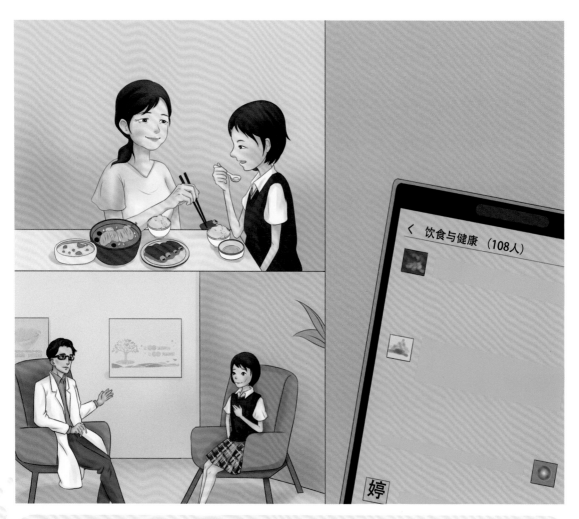

根据医生的建议，我在逐步恢复正常的进食模式，也接受了心理治疗。在病友的介绍下我加入了一个微信群。

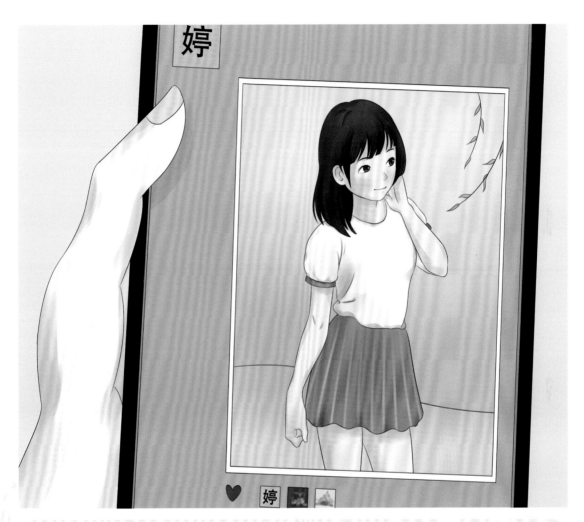

在里面我认识了婷婷，她患有"贪食症"，她说曾经她也是一个"厌食症"患者，但我看她并不瘦。

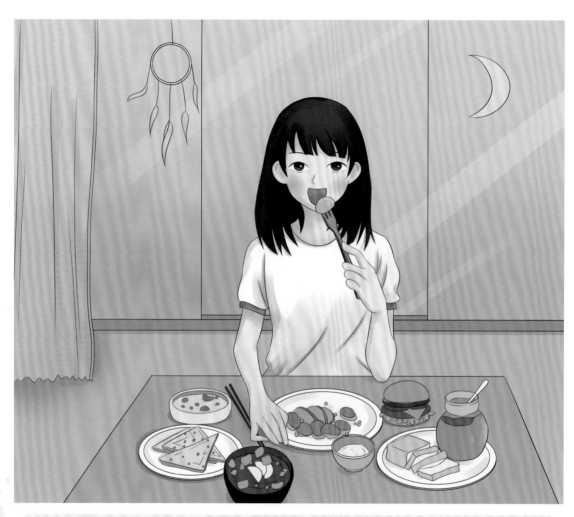

　　婷婷说,经过治疗她的厌食情况好转了,体重恢复了正常,月经也恢复了,但她还是控制不住的暴食,一次能吃几个人的饭量。

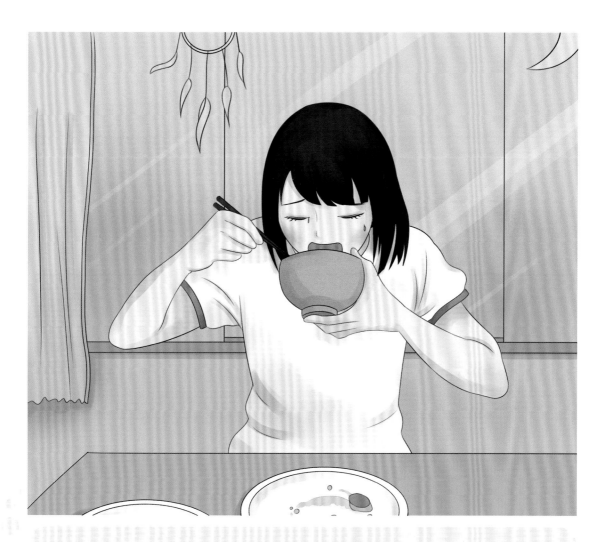

食物对婷婷来说有着难以抵御的诱惑。

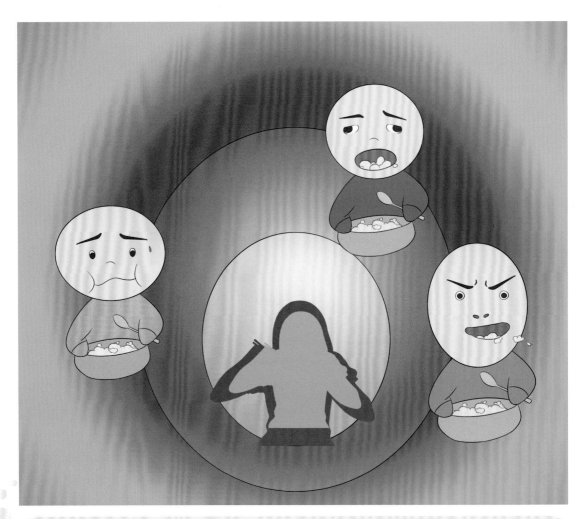

　　压力大的时候、心烦的时候、生气的时候、无聊的时候……只要有情绪她就想吃东西。慢慢地，吃东西变成了一种习惯，只要她一闲下来就会控制不住地吃。

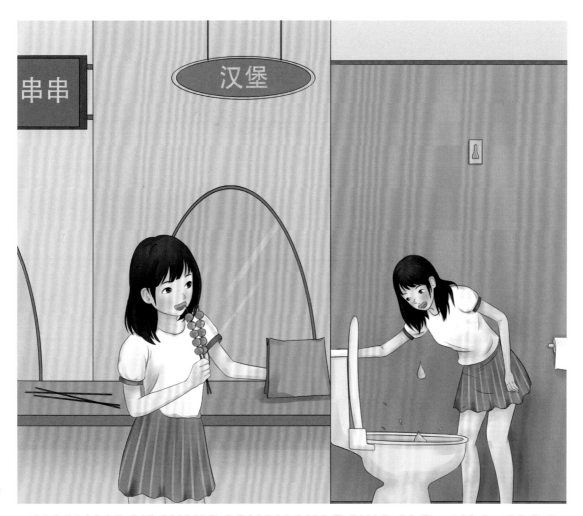

为了不让同学们嘲笑她吃得太多，她一顿饭会换几个不同的食堂吃，直到实在撑得吃不下才会停下来，然后再偷偷吐出来。

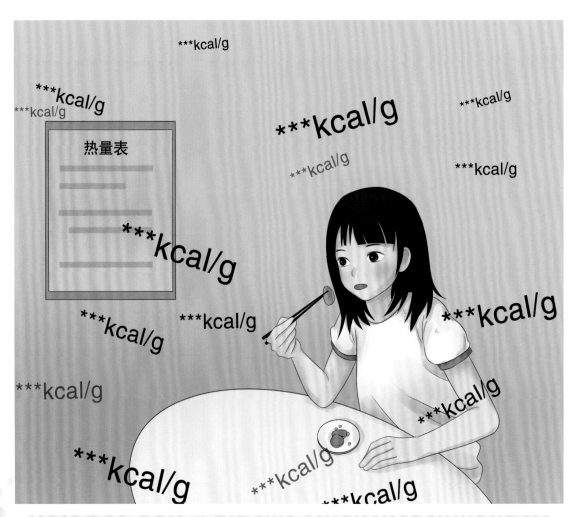

　　每次婷婷吃完了都会很自责，觉得自己太失败了。而且吃那么多她也怕长胖，所以一次暴食后，她会坚持连续几天尽可能少吃，好把吃下去的热量消耗掉。

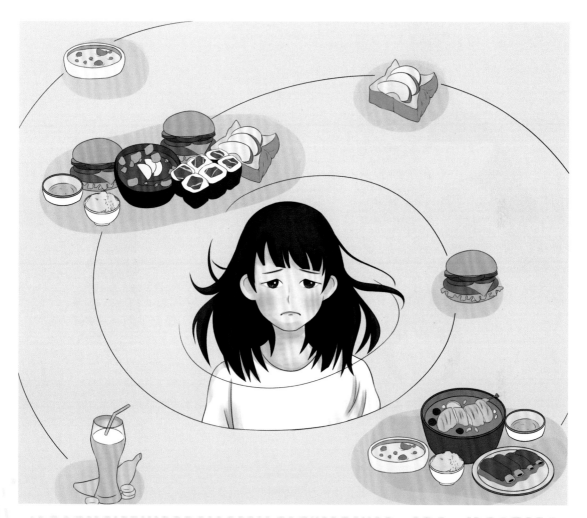

　　但这样一点用也没有，下次婷婷还是会暴食。她好像掉进了一个暴食和节食的旋涡当中，难以自拔……

　　她觉得太痛苦了，这样的日子简直是地狱。

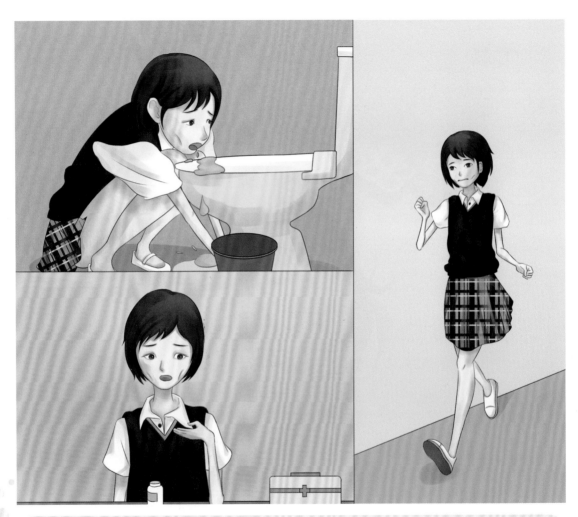

　　和她交流后，我有一些担心，因为我经常忍不住大吃一顿，然后怕长肉又吐出来，我很担心自己会变成"贪食症"。

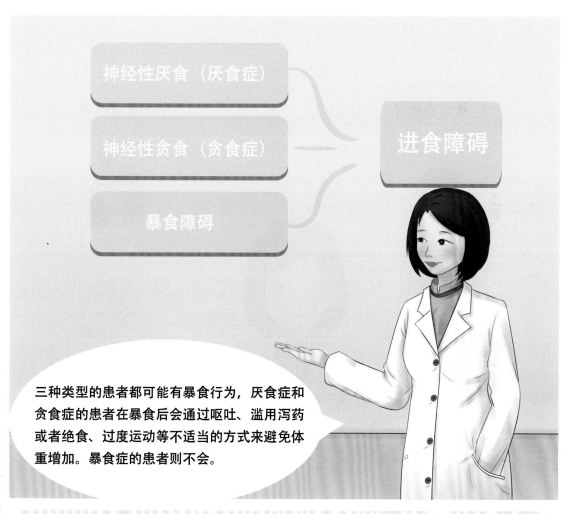

　　我把自己的担心告诉了医生，她说，神经性厌食是进食障碍的其中一种类型，而进食障碍还包括另外两种情况——神经性贪食和暴食障碍。

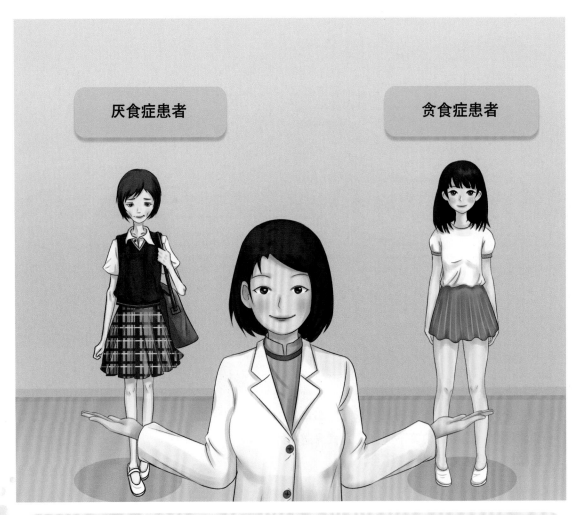

厌食症患者

贪食症患者

　　厌食症的患者对吃进去食物的清除更彻底，因此体重更低；而贪食症患者在进食时有强烈的失控感，体重往往在正常范围。

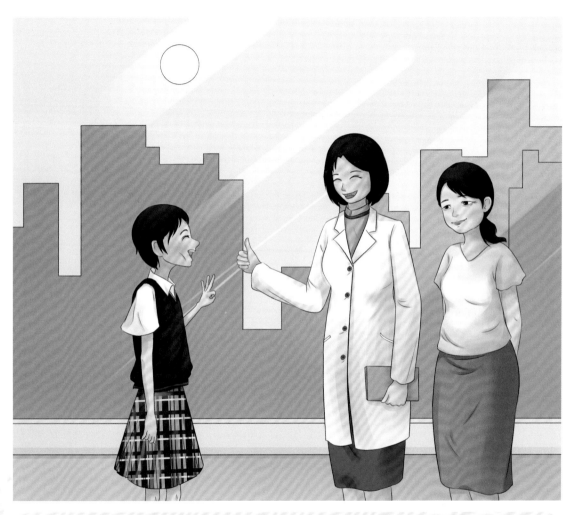

　　厌食症让我很痛苦，勇敢面对它是我迈出的第一步。有了医生和妈妈的帮助，我会努力摆脱对体重的恐惧和对食物的病态渴求，获得身心的自由！

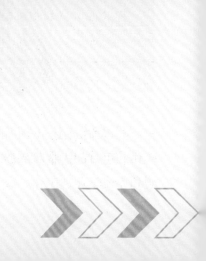

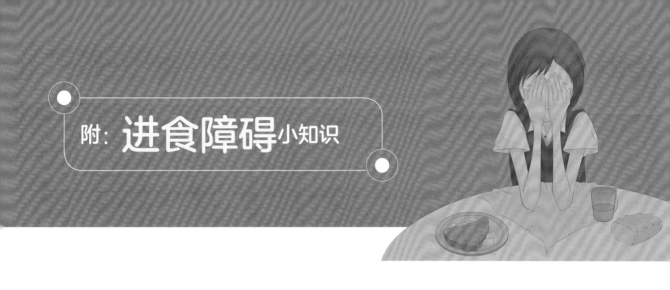

附：**进食障碍**小知识

　　进食障碍是青少年中最常见的慢性病之一，每6~7个年轻女性中就有一人患病，也有一些男性患病。患者大多数在青春期起病，少数在儿童或成年后起病。

　　常见的情况是，开始只有一般的节食减肥，但之后就一发不可收拾，典型的症状表现是进食行为异常、对食物和体重体型的过度关注等，造成了严重的营养不良或间断的暴食和清除行为。患者还会给自己设定一个很低的体重限制，即使体重过低仍担心发胖，继续控制饮食。这些进食行为问题存在的同时还可能伴有抑郁、焦虑和强迫等症状。进食障碍的主要类型包括：神经性厌食、神经性贪食和暴食障碍。

　　神经性厌食对身体健康影响最大，自我饥饿将会带来营养不良和一系列相关的健康问题。闭经往往出现于发病早期，有20%的病人在体重明显下降之前就先出现了闭经。进食障碍人群的死亡率是同龄人的2倍，神经性厌食死亡率是同龄人的6倍，慢性神经性厌食患者的死亡率高达5%~20%，是所有精神障碍中病死率最高的。神经性贪食患者的大量进食、引吐，常造成龋齿和口腔溃疡，造成咀嚼功能减退并影响美观。自我引吐和使用导泻剂可能引发低钾血症，进而出现无力、嗜睡等症状，严重者将导致心律失常甚至心跳骤停。更多的进食障碍患者则由于长期只能关注体重和进食，而导致无法在人生关键时期顺利完成学业、工作，或无法建立正常的人际关系，自身和家庭都处在痛苦之中。

由于进食障碍同时涉及精神心理问题和躯体健康问题，所以治疗进食障碍有必要联合内科治疗、营养治疗和心理治疗。很多进食障碍患者，尤其是神经性厌食患者，出于对"变胖"的恐惧，往往抗拒恢复饮食，这使治疗难以进行；神经性贪食患者有时并不愿放弃暴食，因为暴食可能是他们缓解压力的一种手段。因此，治疗的关键是取得患者的合作，帮助他们看到进食障碍带来的危害，鼓励他们把注意力从食物和对体重体型的关注上转移到其他事物上，进而改善身体健康状况，改善人际关系和生活质量。

对于低体重的患者来说，营养治疗是其他治疗的基础，因为仅有轻度低体重（低于正常体重15%）就可以导致抑郁、焦虑、易激惹和睡眠障碍，而体重恢复也有助于这些症状得到改善。药物治疗神经性贪食有明确效果，氟西汀是目前研究最充分且被批准为神经性贪食适应证的唯——种药物。

对于神经性厌食，精神药物可以通过减轻焦虑、抑郁、敌对等，达到辅助营养治疗和心理治疗的作用，但不建议将药物治疗作为神经性厌食的主要治疗方法。进食障碍的心理治疗包括认知行为治疗、辩证行为治疗、家庭治疗和心理动力治疗等。多种治疗手段的联合将帮助患者得到更好地康复。

THE END

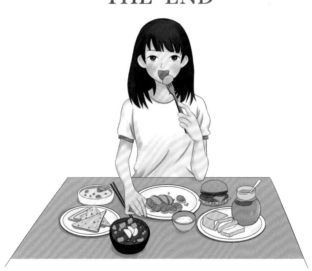

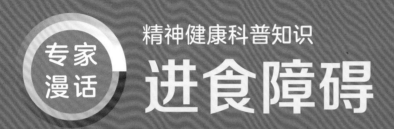

专家漫话

精神健康科普知识

进食障碍

扫码看视频，
学习更多进食障碍知识

扫码观看
精神心理健康公益宣传片

扫码关注公众号，
获取更多精神心理健康知识

52检

专家漫话

精神健康科普知识

酒精依赖

主　编　马　宁　陆　林

分册主编　邱宇甲　黄　剑

指导单位　国家卫生健康委员会疾病预防控制局

编写单位　北京大学第六医院

　　　　　国家精神卫生项目办公室

　　　　　中国疾病预防控制中心精神卫生中心

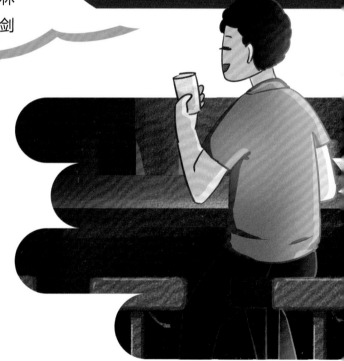

人民卫生出版社

·北京·

图书在版编目（CIP）数据

专家漫话精神健康科普知识/马宁，陆林主编 . —
北京：人民卫生出版社，2020.9（2023.5重印）
ISBN 978-7-117-30579-2

Ⅰ.①专… Ⅱ.①马…②陆… Ⅲ.①精神卫生－普
及读物 Ⅳ.①R749-49

中国版本图书馆 CIP 数据核字（2020）第 183579 号

人卫智网	www.ipmph.com	医学教育、学术、考试、健康，
		购书智慧智能综合服务平台
人卫官网	www.pmph.com	人卫官方资讯发布平台

专家漫话精神健康科普知识
Zhuanjia Manhua Jingshenjiankang Kepuzhishi

主　　编：马　宁　陆　林
出版发行：人民卫生出版社（中继线 010-59780011）
地　　址：北京市朝阳区潘家园南里 19 号
邮　　编：100021
E - mail：pmph @ pmph.com
购书热线：010-59787592　010-59787584　010-65264830
印　　刷：北京盛通印刷股份有限公司
经　　销：新华书店
开　　本：787 × 1092　1/20　　总印张：28⅓
总 字 数：474 千字
版　　次：2020 年 9 月第 1 版
印　　次：2023 年 5 月第 7 次印刷
标准书号：ISBN 978-7-117-30579-2
定价（共 13 册）：286.00 元
打击盗版举报电话：010-59787491　E-mail：WQ @ pmph.com
质量问题联系电话：010-59787234　E-mail：zhiliang @ pmph.com

《专家漫话精神健康科普知识》
编写委员会

指导单位： 国家卫生健康委员会疾病预防控制局

编写单位： 北京大学第六医院
国家精神卫生项目办公室
中国疾病预防控制中心精神卫生中心

主　　编： 马　宁　陆　林

副 主 编： 赵梦婕　李　茜

编　　委 （以姓氏笔画为序）：

王　慧　孔庆梅　司天梅　刘　琦　闫　俊　孙　伟

孙洪强　孙新宇　杨　磊　邱宇甲　张鸿燕　姜思思

黄　剑　曹庆久　程　章　蒲城城　廖金敏

美术设计： 钱洪涛　徐英姬　王　琨　宋　健

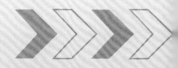

前　言

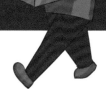

精神健康是健康的重要组成部分，没有精神健康就没有健康。当前我国社会经济高速发展，人们普遍感觉生活节奏快、工作压力大，抑郁、焦虑等精神心理问题的发生有上升趋势。根据 2019 年发表的全国精神障碍流行病学调查结果，我国 18 岁以上人口各种精神障碍终生患病率为 16.57%。据此估算，我国大概有 2.3 亿人罹患各种精神障碍，6 个人中就有 1 个人至少患有一种精神障碍。

数字触目惊心，提醒着我们精神障碍并不遥远，我们每个人都有可能在人生的某个阶段遇到精神问题的困扰。但当前公众对精神障碍的了解和认识还普遍不足，对病因和主要表现不了解，对求诊和治疗原则不了解，甚至认为这些不是病，是个人的意志不坚强，毅力不坚韧，吃饱穿暖无病呻吟，这些无知、偏见和歧视给患者——可能是亲朋好友也可能是自己——都带来了极大的心理压力，会延误及时求治，给个体带来更多的痛苦，影响其社会功能。

为了提高大众对精神健康的重视，加强对精神障碍的了解，北京大学第六医院组织医院青年医生和知名专家组成专业团队，采用漫画这种新颖的形式撰写了《专家漫话精神健康科普知识》，包括精神科 13 种最常见的成人、儿童和老年精神障碍，分别是抑郁症、双相情感障碍、失眠障碍、焦虑障碍、精神分裂症、强迫症、孤独症、多动症、老

年痴呆、进食障碍、酒精依赖、躯体形式障碍、抽动障碍。每册漫画均从典型案例入手，详解每种疾病的主要临床表现、治疗、病因等，内容科学准确，通俗易懂，可读性强，最后的小知识还对疾病的康复、照料或自我调适要点等进行了补充总结归纳。同时，漫画的每一册都配有相应的动画版，时长约5分钟，扫一扫后附二维码即可免费观看。

本书可以作为精神卫生知识的科普读物，帮助普通公众了解相关知识，也可以作为精神卫生工作人员，尤其是基层精神卫生防治人员日常工作中的医患沟通和教育工具书。首次采用漫画和视频结合形式对精神科主要常见疾病进行科普，难免有不足之处，恳请广大读者批评指正。

感谢所有参与编写的医生，在主题选择、脚本撰写、审片修改等工作中做出的贡献，为确保内容既要丰富全面又要生动通俗，医生们在脚本撰写过程中进行了多次修改和提炼，审片时更是一幅一幅反复检查，严谨求实。特别感谢美术设计团队，跟编写医生们反复沟通确认，学习了解专业知识，在漫画人物设计中充分发挥想象力，精益求精。

精神健康是健康的二分之一，已经有越来越多的人认识到了精神健康的重要性。期待大家都能有意识的主动学习相关科普知识，积极维护自身精神健康，也关爱帮助周围人。我们每一个人都是自己精神健康的第一责任人。

北京大学第六医院

马宁　陆林

2020 年 9 月

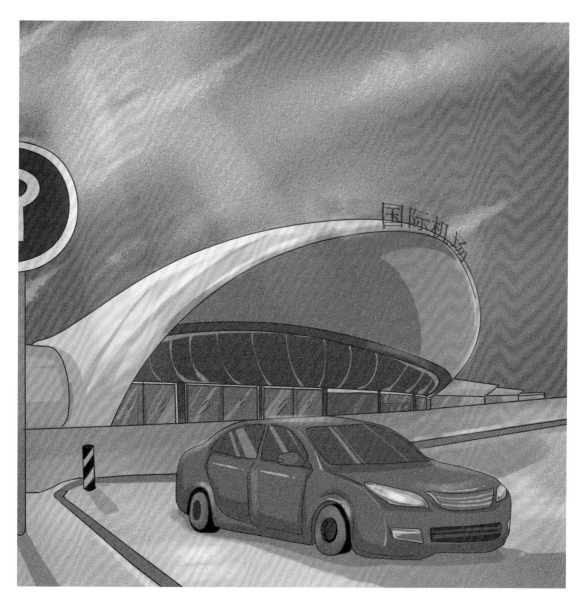

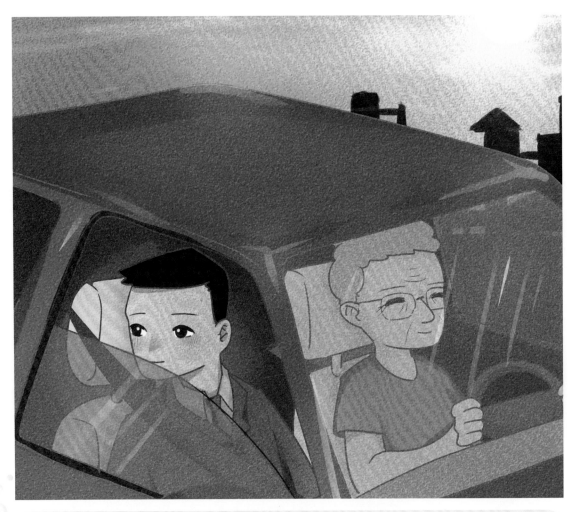

　　远隔十年，我再回国的时候，爸爸竟然能够清醒地驾车接我，精神矍铄。从来没想到爸爸能戒酒这么久，从全国上千万的酒精依赖患者中走出来。

　　（注：中国酒精依赖患病率为 1.3%，欧美为 4.4%。）

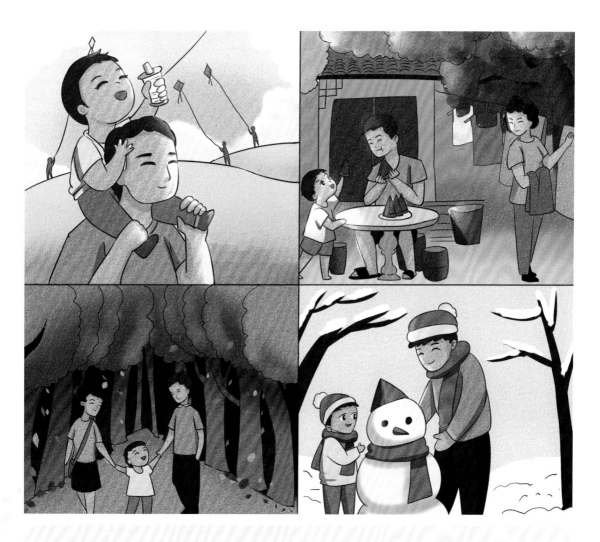

小时候天很蓝，时间很慢，美好很简单。

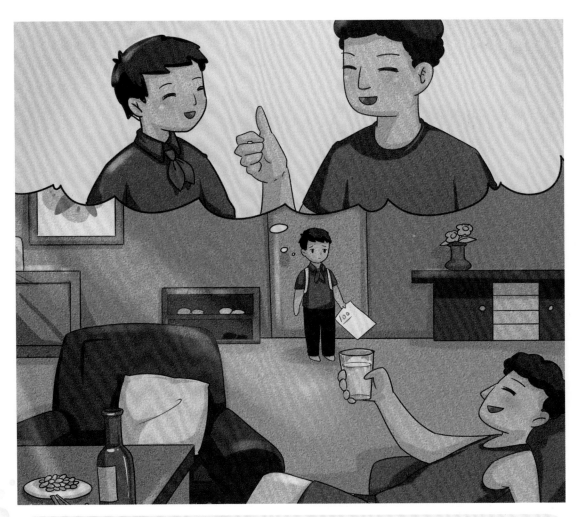

不知从什么时候开始的，美好不再，爸爸也变了。
他的眼中只有酒。

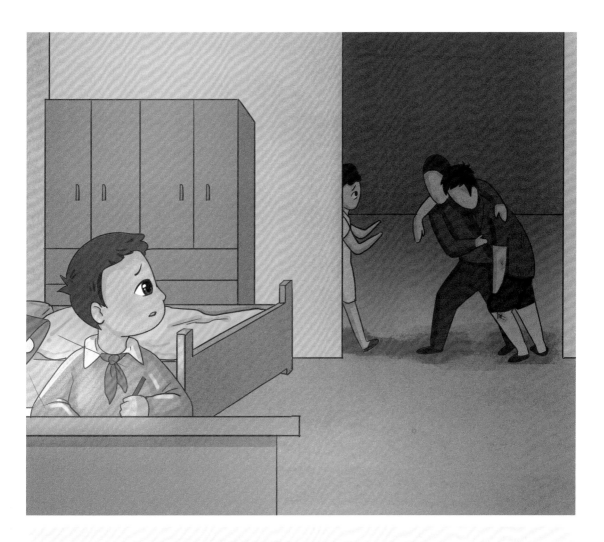

我不明白他为什么几次摔伤后，仍然喝酒。

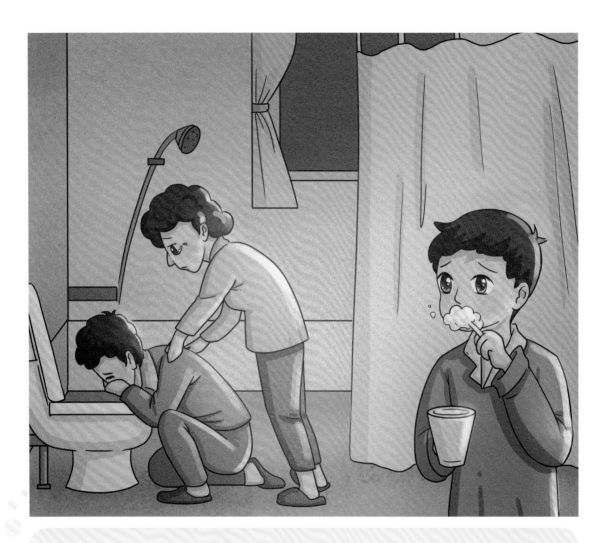

他那么难受，还会喝酒。

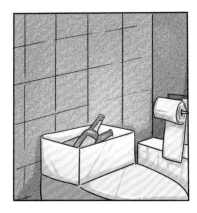
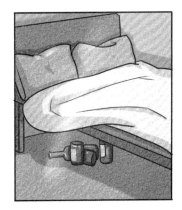
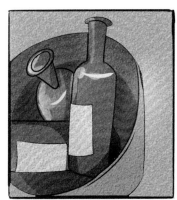
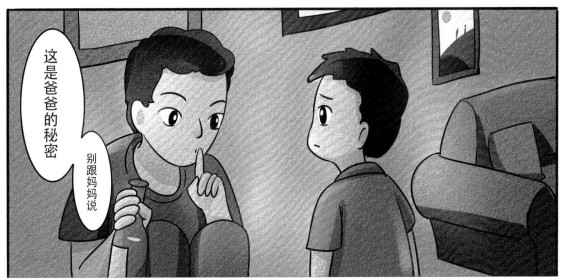

教我别撒谎的爸爸自己却……

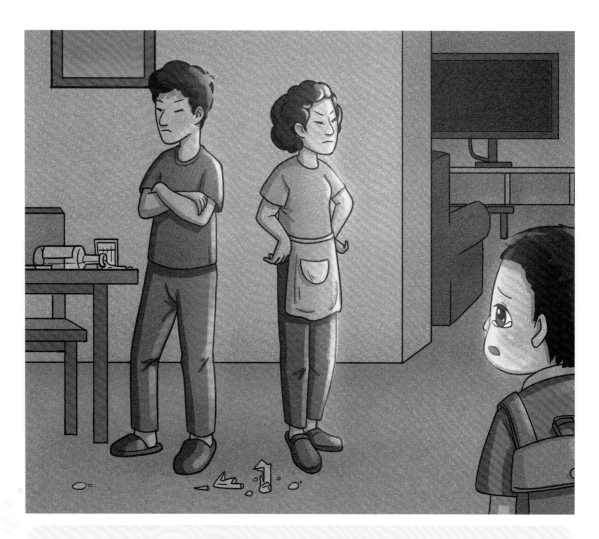

我习惯了争吵、哭泣、破碎的玻璃。

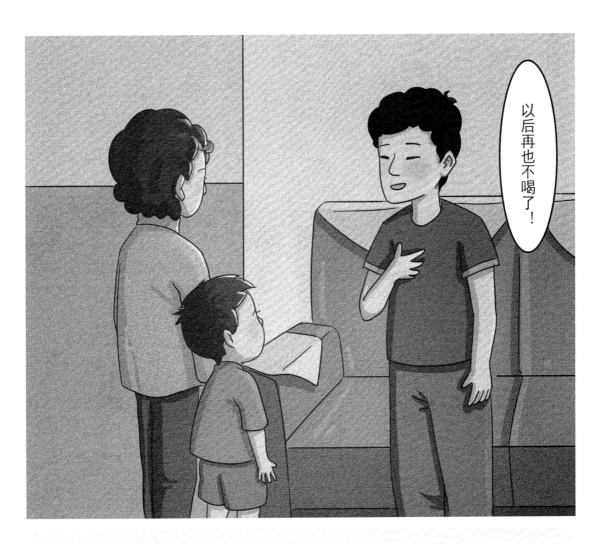

爸爸在家人的祈求下终于作出了大家期待已久的承诺。

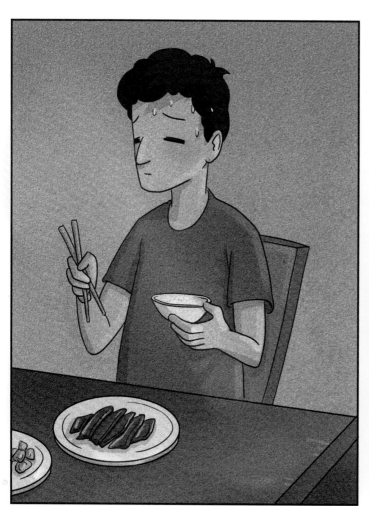
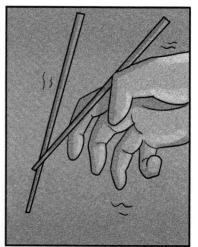
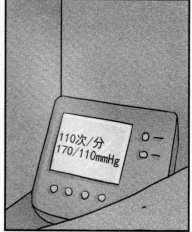

110次/分
170/110mmHg

可是爸爸戒酒并不顺利。

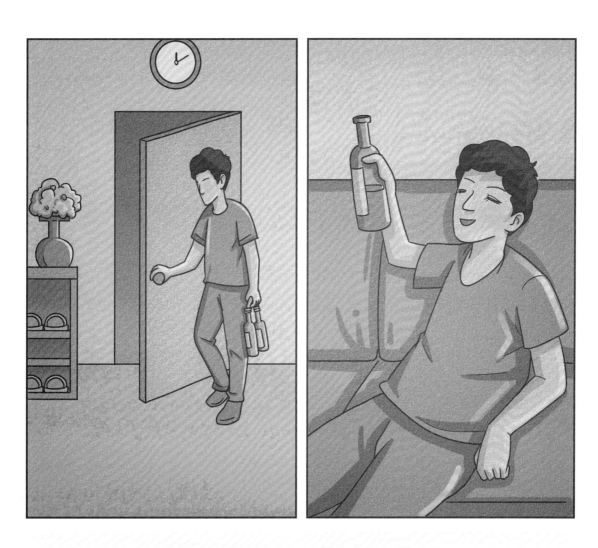

就这样，熬过了 3 天，他就又开始喝了。

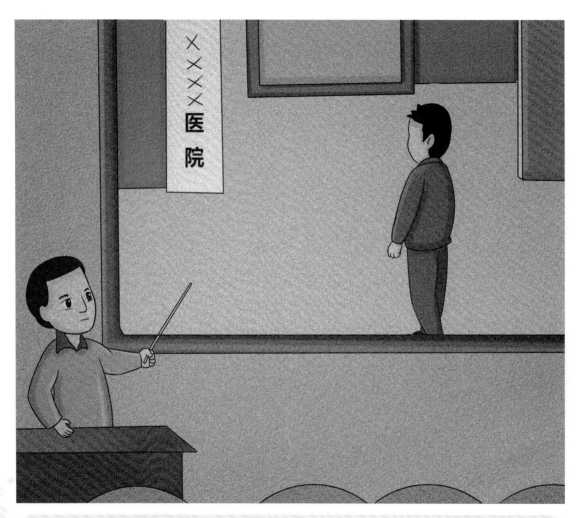

一天，我在学校上电影赏析的课，看了一部电影，男主人公的生活好像爸爸，也是与酒为伴，妻离子散……

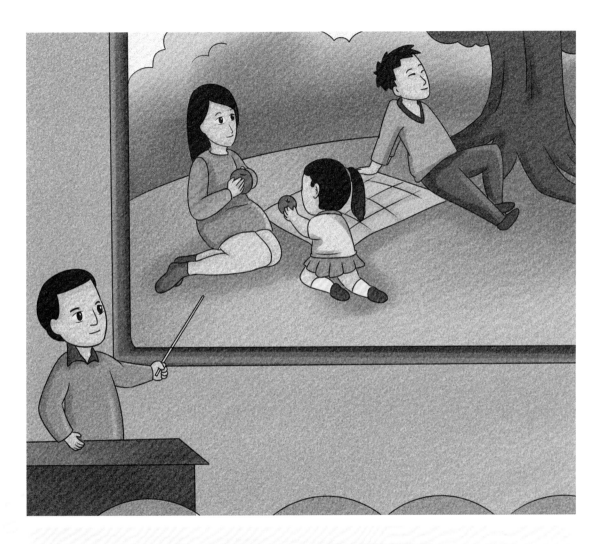

最后，他竟然通过治疗找回了当年的快乐。

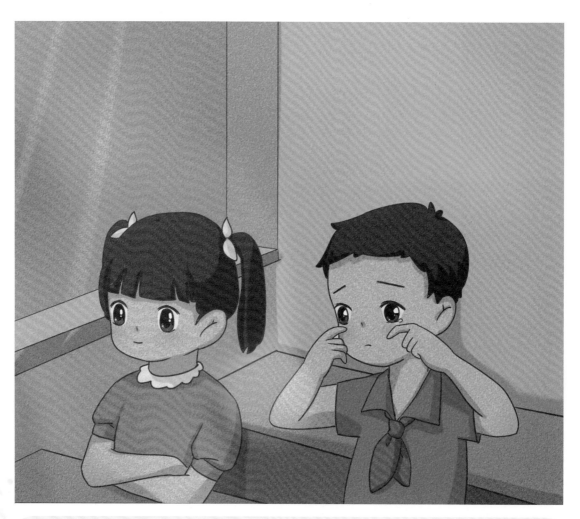

　　看着这一幕，我留下了泪水，不知道为他的重生，还是为我们相似的痛苦，如果他可以，我希望爸爸也可以。

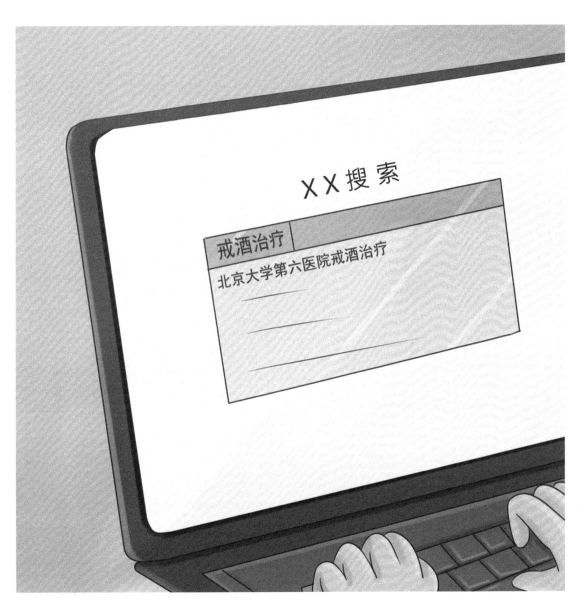

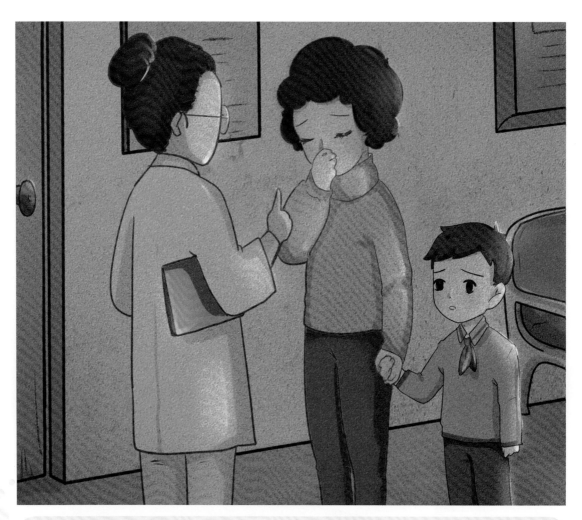

　　我和妈妈去咨询医生，医生说了很多，最后她打了个比方，这种病就像喜欢酒的恶魔控制了人类的大脑。

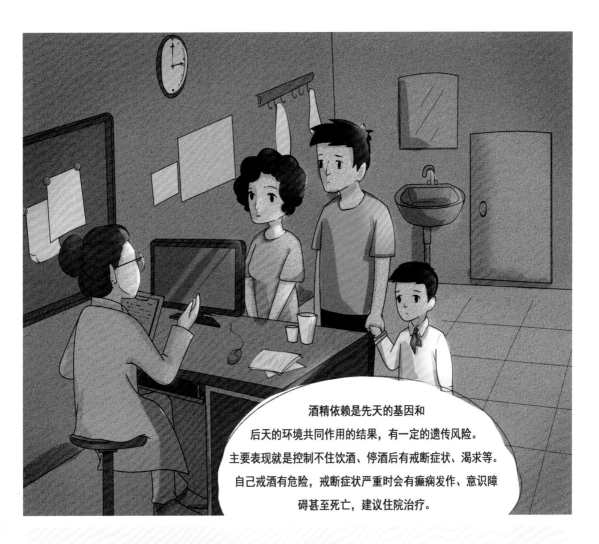

在我和妈妈祈求很久之后，爸爸终于同意去治疗了。

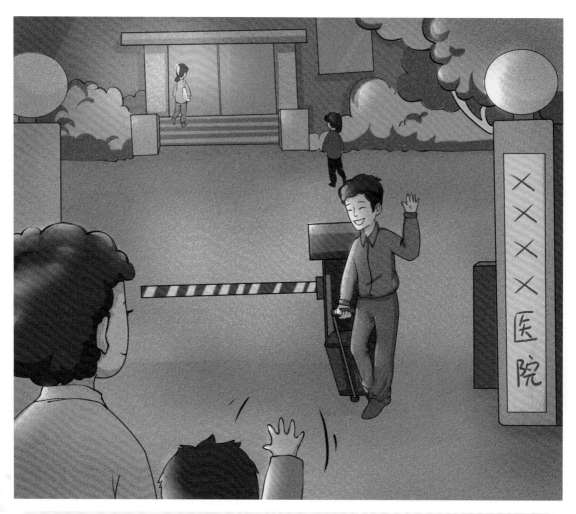

　　住院28天,对于一生,很短,但相信对于当时的爸爸,是一生最漫长的日子,不知他是怎么坚持下来的。

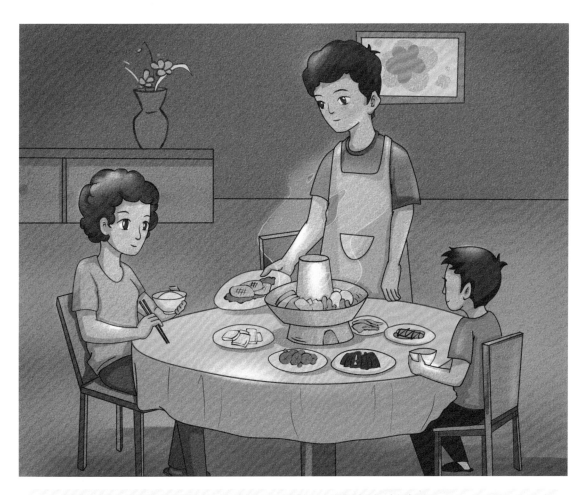

　　出院后，爸爸有了很大的变化，开始主动帮妈妈做家务。

　　爸爸给我讲了他的住院经历。住院的时候不允许带酒、不允许外出买酒，因为需要重新有一种正常的、没有酒的生活，除了吃药还会做很多运动、学习、心理治疗。

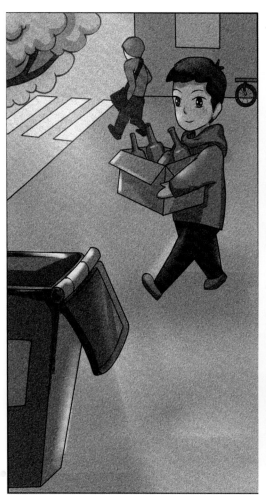

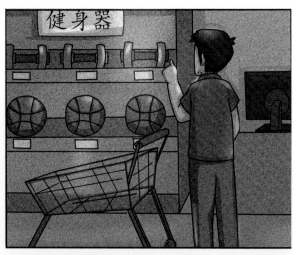

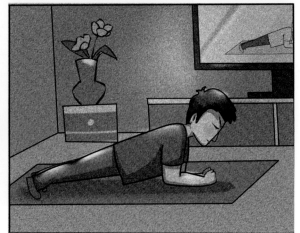

　　在家里爸爸让我帮他把藏在各处的酒都扔掉，因为医生说家里也不要放酒；爸爸去超市的时候也不再去酒水区；还有就是他开始锻炼身体了。

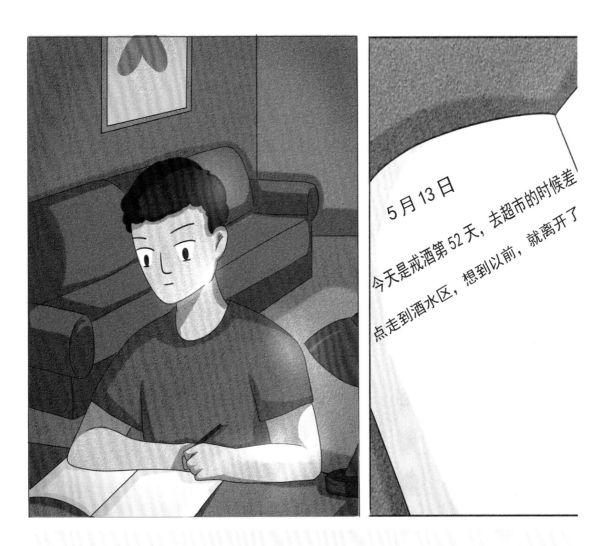

5月13日

今天是戒酒第52天，去超市的时候差点走到酒水区，想到以前，就离开了

他还会写日记。

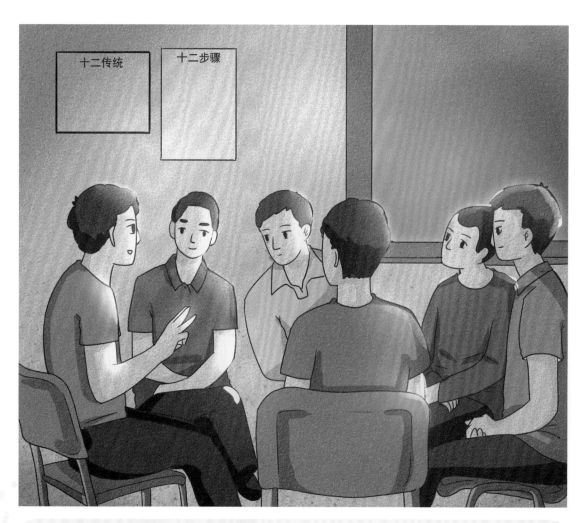

爸爸会去家附近的戒酒互助会。

他讲在互助会的故事和书上、电影里差不多，但他需要遵守规定，保守其他人的秘密。

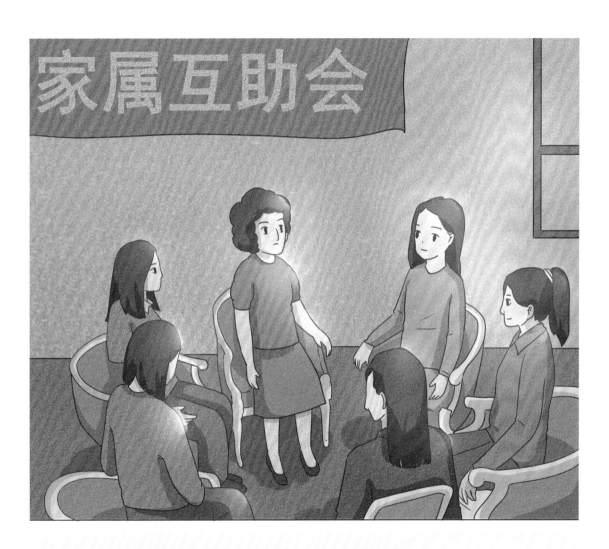

爸爸告诉我，还有妈妈可以去的家属互助会。

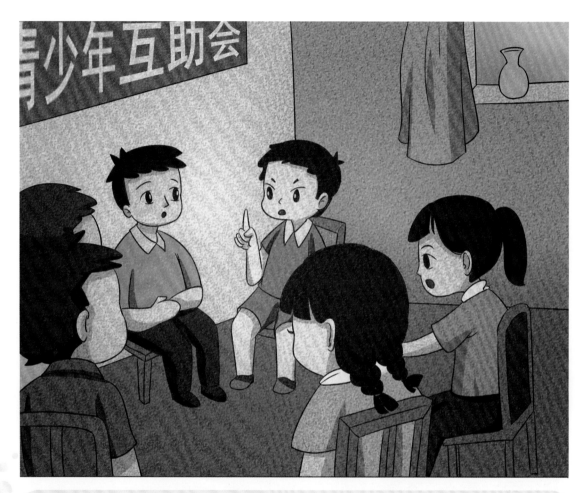

　　还有我能去的青少年互助会，我听到了好多和我经历一样的朋友们的故事，在那儿我跟他们说我的恐惧、愤怒，他们竟然都有过；也说了现在很享受和珍惜……

　　我猜妈妈的互助会可能也会说这些。

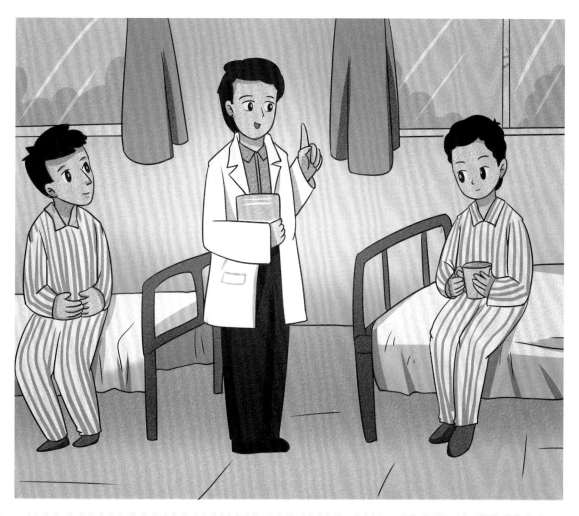

　　爸爸后来告诉我，在医院他看到了很多和他相似的人，有的人病情比他轻，有的人却很重，没有两个人完全一样。

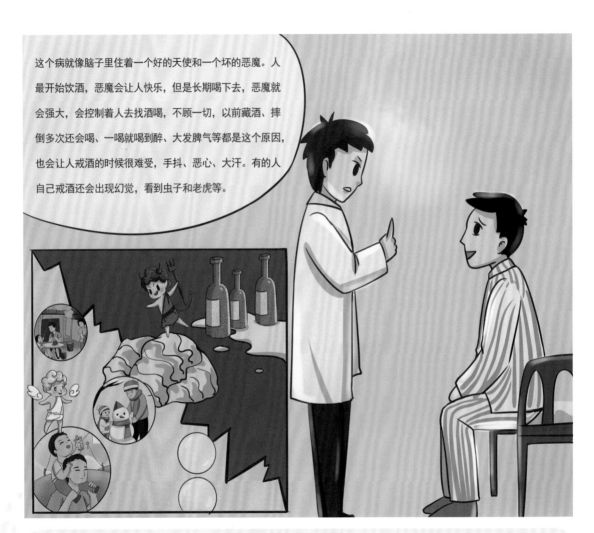

医生让他知道了这个病是因为大脑里面有一些化学物质（神经递质），它们对大脑的影响就像脑子里住着一个好的天使和一个坏的恶魔。

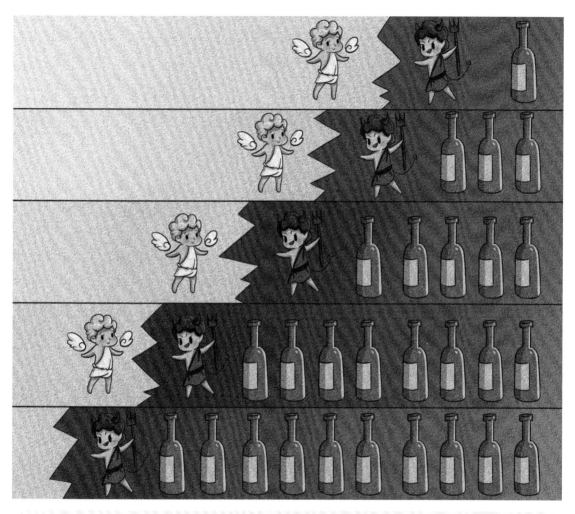

　　我问，为什么以前天使总是打不过恶魔？爸爸的医生解释道：那个恶魔喜欢酒，喝得越多、时间越长，恶魔会越强大，天使就越虚弱，人会受恶魔控制。

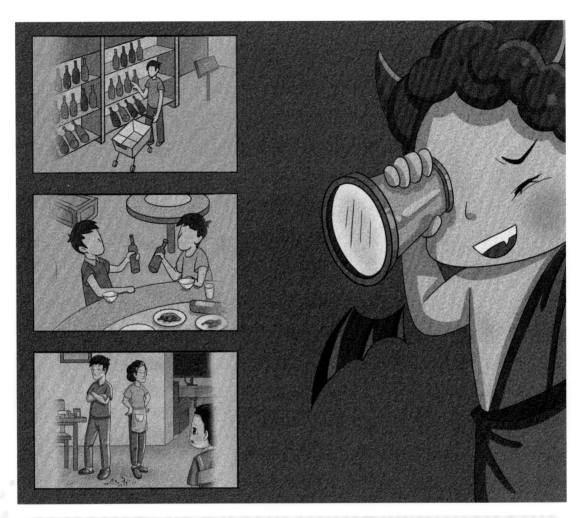

　　而且恶魔很狡猾，它能够探测到周围有没有酒精信号（包括卖酒的场所、酒友组的饭局、以前导致喝酒的情绪，比如生气或高兴），一旦发现一点儿信号，它就会控制着人的大脑去找酒。

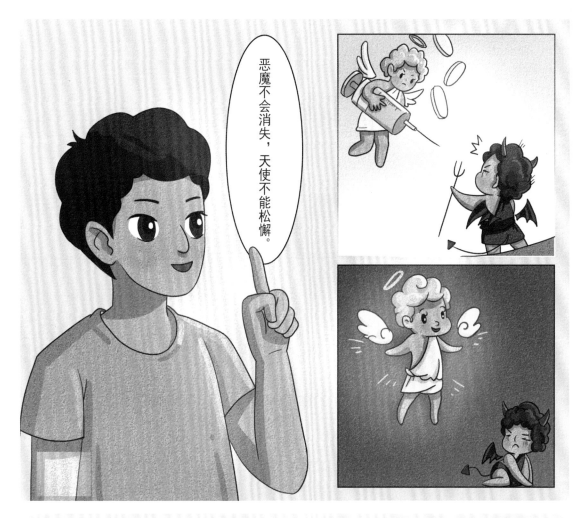

我问，那天使怎么才能恢复？爸爸说：戒酒的时候医生会给替代酒的药物和维生素，刚戒酒时如果没有药物，恶魔可能会更加折磨天使，但有了药物，天使的力量就强大了起来。如果加上运动、学习、心理治疗和互助会……

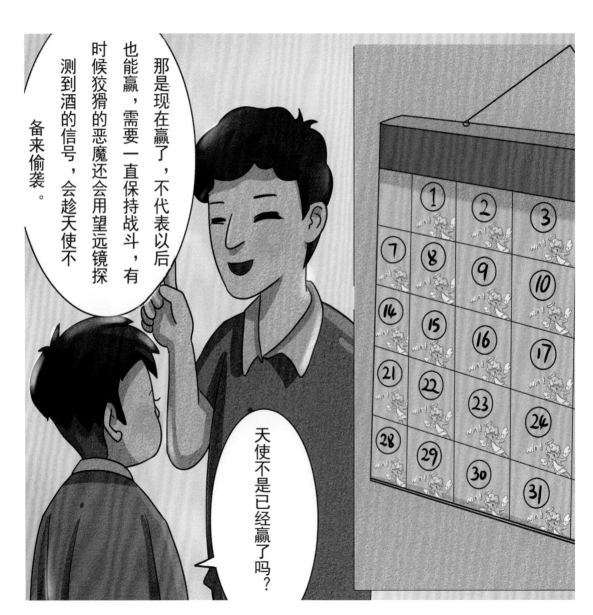

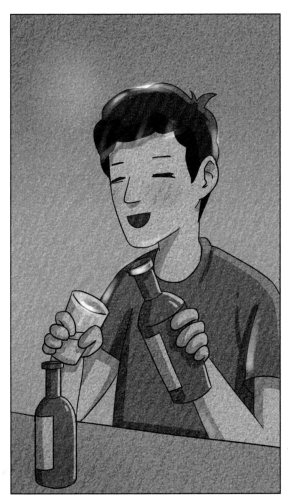
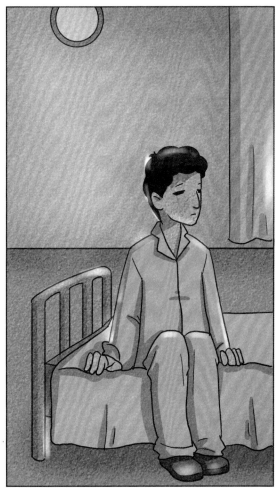

　　一个月后，爸爸又开始饮酒了，接下来的两年里他又住过 2 次院，我知道那是天使没有防备住，恶魔偷袭成功了，因为大部分人第一次住院戒酒后出院会复饮，恶魔太强大了。

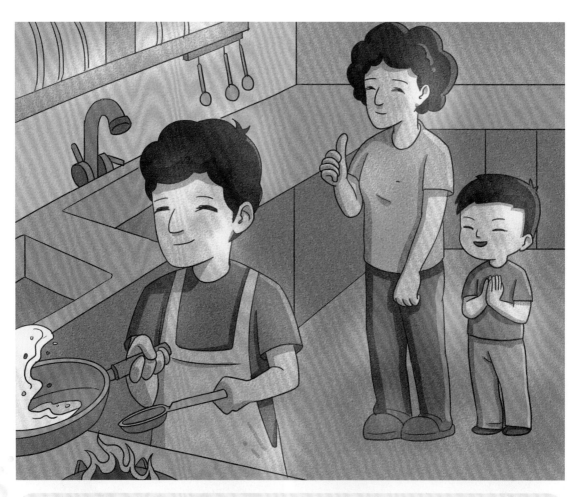

我和妈妈参加了属于自己的团体会议后，知道了爸爸也不容易。看到每一次他出院后坚持戒酒的时间越来越长。我和妈妈这些年也学到了怎么帮助爸爸：不用恶毒的语言斥责他、多给他一些好的反馈、照顾好我们自己、陪着他一起做事情……

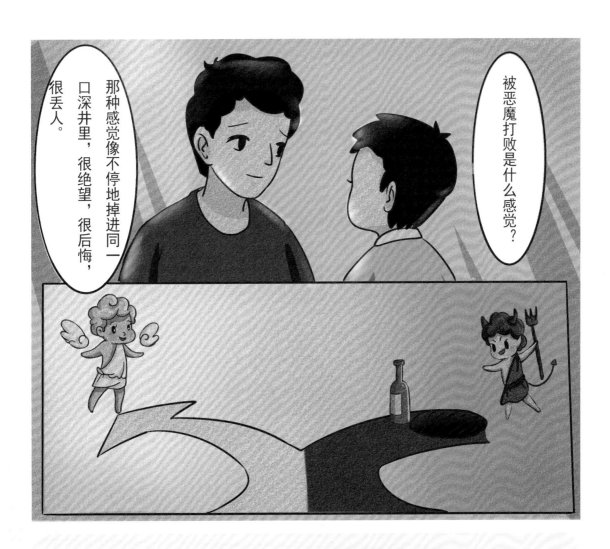

爸爸第三次出院后有一天我问他……

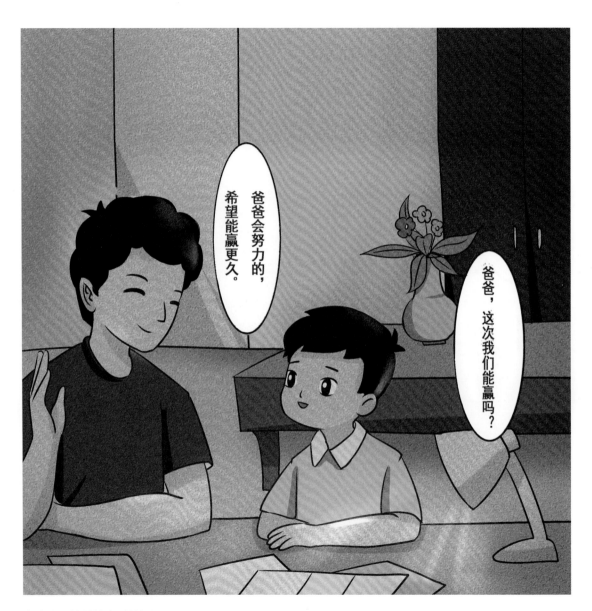

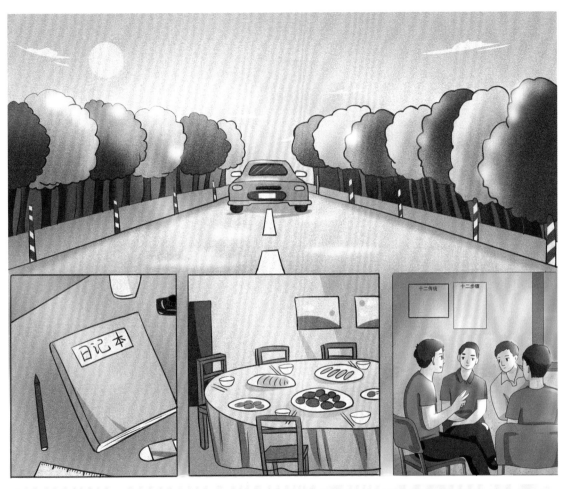

　　到现在他的天使赢了十年，我无法想象，他在天使休息的时候是怎么被恶魔折磨的，一定很痛苦，不知他是怎么化解或承受的，那些可能变成了厚厚的日记本、在公园跑道上无数的脚印、和妈妈精心做的每一道菜、风雨无阻的参加互助会……

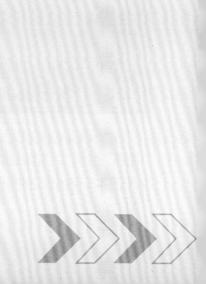

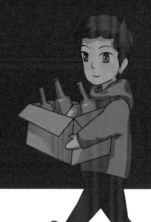

附：酒精依赖小知识

1. 酒精依赖又叫使用酒精所致的精神和行为障碍，俗称"酒瘾"。它是生物学因素和环境因素相互作用下出现的一种慢性复杂性大脑疾病，与遗传因素、个性、生长环境、家庭因素、社会压力等等很多因素相关，在中国普通人群中患病率为1.3%~3%，欧美国家这个数值大约为4%。它与意志力薄弱无关，而是事关生死的疾病。

2. 酒精依赖的主要表现如漫画所示，主人公的爸爸规律饮酒，甚至每天都喝，严重时不分时段。尽管酒后会摔伤、会忽视孩子的成绩、会和妻子发生矛盾，但仍然继续饮酒，越喝越多。为了饮酒，会不惜撒谎和争吵为代价。但突然戒酒的时候又会有手抖、食欲下降、血压升高等各种不适。

3. 需要注意的是戒断反应，轻症表现有心慌、手抖、出汗、血压增高、恶心、呕吐、腹泻等自主神经功能紊乱；严重者还会有癫痫发作、震颤谵妄，这两种情况有冲动、伤人、自伤的风险，震颤谵妄有较高的死亡风险。所以戒酒需要密切监测和正规的医疗处理，不建议自行在家戒酒。

4. 治疗　需要彻底脱离酒精的环境，突然停酒需要替代酒精的药物——苯二氮䓬类药物，补充维生素 B_1、维生素 B_{12}、叶酸等营养支持，同时需要根据酒精导致的精神和情绪症状必要时给予抗精神病药、抗抑郁剂、情感稳定剂等药物的治疗。除了药物，需要生活模式调整，以及个体心理治疗、团体心理治疗、家庭干预、戒酒互助会等的帮助，也需要家属的支持。

5. 如何理解这个病　大脑在酒精的影响下产生轻松、愉悦等正性的感受，但是酒精的作用消失后快乐感受减弱甚至变成了焦虑、抑郁、愤怒等负性情绪，人会表现出对亲人的忽视、对兴趣的丧失、工作疏忽、责任感下降等。人就又想找酒来重新获得"舒服"的感受，如果没有酒，可能会心里挠痒痒（心瘾，也叫渴求）。此时一旦有任何有关酒精的信号，大脑中负责理性决策的部分（前额叶皮质），在情绪中枢（边缘系统）控制下，多会做出饮酒的选择，饮酒后又短暂地"舒坦"一些，但同时也陷入了恶性循环。

6. 预防复饮　已经戒酒的患者如果遇到批评、责备、侮辱、压力等，这个时候患者很容易产生愧疚、羞耻、愤怒、怨恨等情绪，这是一些复饮的信号。但是人不可能生活在保温箱里来避免任何风吹草动，而是需要学会处理情绪、排解压力、应对挫折，对降低复饮风险才会有所帮助。比如，把"不舒服"的感受说出来、写下来，或者求助专业人员，复饮风险能够降低一些。如果还能尝试做一些有意义的事情，比如帮助他人、努力地工作或学习、创造更好的生活，以此来获得被尊重、被接纳、被信任的感受，最终获得价值感，可能会继续正性循环来维持无酒的生活。这就是康复的过程，其中需要自己、家庭、心理干预、社会支持等各方面的努力，过一种"重生"的生活。

7. 家人的大脑也会受到这种疾病的影响，所以会出现愤怒、自我贬低、无价值的感受，会抱怨饮酒者，认为自己的生活就是悲剧，但这都是恶性循环中的一部分。打断循环，家属也要去认识和了解这种病，了解患者对家人和家庭的忽视是疾病的表现，也与患者耻感有关，家人自己的表现也是一种对疾病的反应。从自己做起，减少自我贬低、斥责，增加对自己的关照，减少饮酒的家人对自己生活的影响，尝试用不评判的态度应对，从互助会或专业人员等方面获得更多支持、指导，除了家人自身的心理健康得到改善，对患者疾病治疗也是一种支持。

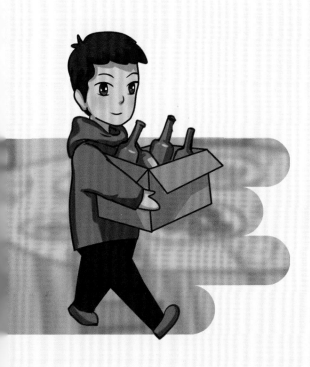

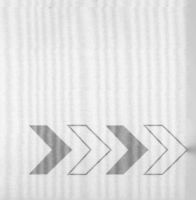

THE END

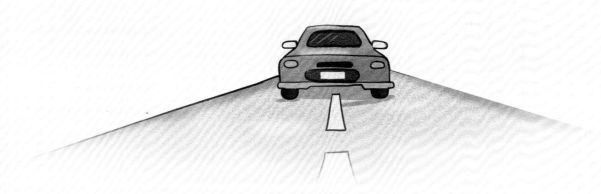

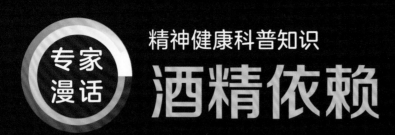

专家漫话

精神健康科普知识

酒精依赖

扫码看视频，
学习更多酒精依赖知识

扫码观看
精神心理健康公益宣传片

扫码关注公众号，
获取更多精神心理健康知识

52检

专家漫话

精神健康科普知识

多动症

主　编　马宁　陆林

分册主编　王　慧

指导单位　国家卫生健康委员会疾病预防控制局

编写单位　北京大学第六医院

　　　　　国家精神卫生项目办公室

　　　　　中国疾病预防控制中心精神卫生中心

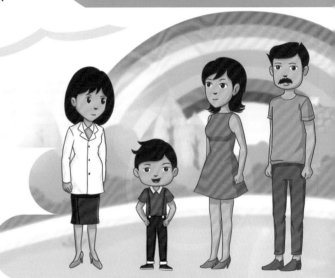

人民卫生出版社

·北　京·

图书在版编目（CIP）数据

专家漫话精神健康科普知识/马宁，陆林主编.—
北京：人民卫生出版社，2020.9（2023.5重印）
ISBN 978–7–117–30579–2

Ⅰ.①专…　Ⅱ.①马…②陆…　Ⅲ.①精神卫生 – 普
及读物　Ⅳ.①R749–49

中国版本图书馆 CIP 数据核字（2020）第 183579 号

人卫智网	www.ipmph.com	医学教育、学术、考试、健康，
		购书智慧智能综合服务平台
人卫官网	www.pmph.com	人卫官方资讯发布平台

专家漫话精神健康科普知识
Zhuanjia Manhua Jingshenjiankang Kepuzhishi

主　　编： 马　宁　陆　林
出版发行： 人民卫生出版社（中继线 010-59780011）
地　　址： 北京市朝阳区潘家园南里 19 号
邮　　编： 100021
E - mail： pmph @ pmph.com
购书热线： 010-59787592　010-59787584　010-65264830
印　　刷： 北京盛通印刷股份有限公司
经　　销： 新华书店
开　　本： 787 × 1092　1/20　　**总印张：** 28⅓
总 字 数： 474 千字
版　　次： 2020 年 9 月第 1 版
印　　次： 2023 年 5 月第 7 次印刷
标准书号： ISBN 978-7-117-30579-2
定价（共 13 册）： 286.00 元

打击盗版举报电话： 010-59787491　**E-mail：** WQ @ pmph.com
质量问题联系电话： 010-59787234　**E-mail：** zhiliang @ pmph.com

《专家漫话精神健康科普知识》
编写委员会

指导单位： 国家卫生健康委员会疾病预防控制局
编写单位： 北京大学第六医院
　　　　　 国家精神卫生项目办公室
　　　　　 中国疾病预防控制中心精神卫生中心

主　　编： 马　宁　陆　林
副 主 编： 赵梦婕　李　茜
编　　委 （以姓氏笔画为序）：
　　　　　 王　慧　孔庆梅　司天梅　刘　琦　闫　俊　孙　伟
　　　　　 孙洪强　孙新宇　杨　磊　邱宇甲　张鸿燕　姜思思
　　　　　 黄　剑　曹庆久　程　章　蒲城城　廖金敏
美术设计： 钱洪涛　徐英姬　王　琨　宋　健

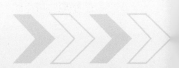

前　言

　　精神健康是健康的重要组成部分，没有精神健康就没有健康。当前我国社会经济高速发展，人们普遍感觉生活节奏快、工作压力大，抑郁、焦虑等精神心理问题的发生有上升趋势。根据 2019 年发表的全国精神障碍流行病学调查结果，我国 18 岁以上人口各种精神障碍终生患病率为 16.57%。据此估算，我国大概有 2.3 亿人罹患各种精神障碍，6 个人中就有 1 个人至少患有一种精神障碍。

　　数字触目惊心，提醒着我们精神障碍并不遥远，我们每个人都有可能在人生的某个阶段遇到精神问题的困扰。但当前公众对精神障碍的了解和认识还普遍不足，对病因和主要表现不了解，对求诊和治疗原则不了解，甚至认为这些不是病，是个人的意志不坚强，毅力不坚韧，吃饱穿暖无病呻吟，这些无知、偏见和歧视给患者——可能是亲朋好友也可能是自己——都带来了极大的心理压力，会延误及时求治，给个体带来更多的痛苦，影响其社会功能。

　　为了提高大众对精神健康的重视，加强对精神障碍的了解，北京大学第六医院组织医院青年医生和知名专家组成专业团队，采用漫画这种新颖的形式撰写了《专家漫话精神健康科普知识》，包括精神科 13 种最常见的成人、儿童和老年精神障碍，分别是抑郁症、双相情感障碍、失眠障碍、焦虑障碍、精神分裂症、强迫症、孤独症、多动症、老

年痴呆、进食障碍、酒精依赖、躯体形式障碍、抽动障碍。每册漫画均从典型案例入手，详解每种疾病的主要临床表现、治疗、病因等，内容科学准确，通俗易懂，可读性强，最后的小知识还对疾病的康复、照料或自我调适要点等进行了补充总结归纳。同时，漫画的每一册都配有相应的动画版，时长约 5 分钟，扫一扫后附二维码即可免费观看。

本书可以作为精神卫生知识的科普读物，帮助普通公众了解相关知识，也可以作为精神卫生工作人员，尤其是基层精神卫生防治人员日常工作中的医患沟通和教育工具书。首次采用漫画和视频结合形式对精神科主要常见疾病进行科普，难免有不足之处，恳请广大读者批评指正。

感谢所有参与编写的医生，在主题选择、脚本撰写、审片修改等工作中做出的贡献，为确保内容既要丰富全面又要生动通俗，医生们在脚本撰写过程中进行了多次修改和提炼，审片时更是一幅一幅反复检查，严谨求实。特别感谢美术设计团队，跟编写医生们反复沟通确认，学习了解专业知识，在漫画人物设计中充分发挥想象力，精益求精。

精神健康是健康的二分之一，已经有越来越多的人认识到了精神健康的重要性。期待大家都能有意识的主动学习相关科普知识，积极维护自身精神健康，也关爱帮助周围人。我们每一个人都是自己精神健康的第一责任人。

北京大学第六医院

马宁　陆林

2020 年 9 月

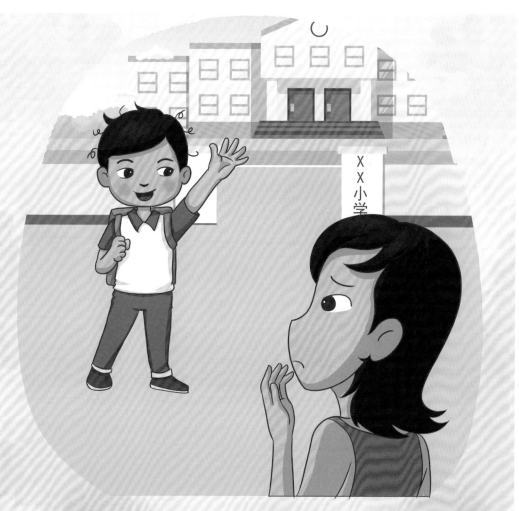

小淘今年7岁了，2个月前刚刚上小学，这是很让人高兴的一件事，小淘长大了。可是，小淘妈妈却很苦恼。

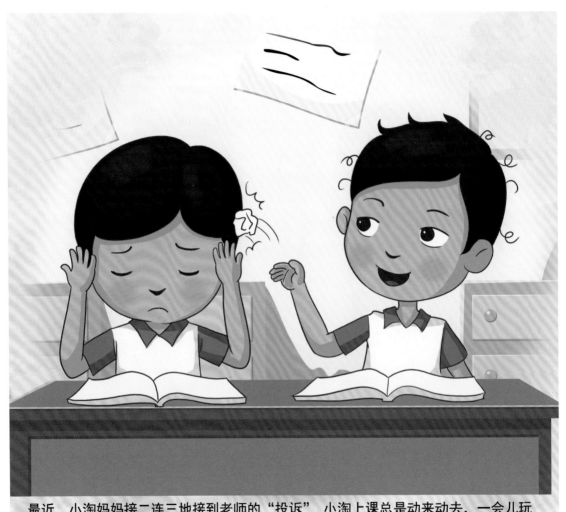

最近，小淘妈妈接二连三地接到老师的"投诉"，小淘上课总是动来动去，一会儿玩橡皮，一会儿拿纸团丢同学，来回张望……

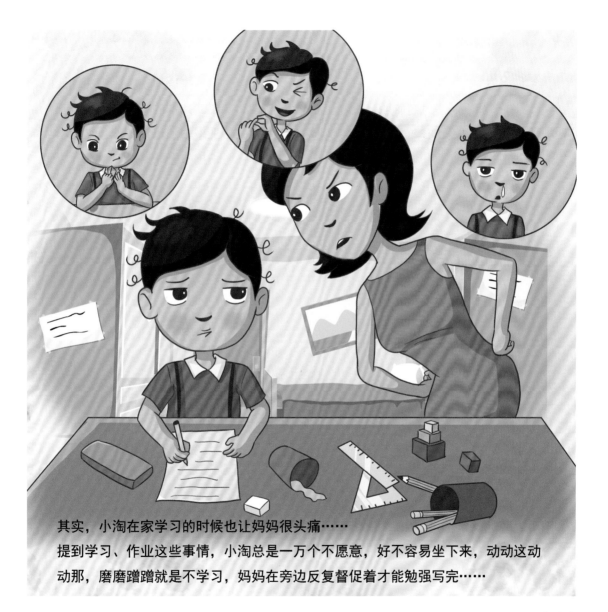

其实，小淘在家学习的时候也让妈妈很头痛……

提到学习、作业这些事情，小淘总是一万个不愿意，好不容易坐下来，动动这动动那，磨磨蹭蹭就是不学习，妈妈在旁边反复督促着才能勉强写完……

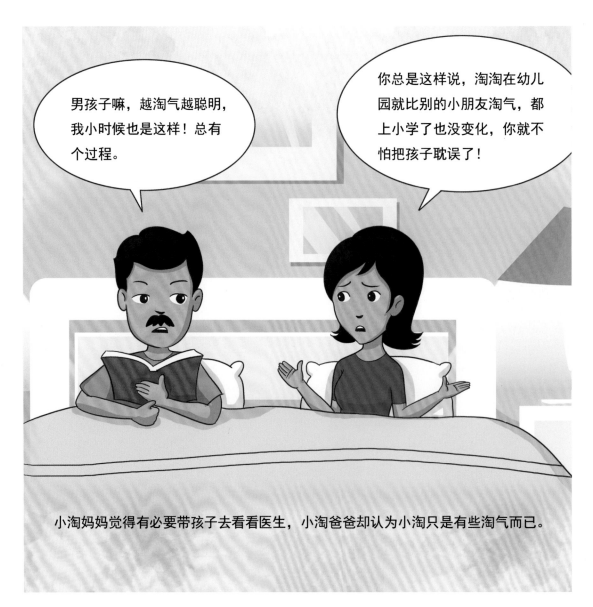

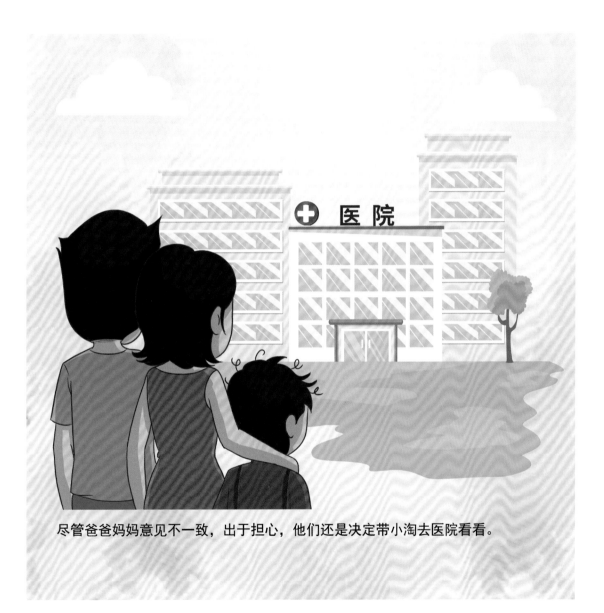

尽管爸爸妈妈意见不一致，出于担心，他们还是决定带小淘去医院看看。

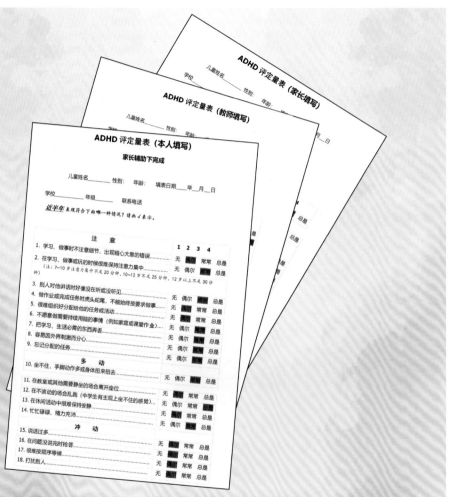

医生分别和小淘父母、小淘都进行了详细的沟通，还做了量表评估。

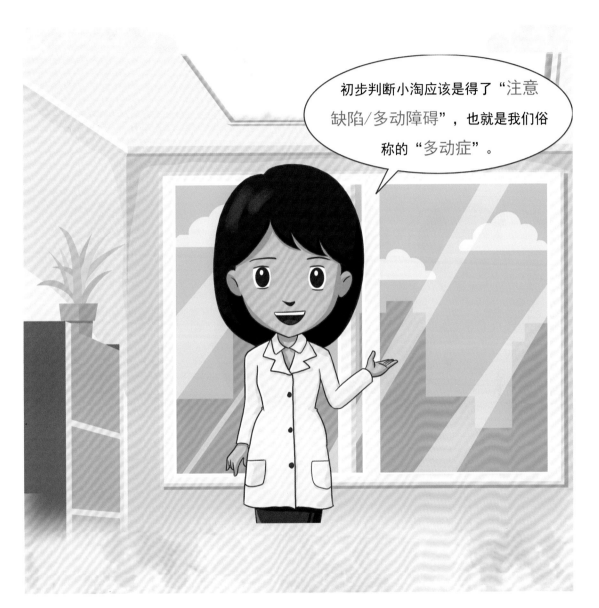

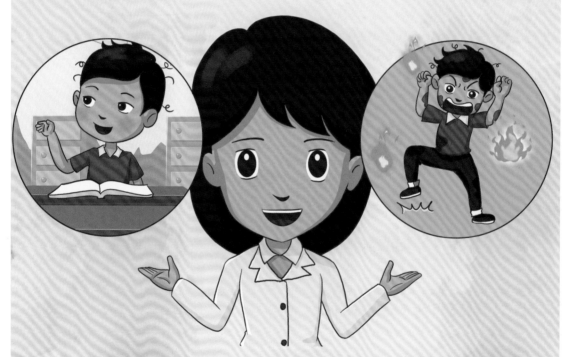

1. 注意力缺陷　　　　　2. 多动、冲动

医生介绍，多动症主要有两大类症状：①注意力缺陷；②多动、冲动。

注意力缺陷可表现为：

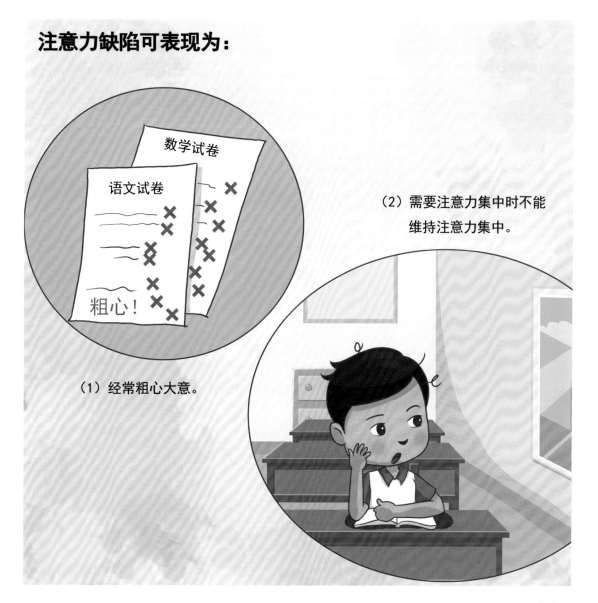

数学试卷

语文试卷

粗心！

（1）经常粗心大意。

（2）需要注意力集中时不能维持注意力集中。

注意力缺陷可表现为：

（4）做事没有条理，物品乱。

（3）难以完成任务。

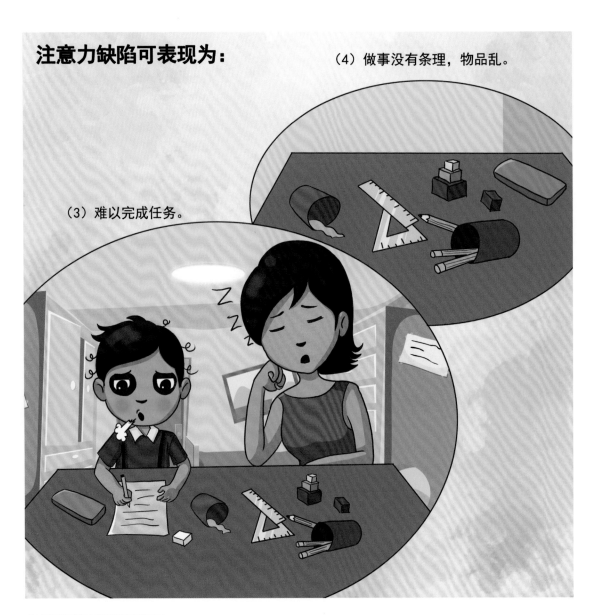

注意力缺陷可表现为：

（5）经常丢失日常学习和生活用品。

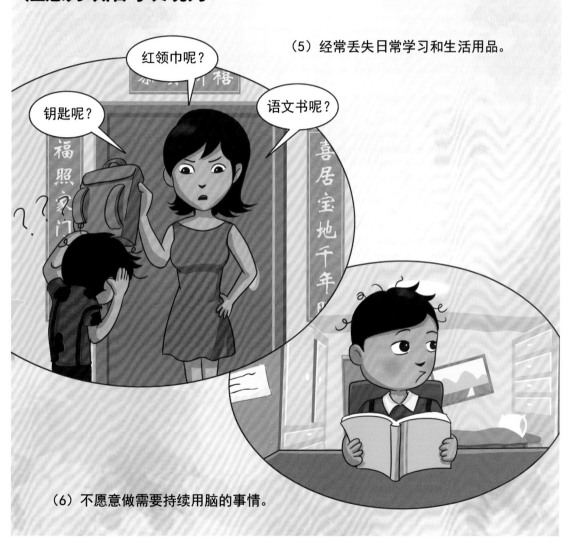

（6）不愿意做需要持续用脑的事情。

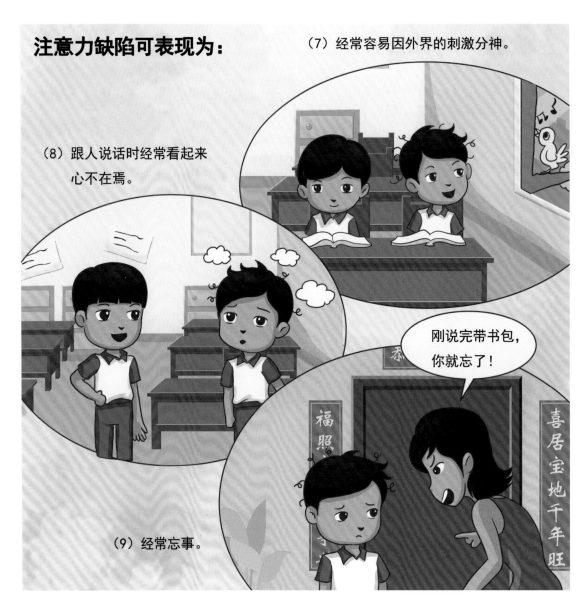

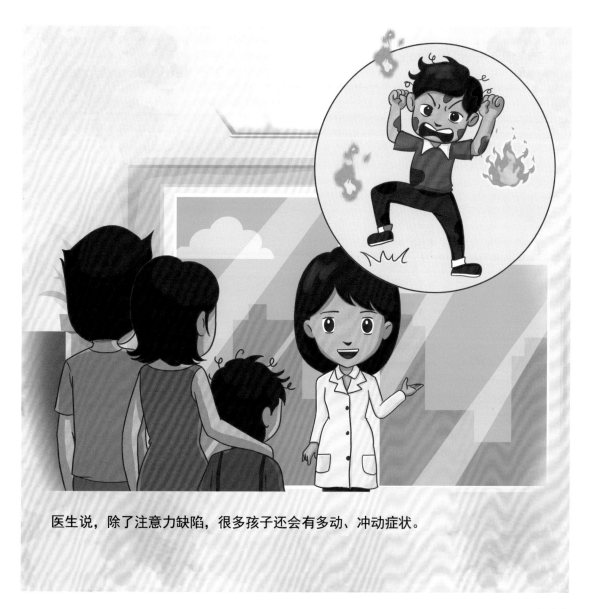

医生说，除了注意力缺陷，很多孩子还会有多动、冲动症状。

多动、冲动可表现为:

(1)精力过于充沛,经常"忙个不停"。

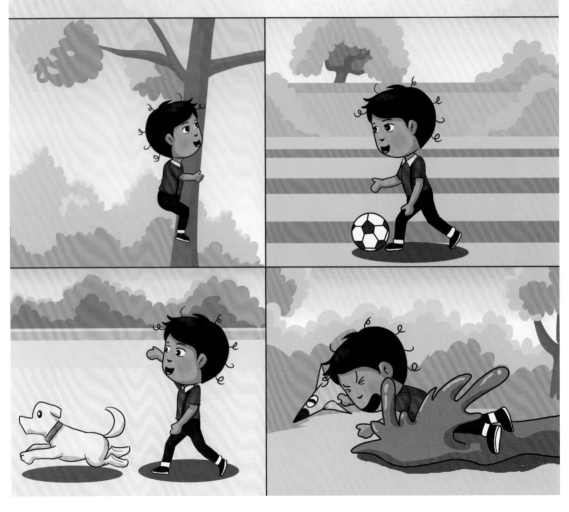

多动、冲动可表现为：

（2）坐不住，手脚动作多或身体扭来扭去。

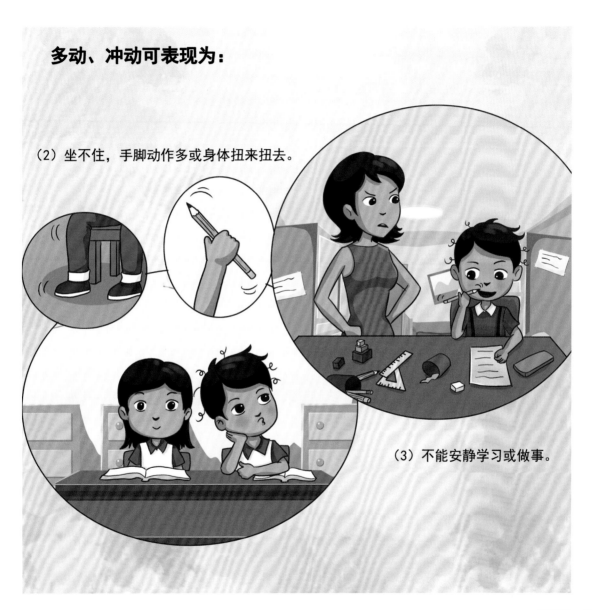

（3）不能安静学习或做事。

多动、冲动可表现为：

（4）经常在不适当的场合跑来跑去或爬上爬下。

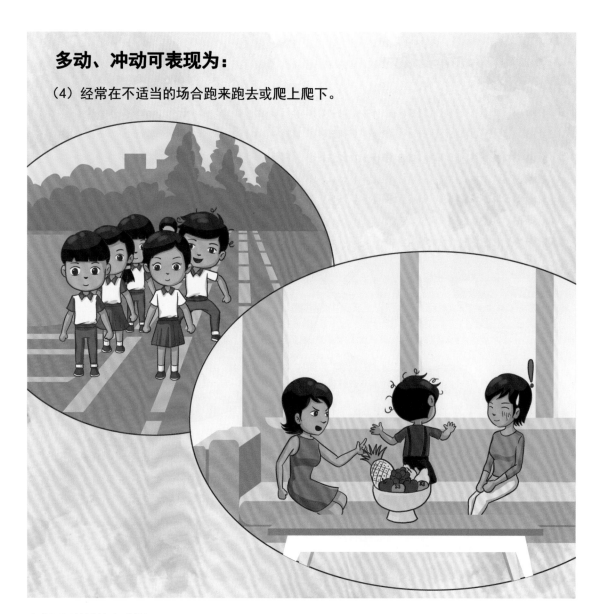

多动、冲动可表现为：

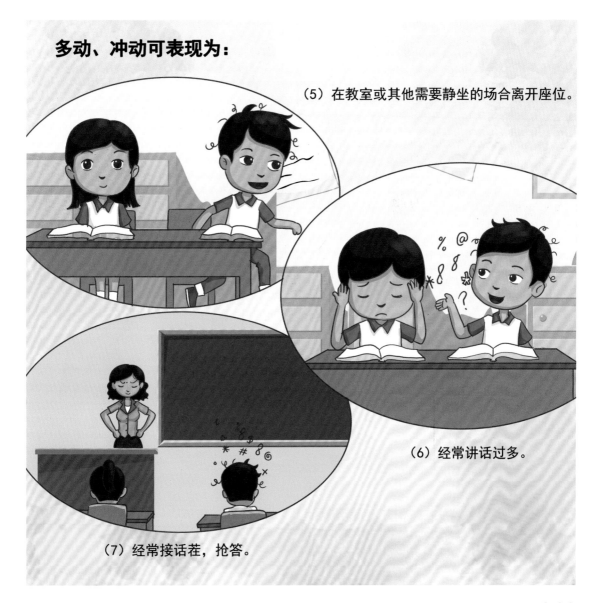

（5）在教室或其他需要静坐的场合离开座位。

（6）经常讲话过多。

（7）经常接话茬，抢答。

多动、冲动可表现为：

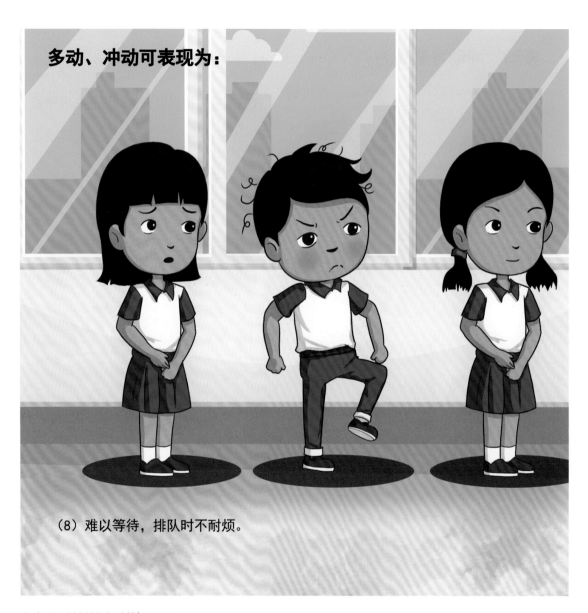

（8）难以等待，排队时不耐烦。

多动、冲动可表现为：

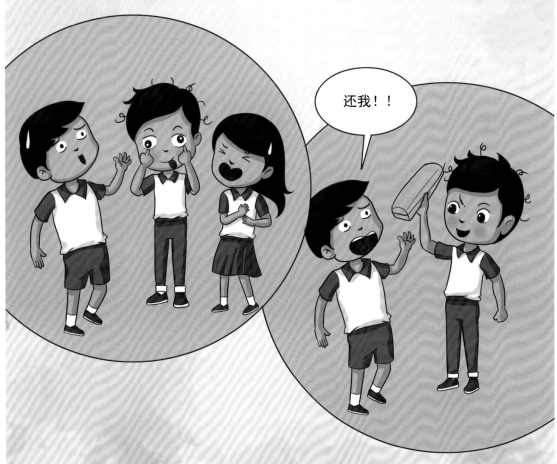

（9）经常打断或打扰别人，比如打断别人的对话，不经询问就用别人的东西。

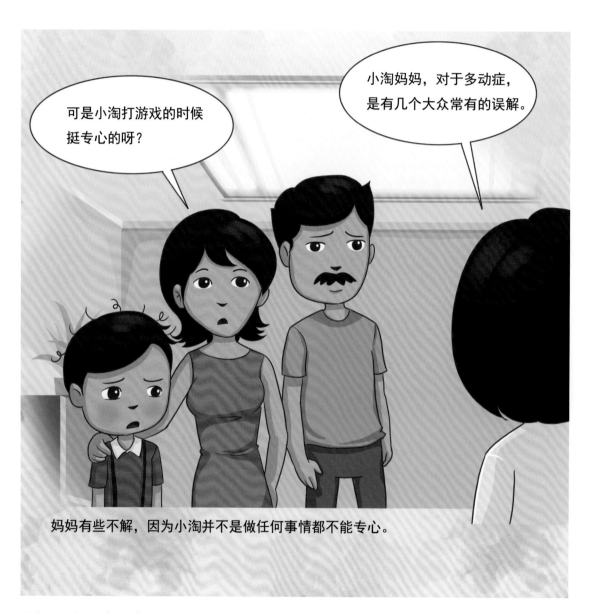

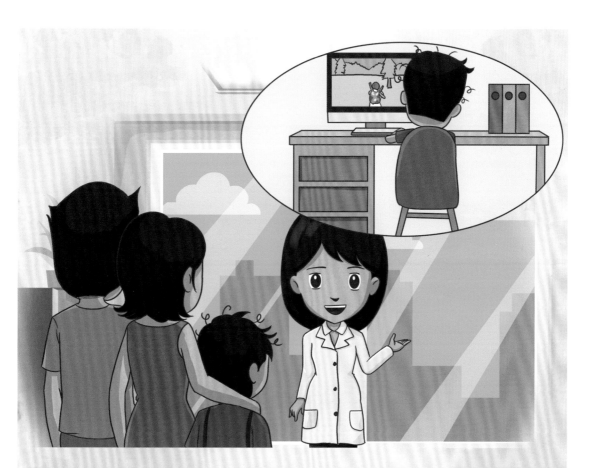

误解一：能专注玩游戏说明注意力没问题。

正解：注意力缺陷是指在那些尤其需要注意力集中的任务和活动上，无法自我调整集中注意力，比如学习、写作业，而游戏里很多短时变幻的刺激，不能真正考验注意力。

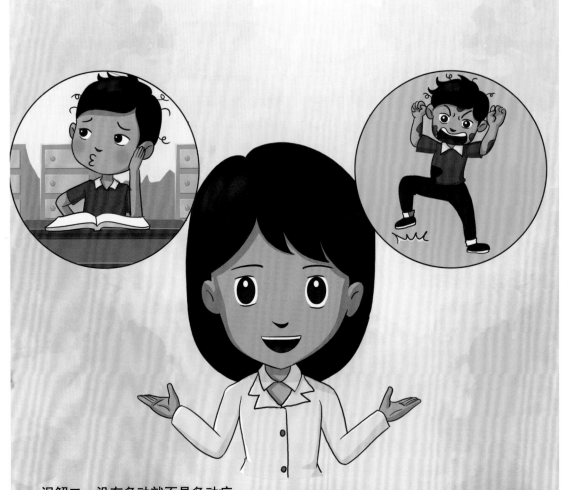

误解二：没有多动就不是多动症。

正解：多动症只是俗称，有些孩子只有注意力缺陷症状，有些孩子只有多动、冲动症状，有些孩子两类症状都有，都诊断为多动症。

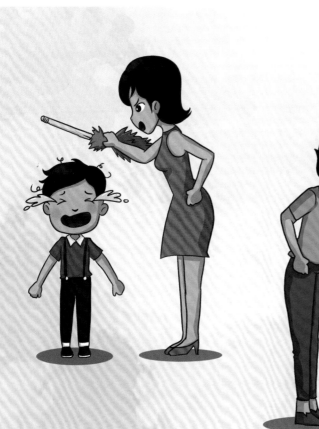
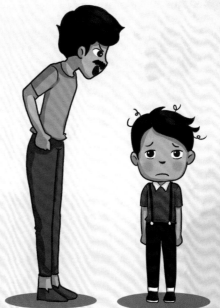

误解三：孩子有多动症是因为管教不够严格。

正解：有些家长会通过打骂、惩罚，来矫正孩子学习时的注意力。这不仅没有效果，还会使孩子对学习的体验更差，更排斥学习，另外也会觉得自卑，怀疑自己。

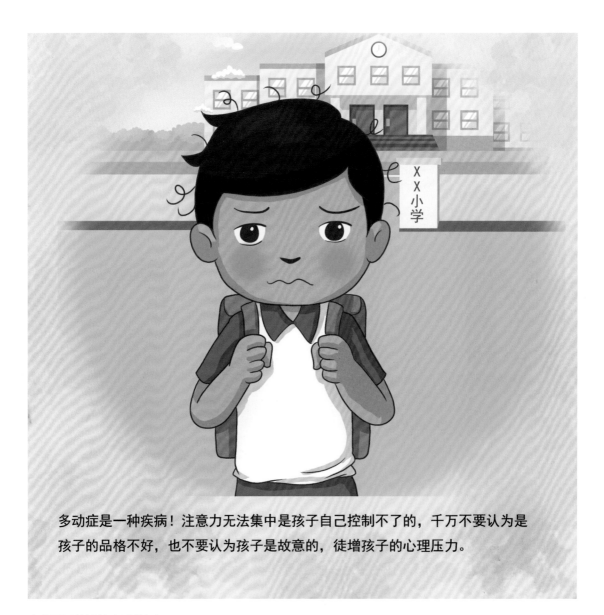

多动症是一种疾病！注意力无法集中是孩子自己控制不了的，千万不要认为是孩子的品格不好，也不要认为孩子是故意的，徒增孩子的心理压力。

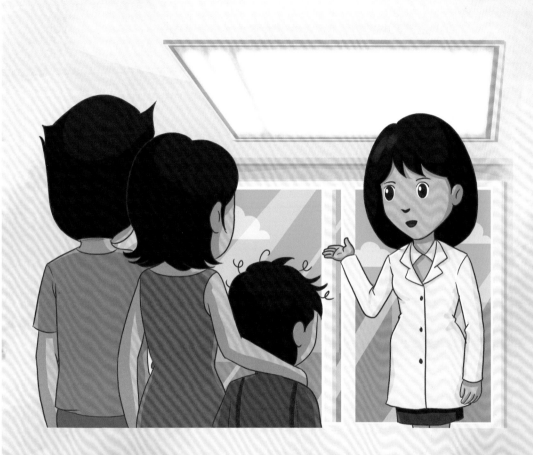

误解四：多动症是小孩才会得的病，长大了就好了。

正解：确实有部分多动症儿童到成年期时症状得到缓解。但有1/3~2/3的多动症儿童，症状会持续到成年期。因此，并不是只有儿童才能诊断多动症。

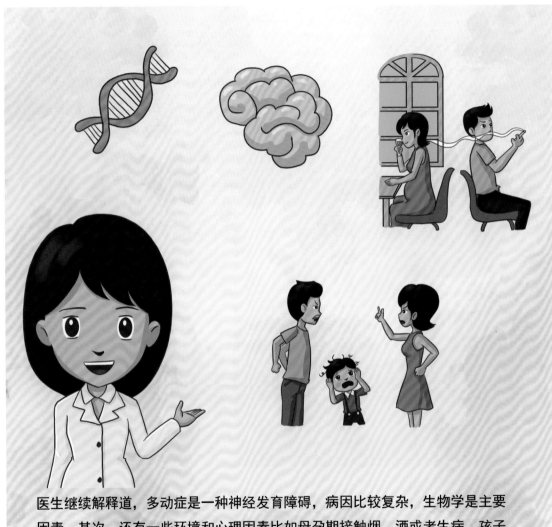

医生继续解释道，多动症是一种神经发育障碍，病因比较复杂，生物学是主要因素。其次，还有一些环境和心理因素比如母孕期接触烟、酒或者生病，孩子早产、宫内缺氧，以及家庭关系不和睦等。

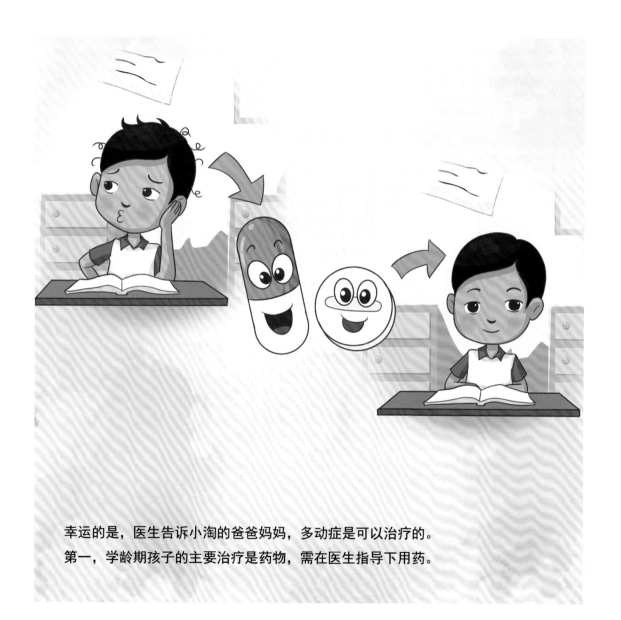

幸运的是，医生告诉小淘的爸爸妈妈，多动症是可以治疗的。
第一，学龄期孩子的主要治疗是药物，需在医生指导下用药。

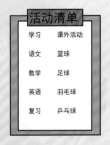

活动清单

学习	课外活动
语文	篮球
数学	足球
英语	羽毛球
复习	乒乓球

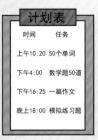

计划表

时间	任务
上午10:20	50个单词
下午4:00	数学题50道
下午16:25	一篇作文
晚上18:00	模拟练习题

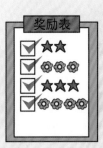

奖励表

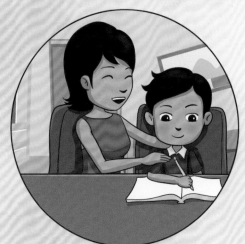

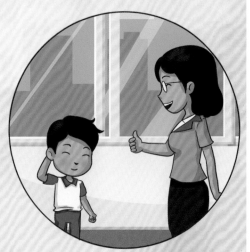

第二，家长和老师需要给孩子更多的行为辅助，如协助孩子制定活动清单、学习计划，给予孩子鼓励支持。

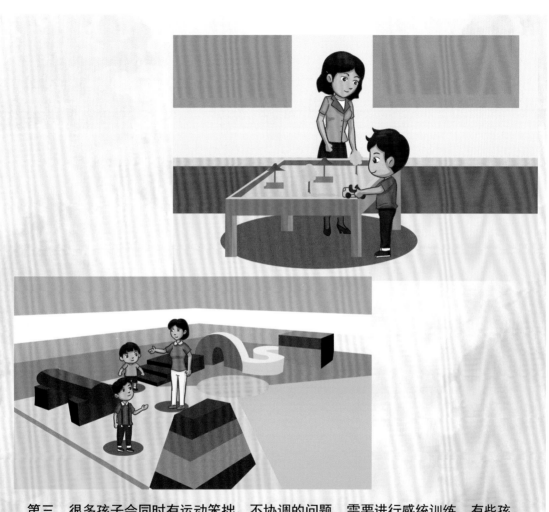

第三，很多孩子会同时有运动笨拙、不协调的问题，需要进行感统训练，有些孩子还可能有焦虑抑郁情绪，需要心理疏导。

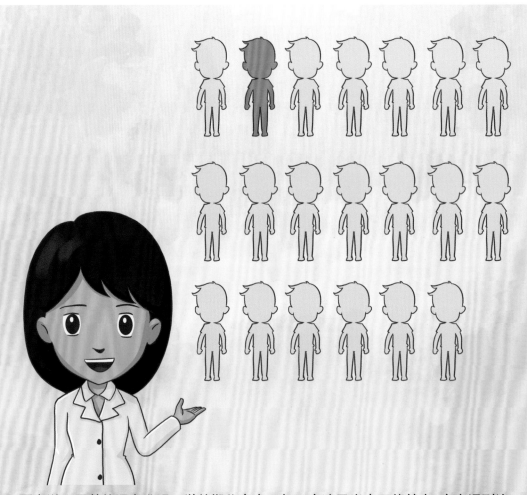

医生说，目前的调查发现，学龄期儿童中，每20个孩子当中可能就有1个会遇到这样的困难。

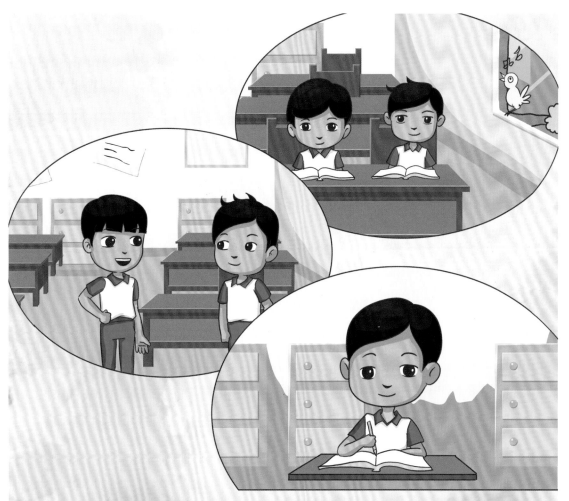

因为多动症的症状带给孩子心理、学习、生活上的负面影响较大且持续长久，所以早发现，早干预非常重要！通过系统干预，大部分孩子都是可以正常学习和生活的！

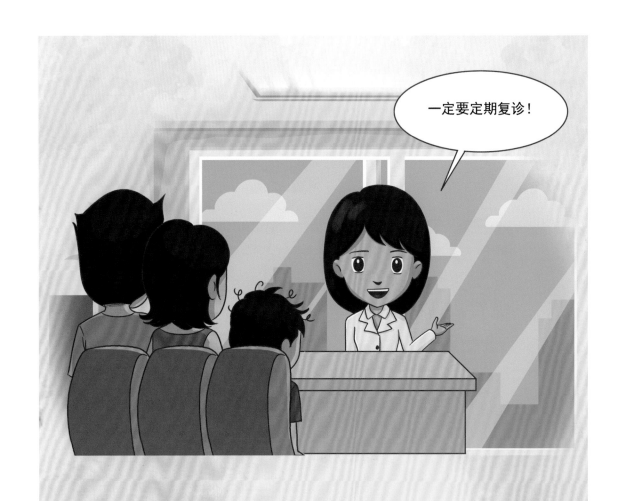

听了医生的详细介绍，小淘爸爸妈妈心里踏实了很多，他们表示一定会定期复诊，积极治疗，帮助小淘尽快康复。

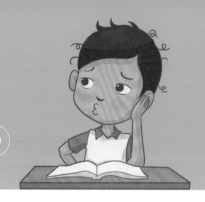

附：多动症小知识

"多动症"是个俗称，因为叫"多动症"，很多人以为必须有多动才会是多动症，其实这是个误解。

多动症的专业全称是"注意缺陷多动障碍"（attention deficit hyperactivity disorder，ADHD），是一种神经发育障碍，主要表现为与年龄不相称的注意力易分散和 / 或不分场合地过度活动、情绪冲动，并伴有认知障碍和学习困难，智力正常或接近正常。部分孩子只有注意力缺陷症状，没有多动冲动，也会被诊断为多动症。

多动症病因比较复杂，生物学是主要因素。其次，还有一些环境和心理因素比如母孕期接触烟、酒或者生病，孩子早产、宫内缺氧，以及家庭关系不和睦等。

多动症常见于学龄期儿童，但有 70% 的症状持续到青春期，30%~50% 持续到成年期。多动症常共患学习障碍、对立违抗障碍、心境障碍以及适应障碍等，对患者的学业、职业和社会生活等方面产生广泛而消极的影响。

根据中国七项主要研究的 meta 分析显示，多动症患病率为 4.31%~5.83%，这意味着，平均 20 个孩子中，就有一个孩子被多动症困扰。其中，纯粹的多动症仅为 28.1%，71.19% 的患儿有共病。但中国大陆多动症的就诊率仅有 10%。临床上可见部分群体直到成人期才开始就诊，低就诊率与大众对多动症的认识缺乏及相关医疗卫生资源不足均相关。

　　很多未就诊的患儿长期被症状困扰，学习成绩和人际关系均受到损害，自身内心反复受挫、自卑，家长和老师容易把孩子的疾病症状误解为意志力和品质问题，给孩子带来更多心理压力，长此以往，孩子的心理健康就会出现问题。

　　注意力困难带来的学业困难可能会让孩子逐渐厌学、逃学，多动、冲动及人际关系的问题可能会让孩子出现情绪问题、吸烟喝酒、沉迷网络、打架斗殴等。部分家长知道孩子患有多动症，侥幸认为随着孩子年龄增加，症状可能会减轻或消失，不愿积极系统治疗，但这些家长忽略了多动症的症状带给孩子心理、学习、生活上的负面影响较大且持续长久，而且很多负面影响难以逆转，所以早发现和积极干预非常重要！

　　多动症是可以治疗的。学龄期孩子的主要治疗是药物，需在医生指导下用药。家长和老师需要给孩子更多的行为辅助，如协助孩子制定活动清单、学习计划，给予孩子鼓励支持。很多孩子会同时有运动不协调的问题，需要进行感统训练，有些孩子还可能有焦虑抑郁情绪，需要心理疏导。通过系统干预，大部分多动症孩子完全可以正常学习和生活。

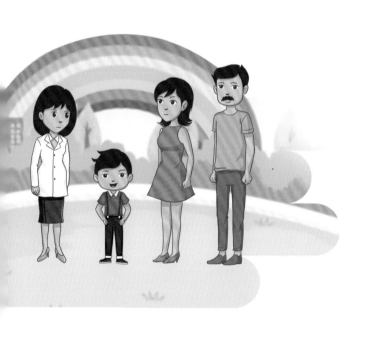

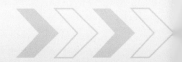

THE END

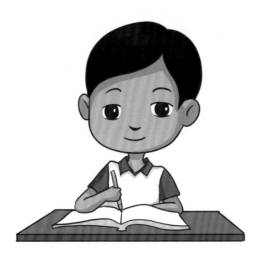

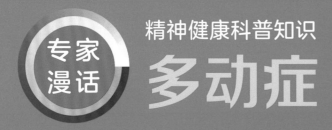

精神健康科普知识

多动症

专家漫话

扫码看视频，
学习更多多动症知识

扫码观看
精神心理健康公益宣传片

扫码关注公众号，
获取更多精神心理健康知识

52检

专家漫话

精神健康科普知识

孤独症

主　编　马　宁　陆　林

分册主编　王　慧

指导单位　国家卫生健康委员会疾病预防控制局

编写单位　北京大学第六医院

　　　　　国家精神卫生项目办公室

　　　　　中国疾病预防控制中心精神卫生中心

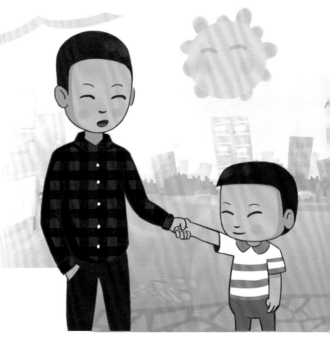

人民卫生出版社

·北京·

图书在版编目（CIP）数据

专家漫话精神健康科普知识/马宁，陆林主编. —
北京：人民卫生出版社，2020.9（2023.5重印）
ISBN 978-7-117-30579-2

Ⅰ.①专… Ⅱ.①马…②陆… Ⅲ.①精神卫生 – 普
及读物 Ⅳ.①R749-49

中国版本图书馆 CIP 数据核字（2020）第 183579 号

人卫智网　**www.ipmph.com**　医学教育、学术、考试、健康，
　　　　　　　　　　　　　　购书智慧智能综合服务平台
人卫官网　**www.pmph.com**　人卫官方资讯发布平台

专家漫话精神健康科普知识
Zhuanjia Manhua Jingshenjiankang Kepuzhishi

主　　编：马　宁　陆　林
出版发行：人民卫生出版社（中继线 010-59780011）
地　　址：北京市朝阳区潘家园南里 19 号
邮　　编：100021
E - mail：pmph @ pmph.com
购书热线：010-59787592　010-59787584　010-65264830
印　　刷：北京盛通印刷股份有限公司
经　　销：新华书店
开　　本：787×1092　1/20　　总印张：28⅕
总 字 数：474 千字
版　　次：2020 年 9 月第 1 版
印　　次：2023 年 5 月第 7 次印刷
标准书号：ISBN 978-7-117-30579-2
定价（共 13 册）：286.00 元
打击盗版举报电话：010-59787491　E-mail：WQ @ pmph.com
质量问题联系电话：010-59787234　E-mail：zhiliang @ pmph.com

《专家漫话精神健康科普知识》
编写委员会

指导单位：　国家卫生健康委员会疾病预防控制局
编写单位：　北京大学第六医院
　　　　　　国家精神卫生项目办公室
　　　　　　中国疾病预防控制中心精神卫生中心

主　　编：　马　宁　陆　林
副 主 编：　赵梦婕　李　茜
编　　委　（以姓氏笔画为序）：
　　　　　　王　慧　孔庆梅　司天梅　刘　琦　闫　俊　孙　伟
　　　　　　孙洪强　孙新宇　杨　磊　邱宇甲　张鸿燕　姜思思
　　　　　　黄　剑　曹庆久　程　章　蒲城城　廖金敏
美术设计：　钱洪涛　徐英姬　王　琨　宋　健

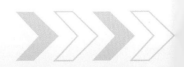

　　精神健康是健康的重要组成部分，没有精神健康就没有健康。当前我国社会经济高速发展，人们普遍感觉生活节奏快、工作压力大，抑郁、焦虑等精神心理问题的发生有上升趋势。根据 2019 年发表的全国精神障碍流行病学调查结果，我国 18 岁以上人口各种精神障碍终生患病率为 16.57%。据此估算，我国大概有 2.3 亿人罹患各种精神障碍，6 个人中就有 1 个人至少患有一种精神障碍。

　　数字触目惊心，提醒着我们精神障碍并不遥远，我们每个人都有可能在人生的某个阶段遇到精神问题的困扰。但当前公众对精神障碍的了解和认识还普遍不足，对病因和主要表现不了解，对求诊和治疗原则不了解，甚至认为这些不是病，是个人的意志不坚强，毅力不坚韧，吃饱穿暖无病呻吟，这些无知、偏见和歧视给患者——可能是亲朋好友也可能是自己——都带来了极大的心理压力，会延误及时求治，给个体带来更多的痛苦，影响其社会功能。

　　为了提高大众对精神健康的重视，加强对精神障碍的了解，北京大学第六医院组织医院青年医生和知名专家组成专业团队，采用漫画这种新颖的形式撰写了《专家漫话精神健康科普知识》，包括精神科 13 种最常见的成人、儿童和老年精神障碍，分别是抑郁症、双相情感障碍、失眠障碍、焦虑障碍、精神分裂症、强迫症、孤独症、多动症、老

年痴呆、进食障碍、酒精依赖、躯体形式障碍、抽动障碍。每册漫画均从典型案例入手，详解每种疾病的主要临床表现、治疗、病因等，内容科学准确，通俗易懂，可读性强，最后的小知识还对疾病的康复、照料或自我调适要点等进行了补充总结归纳。同时，漫画的每一册都配有相应的动画版，时长约 5 分钟，扫一扫后附二维码即可免费观看。

本书可以作为精神卫生知识的科普读物，帮助普通公众了解相关知识，也可以作为精神卫生工作人员，尤其是基层精神卫生防治人员日常工作中的医患沟通和教育工具书。首次采用漫画和视频结合形式对精神科主要常见疾病进行科普，难免有不足之处，恳请广大读者批评指正。

感谢所有参与编写的医生，在主题选择、脚本撰写、审片修改等工作中做出的贡献，为确保内容既要丰富全面又要生动通俗，医生们在脚本撰写过程中进行了多次修改和提炼，审片时更是一幅一幅反复检查，严谨求实。特别感谢美术设计团队，跟编写医生们反复沟通确认，学习了解专业知识，在漫画人物设计中充分发挥想象力，精益求精。

精神健康是健康的二分之一，已经有越来越多的人认识到了精神健康的重要性。期待大家都能有意识的主动学习相关科普知识，积极维护自身精神健康，也关爱帮助周围人。我们每一个人都是自己精神健康的第一责任人。

北京大学第六医院

马宁　陆林

2020 年 9 月

小华的妈妈很苦恼，
因为她发现小华从小就跟别的孩子不太一样。

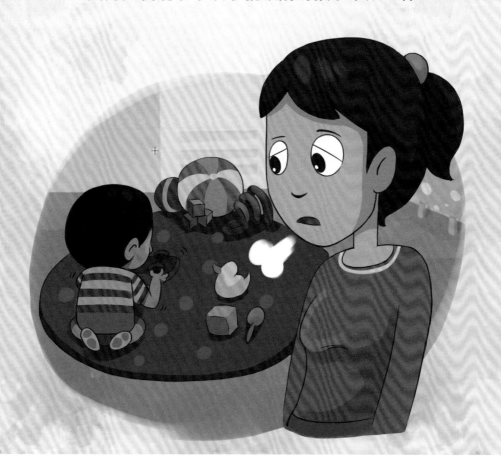

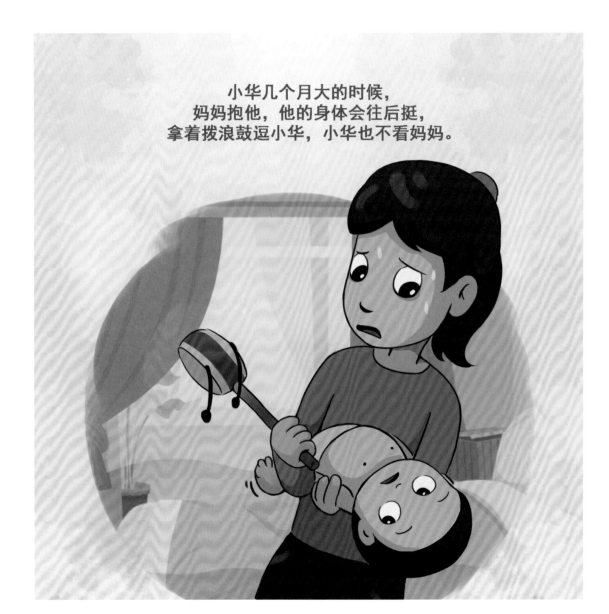

小华几个月大的时候，
妈妈抱他，他的身体会往后挺，
拿着拨浪鼓逗小华，小华也不看妈妈。

长大一些后，妈妈要出门时，他也不会吵着找妈妈。
而妈妈从外面回来了，也看不出小华高兴。

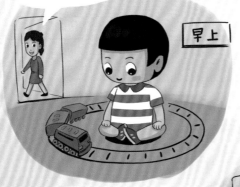

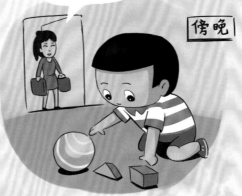

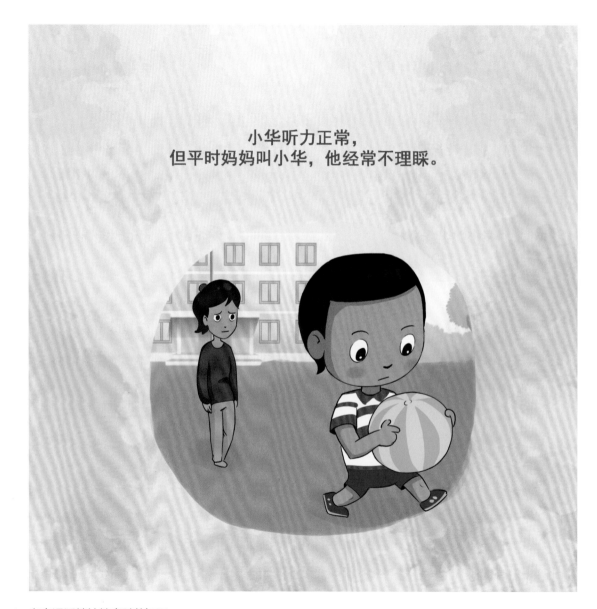

有时，小华要喝水，
他不说话，也不会看着妈妈表达，
只是看着水或抓住妈妈的手放到饮水机上。

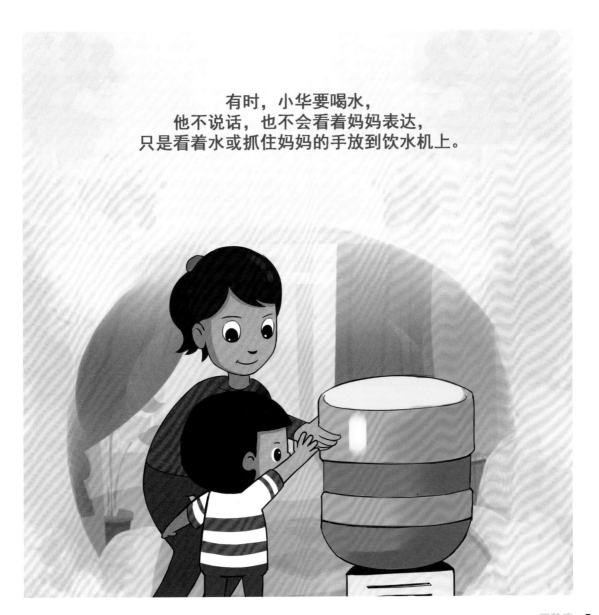

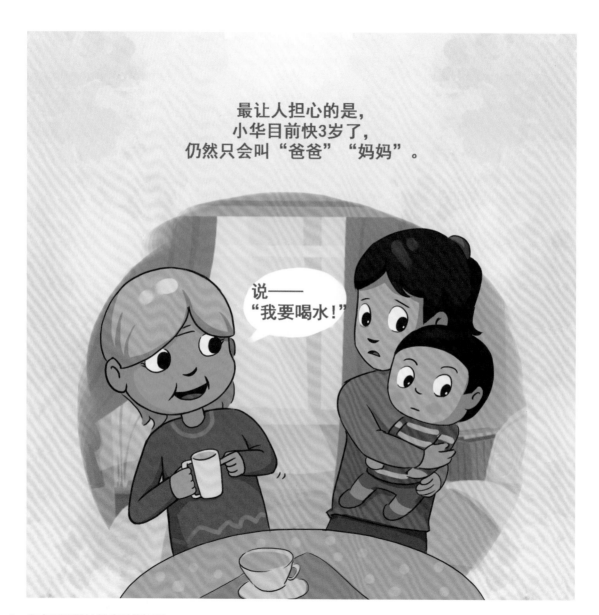

小华的爱好也很特别，他对轮胎很着迷，
经常看着各种颜色的轮胎，
沉浸在自己的世界里。

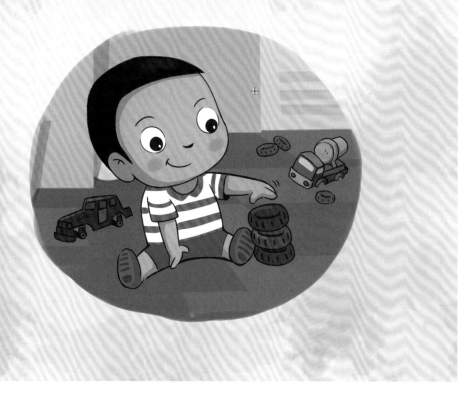

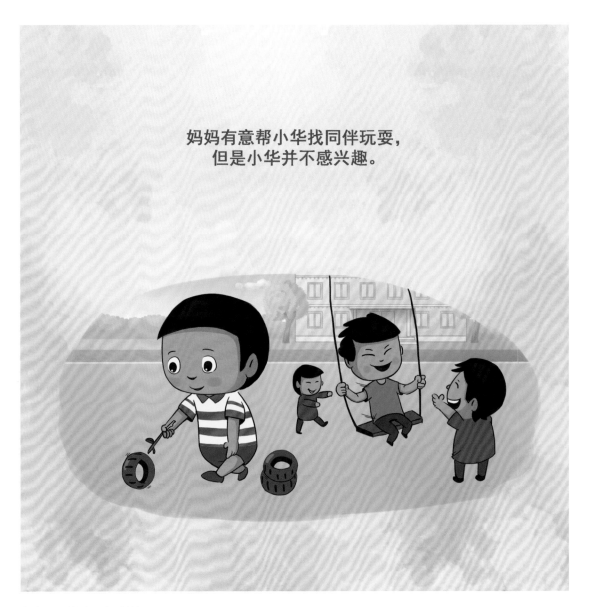

妈妈有意帮小华找同伴玩耍，
但是小华并不感兴趣。

邻居4岁的小宝带小华搭积木，
但小华似乎并不知道怎么跟小宝交往，
总是一把推倒积木，搞得小宝沮丧不已。

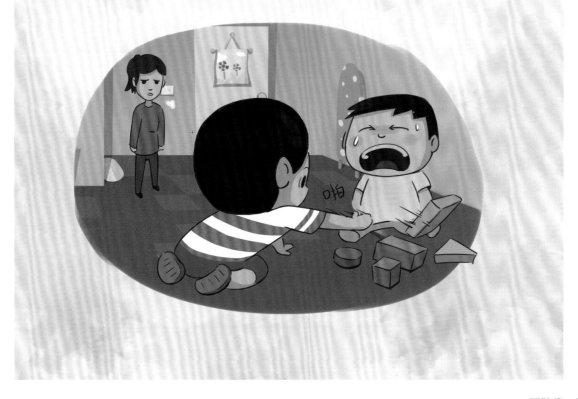

担心之下，小华妈妈带着小华来到了儿童精神科就诊，
小华被诊断为"孤独症"，
也就是人们常说的"自闭症"。

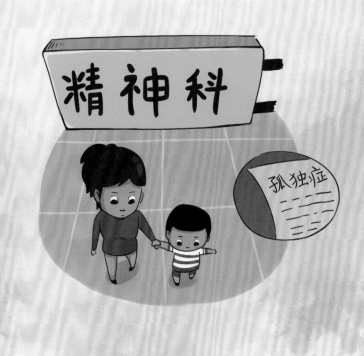

医生告诉小华妈妈：孤独症是一种神经发育障碍，
主要表现为社会交往困难、交流困难、
兴趣局限或刻板重复的行为模式。
大约70%的孤独症患儿伴有智力低下。

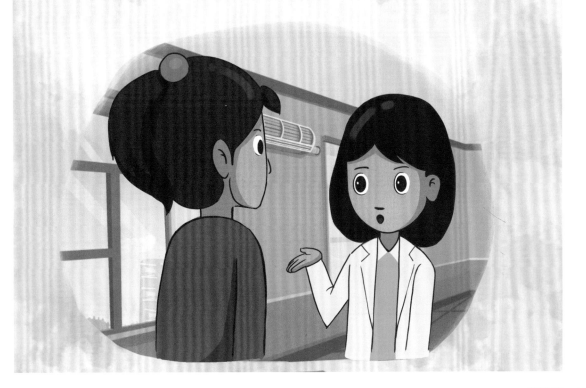

— 社会交往困难 —

缺乏与人交往的意愿，缺乏情感互动。

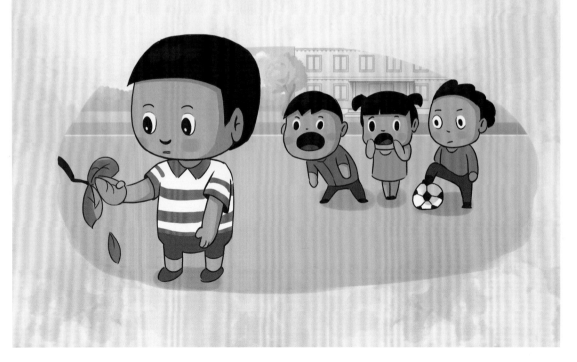

— 社会交往困难 —

部分孩子有意愿和人交往，但缺乏社交技能，不会交往。比如不知道如何跟同伴表示友好，反而会通过打人或者咬人来表示友好。

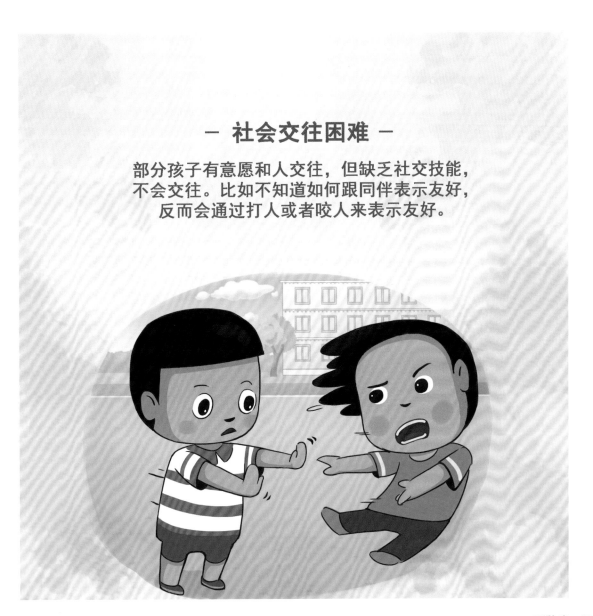

－ 社会交往困难 －

不会玩过家家等角色扮演类游戏。

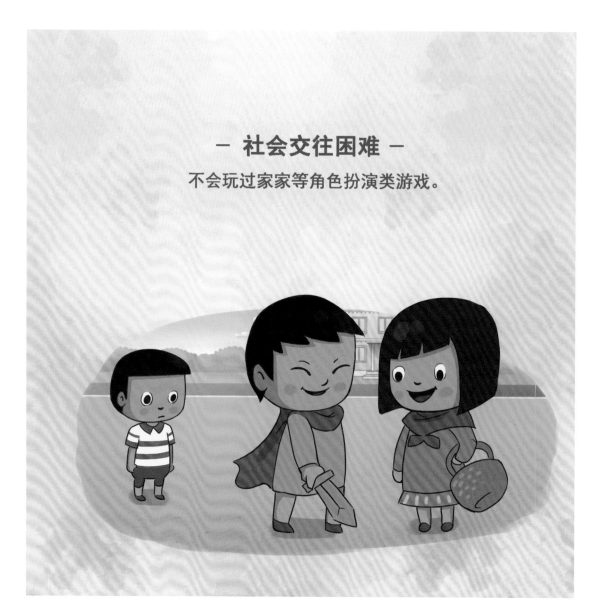

— 交流困难 —

言语方面，孤独症儿童说话晚，
很晚才分清人称代词"你""我""他"，
严重的甚至终生无语言。

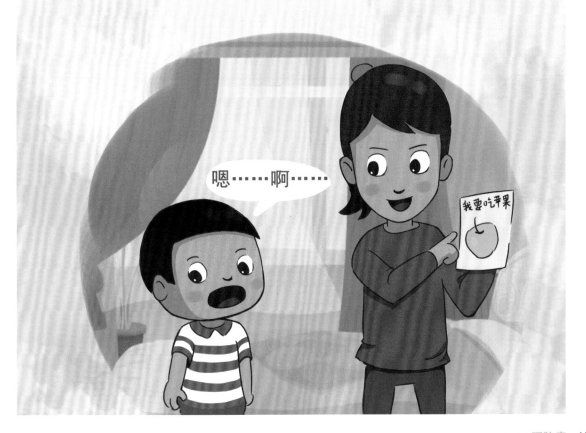

－ 交流困难 －

有的孩子会出现自言自语现象，
所说的内容
往往为动画片所看到的内容或者别人说过的话。

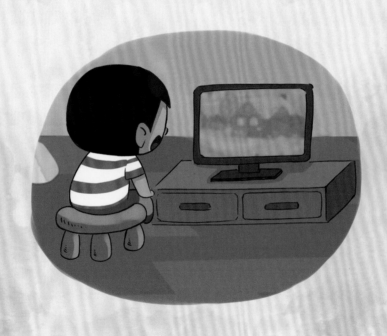

－ 交流困难 －

非言语方面：他们很少用点头、摇头以及各种手势等辅助交流。

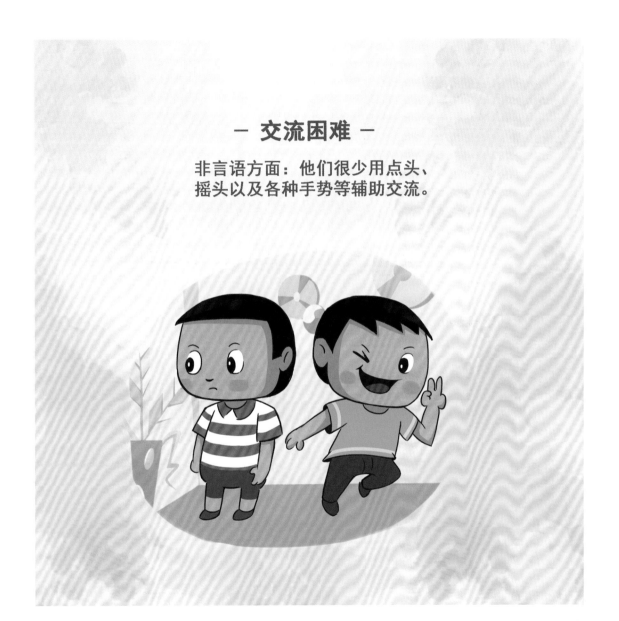

－ 兴趣局限 －

对于一般儿童感兴趣的事物，孤独症儿童常不感兴趣，
但是对于一些单调或者有某种特征的事物却表现出痴迷，
例如：喜欢开关、门把手，喜欢固定形状的物体，
如轮胎，喜欢看旋转的物体……

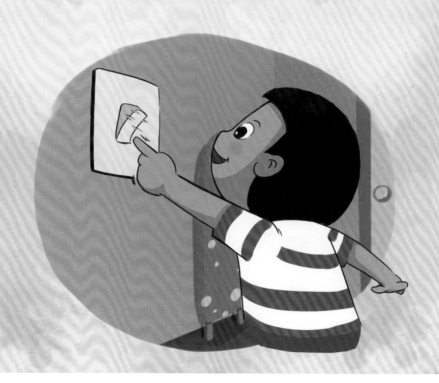

－ 兴趣局限 －

有的孩子喜欢听天气预报，
喜欢某一个动物，比如喜欢蛇，
会搜集关于蛇的种类、习性、分布、毒性等相关的知识……

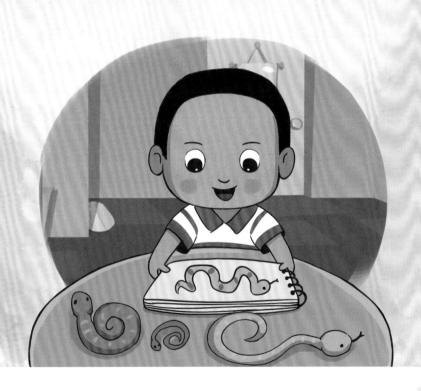

－ 刻板重复的行为模式 －

他们经常表现得固执、拒绝改变，
例如：只走固定的路线、
物品放置在固定的地方，极端挑食，总穿同一件衣服等。
对于环境的变化特别敏感，难以接受。

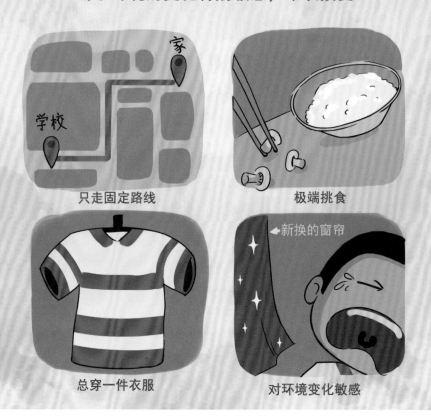

只走固定路线

极端挑食

总穿一件衣服

对环境变化敏感

－ 刻板重复的行为模式 －

有些孩子还会表现出奇怪的动作，
例如：踮着脚走路、反复玩手、
反复拍手、凝视某处、反复转圈等。

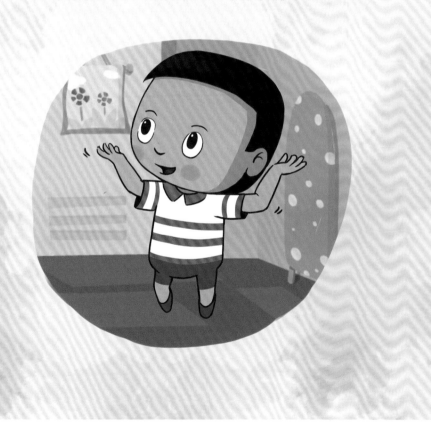

孤独症儿童在两岁前就会出现症状。2013年，国家卫生计生委发布了《儿童心理保健技术规范》，其中明确列举了不同年龄儿童中提示孤独症的预警表现，以提示家长尽早发现孩子孤独症的问题。

《儿童心理保健技术规范》					
年龄	预警征象	年龄	预警征象	年龄	预警征象
3月龄	1.对很大声音没有反应 2.不注视人脸，不追视移动人或物品 3.逗引时不发音或不会笑	12月龄	1.不会挥手表示"再见"或拍手表示"欢迎" 2.呼唤名字无反应	2岁半龄	1.兴趣单一、刻板 2.不会说2-3个字的短语 3.不会示意大小便
6月龄	1.发音少，不会笑出声	18月龄	1.不会有意识叫"爸爸"或"妈妈" 2.不会按要求指人或物 3.与人无目光对视	3岁龄	1.不能与其他儿童交流、游戏 2.不会说自己的名字
8月龄	1.听到声音无应答 2.不会区分生人和熟人	2岁龄	1.无有意义的语言		

孤独症是孤独谱系障碍中最常见的一种，
此外，阿斯伯格综合征也属于孤独症谱系障碍，需要关注。

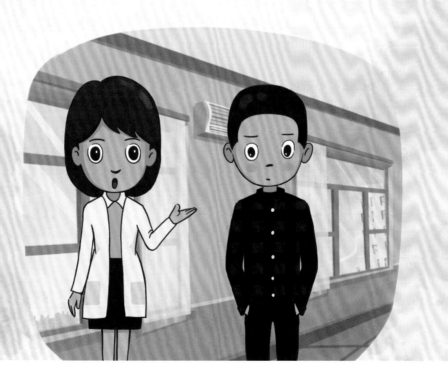

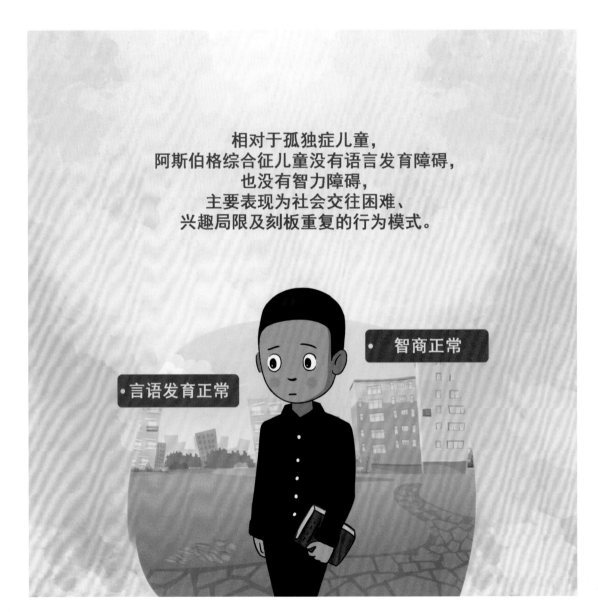

相对于孤独症儿童，
阿斯伯格综合征儿童没有语言发育障碍，
也没有智力障碍，
主要表现为社会交往困难、
兴趣局限及刻板重复的行为模式。

智商正常

言语发育正常

因为症状相对较轻，智商正常，
孩子的学习成绩正常，
有些孩子甚至可能在记忆力、算术等方面能力超常，
他们的症状和困难很容易被忽视。

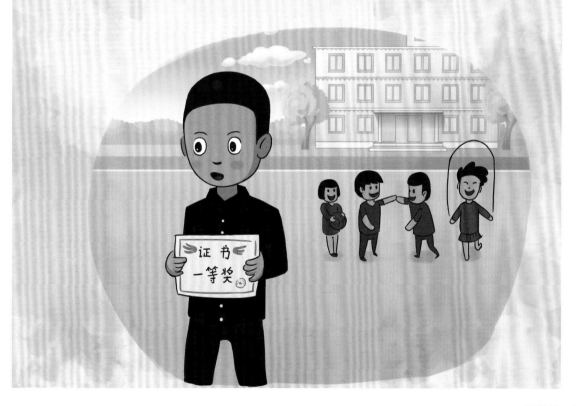

随着孩子逐渐长大，
他们会出现一些学校适应和人际交往的困难，
经常被评价"内向""不合群""情商低"，
被误解为性格问题而耽误就诊。

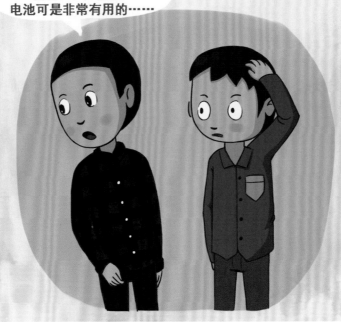

目前，孤独症谱系障碍的病因和病理机制
在世界范围内仍没有研究清楚。

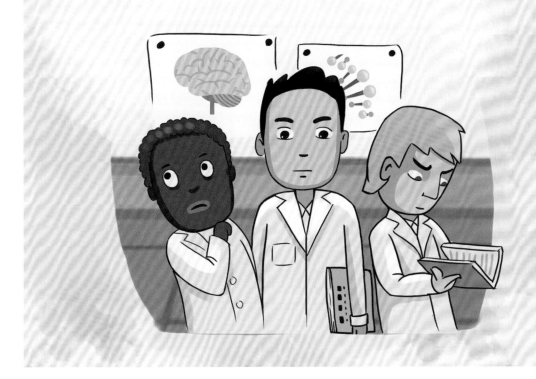

暂时没有任何特效药物可以治愈孤独症谱系障碍，
家长切勿盲听盲从以下虚假广告——

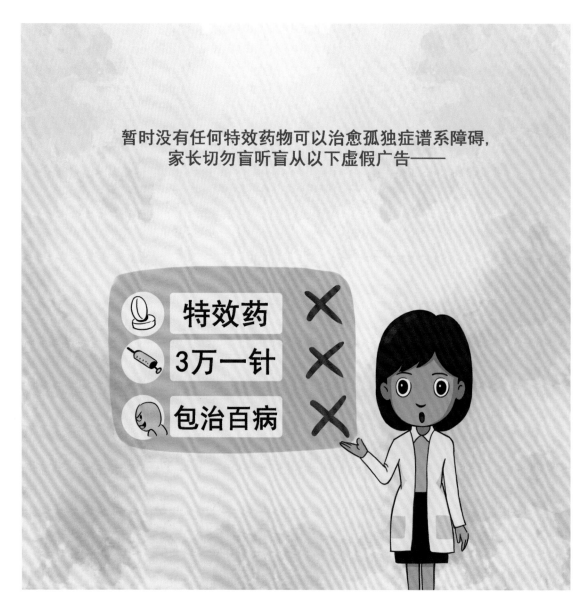

目前唯一有循证医学证据的教育训练方法是有效干预措施。
孩子年龄越小，神经发育的可塑性越强，干预效果越好，
所以一旦发现孩子有孤独谱系障碍的问题，
要尽早就诊评估，结合个体化情况，
选择循证证据充分的科学合理的干预方法系统干预。

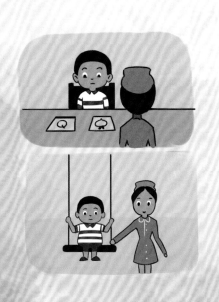
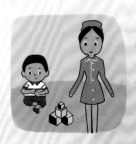
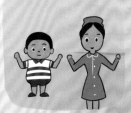

希望每个孤独症谱系障碍的孩子
都能尽早得到科学评估及个体化的科学干预，
最大限度地促进他们的成长，保证未来的生活。

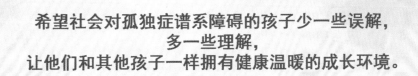

希望社会对孤独症谱系障碍的孩子少一些误解，
多一些理解，
让他们和其他孩子一样拥有健康温暖的成长环境。

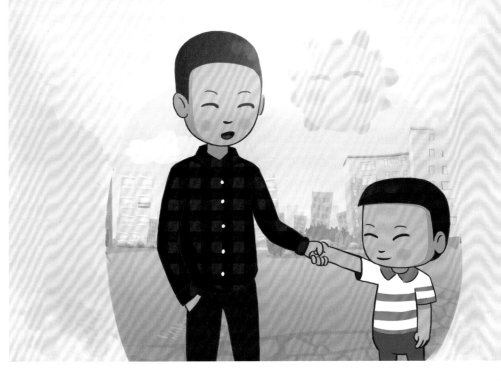

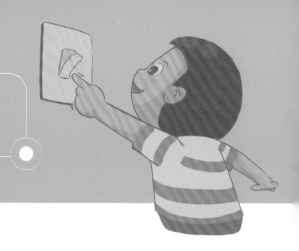

附：**孤独症**小知识

    孤独症谱系障碍是一个日益引起医学界和社会各界关注的精神疾病。该种疾病的病因及发病机制不清，但已被医学界公认为是一种由生物学因素导致的神经发育障碍。主要临床表现为社会交往障碍、交流障碍、兴趣局限及刻板重复的行为方式，同时还常常伴有其他精神症状，并伴有多种精神共患病（如：精神发育迟滞等）及躯体共患病（如：癫痫等）。

    该疾病呈长期慢性病程，严重影响患者的社会功能，是导致精神残疾的重要原因。2014 年美国疾病控制和预防中心的监测数据显示孤独症谱系障碍患病率为 1/59。在中国，孤独症谱系障碍的流行病学调查尚缺乏全国性数据。

    孤独症俗称自闭症，是孤独症谱系障碍中最主要的类型，起病于 3 岁之前，大约 2/3 的患儿在出生后逐渐表现出异常，另外约 1/3 的儿童，早期有 1~2 年的正常发育期，之后才退化出现孤独症症状。对于非退行起病的患儿，大部分患儿在 1 岁前就表现出孤独症症状。大部分家长在患儿 2 岁前会发现异常，患儿早期常见的表现为：与人目光交流差；对大的声音及别人喊他 / 她的名字常无反应；不会用手指指东西；言语发育迟缓，说话晚等。

    高功能孤独症和阿斯伯格综合征儿童智商正常，症状容易被忽视，从而延误评估和干预。若孩子存在社交困难、兴趣局限及刻板重复的行为模式，建议积极就诊评估。

目前孤独症谱系障碍的病因和病理机制在世界范围内仍没有研究清楚。暂时没有任何特效药物可以治愈孤独症谱系障碍。目前有循证医学证据的教育训练方法是唯一的有效干预措施。

选择科学合理的干预训练方法，针对孩子的个体情况进行长期的系统干预。除了专业机构对孩子进行康复训练外，家长也要接受相关的知识培训，在家庭中对孩子进行训练。

孩子年龄越小，神经发育的可塑性越强，干预效果越好，所以一旦发现孩子有孤独症谱系障碍的问题，要尽早就诊评估。早发现、早诊断、早干预对孤独症谱系障碍儿童的预后至关重要。

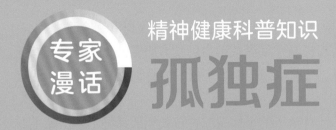

专家漫话

精神健康科普知识

孤独症

扫码看视频，
学习更多孤独症知识

扫码观看
精神心理健康公益宣传片

扫码关注公众号，
获取更多精神心理健康知识

52检

专家漫话

精神健康科普知识

抽动障碍

主　编　马宁　陆林

分册主编　赵梦婕

指导单位　国家卫生健康委员会疾病预防控制局

编写单位　北京大学第六医院

　　　　　国家精神卫生项目办公室

　　　　　中国疾病预防控制中心精神卫生中心

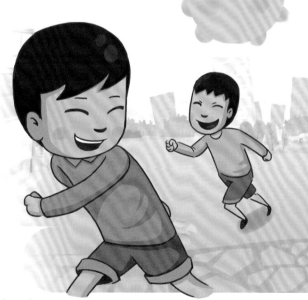

人民卫生出版社

·北京·

图书在版编目（CIP）数据

专家漫话精神健康科普知识/马宁，陆林主编 . ——
北京：人民卫生出版社，2020.9（2023.5重印）
ISBN 978-7-117-30579-2

Ⅰ.①专… Ⅱ.①马…②陆… Ⅲ.①精神卫生 – 普
及读物 Ⅳ.①R749-49

中国版本图书馆 CIP 数据核字（2020）第 183579 号

人卫智网	www.ipmph.com	医学教育、学术、考试、健康， 购书智慧智能综合服务平台
人卫官网	www.pmph.com	人卫官方资讯发布平台

专家漫话精神健康科普知识
Zhuanjia Manhua Jingshenjiankang Kepuzhishi

主　编：马　宁　陆　林
出版发行：人民卫生出版社（中继线 010-59780011）
地　　址：北京市朝阳区潘家园南里 19 号
邮　　编：100021
E - mail：pmph @ pmph.com
购书热线：010-59787592　010-59787584　010-65264830
印　　刷：北京盛通印刷股份有限公司
经　　销：新华书店
开　　本：787 × 1092　1/20　　总印张：28⅕
总 字 数：474 千字
版　　次：2020 年 9 月第 1 版
印　　次：2023 年 5 月第 7 次印刷
标准书号：ISBN 978-7-117-30579-2
定价（共 13 册）：286.00 元

打击盗版举报电话：010-59787491　E-mail：WQ @ pmph.com
质量问题联系电话：010-59787234　E-mail：zhiliang @ pmph.com

《专家漫话精神健康科普知识》
编写委员会

指导单位： 国家卫生健康委员会疾病预防控制局

编写单位： 北京大学第六医院

国家精神卫生项目办公室

中国疾病预防控制中心精神卫生中心

主　　编： 马　宁　陆　林

副 主 编： 赵梦婕　李　茜

编　　委（以姓氏笔画为序）：

王　慧　孔庆梅　司天梅　刘　琦　闫　俊　孙　伟

孙洪强　孙新宇　杨　磊　邱宇甲　张鸿燕　姜思思

黄　剑　曹庆久　程　章　蒲城城　廖金敏

美术设计： 钱洪涛　徐英姬　王　琨　宋　健

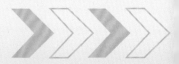

前　言

精神健康是健康的重要组成部分，没有精神健康就没有健康。当前我国社会经济高速发展，人们普遍感觉生活节奏快、工作压力大，抑郁、焦虑等精神心理问题的发生有上升趋势。根据 2019 年发表的全国精神障碍流行病学调查结果，我国 18 岁以上人口各种精神障碍终生患病率为 16.57%。据此估算，我国大概有 2.3 亿人罹患各种精神障碍，6 个人中就有 1 个人至少患有一种精神障碍。

数字触目惊心，提醒着我们精神障碍并不遥远，我们每个人都有可能在人生的某个阶段遇到精神问题的困扰。但当前公众对精神障碍的了解和认识还普遍不足，对病因和主要表现不了解，对求诊和治疗原则不了解，甚至认为这些不是病，是个人的意志不坚强，毅力不坚韧，吃饱穿暖无病呻吟，这些无知、偏见和歧视给患者——可能是亲朋好友也可能是自己——都带来了极大的心理压力，会延误及时求治，给个体带来更多的痛苦，影响其社会功能。

为了提高大众对精神健康的重视，加强对精神障碍的了解，北京大学第六医院组织医院青年医生和知名专家组成专业团队，采用漫画这种新颖的形式撰写了《专家漫话精神健康科普知识》，包括精神科 13 种最常见的成人、儿童和老年精神障碍，分别是抑郁症、双相情感障碍、失眠障碍、焦虑障碍、精神分裂症、强迫症、孤独症、多动症、老

年痴呆、进食障碍、酒精依赖、躯体形式障碍、抽动障碍。每册漫画均从典型案例入手，详解每种疾病的主要临床表现、治疗、病因等，内容科学准确，通俗易懂，可读性强，最后的小知识还对疾病的康复、照料或自我调适要点等进行了补充总结归纳。同时，漫画的每一册都配有相应的动画版，时长约 5 分钟，扫一扫后附二维码即可免费观看。

本书可以作为精神卫生知识的科普读物，帮助普通公众了解相关知识，也可以作为精神卫生工作人员，尤其是基层精神卫生防治人员日常工作中的医患沟通和教育工具书。首次采用漫画和视频结合形式对精神科主要常见疾病进行科普，难免有不足之处，恳请广大读者批评指正。

感谢所有参与编写的医生，在主题选择、脚本撰写、审片修改等工作中做出的贡献，为确保内容既要丰富全面又要生动通俗，医生们在脚本撰写过程中进行了多次修改和提炼，审片时更是一幅一幅反复检查，严谨求实。特别感谢美术设计团队，跟编写医生们反复沟通确认，学习了解专业知识，在漫画人物设计中充分发挥想象力，精益求精。

精神健康是健康的二分之一，已经有越来越多的人认识到了精神健康的重要性。期待大家都能有意识的主动学习相关科普知识，积极维护自身精神健康，也关爱帮助周围人。我们每一个人都是自己精神健康的第一责任人。

北京大学第六医院

马宁　陆林

2020 年 9 月

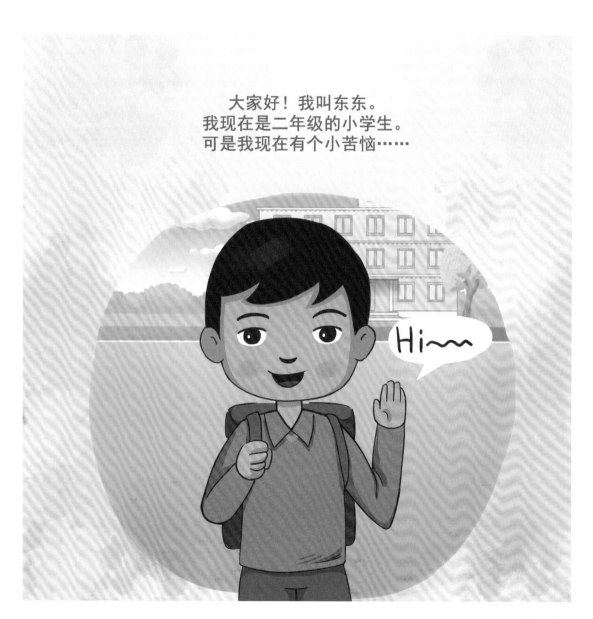

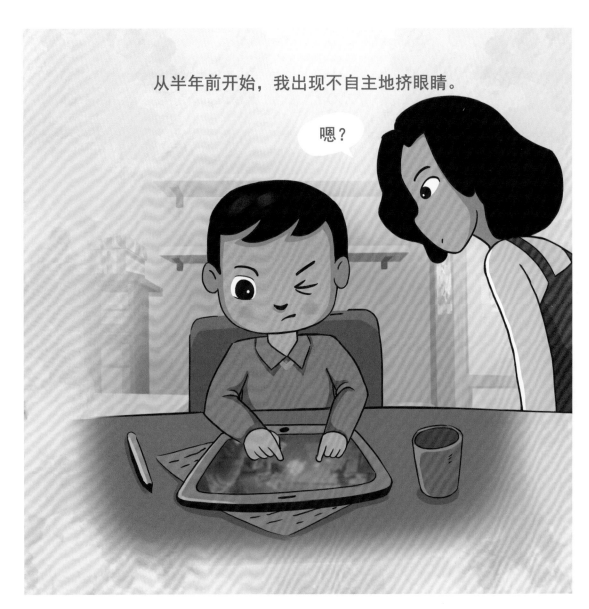

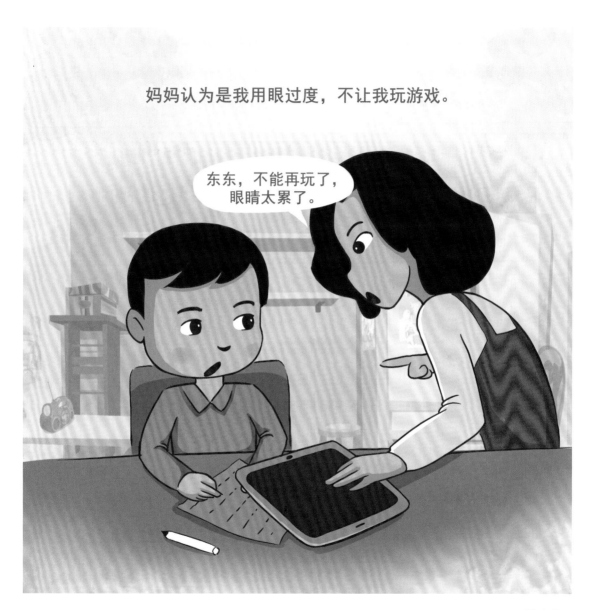

慢慢的，我脸上的"小动作"越来越多，
并且经常换位置，不仅挤眼睛，
有时还会噘嘴、扭头。

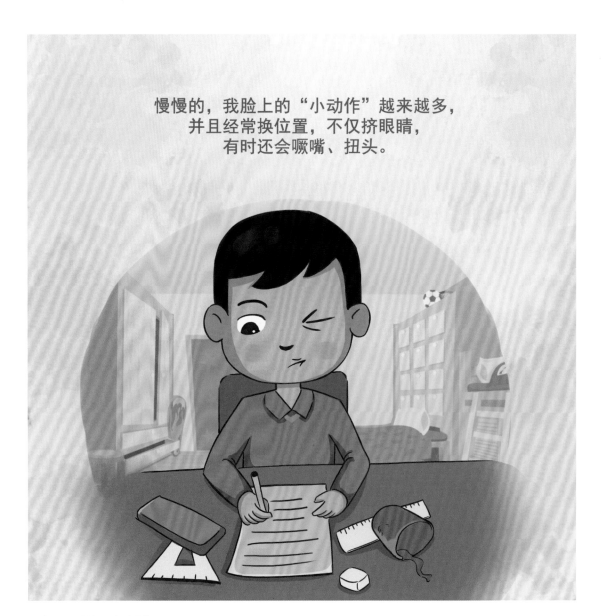

妈妈有时会因为我脸上的"小动作"批评我……

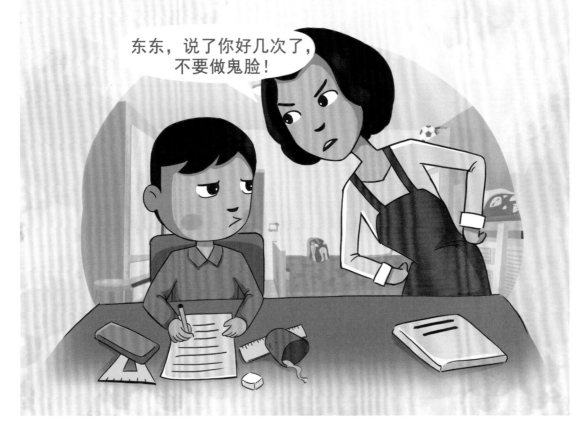

可是，我真的不是故意的……

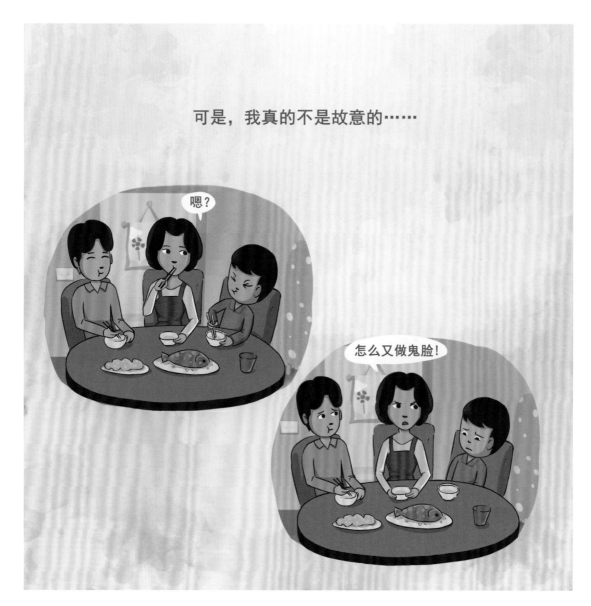

更让我苦恼的是，
我和小朋友们玩得特别高兴的时候，
这些动作出现得更加频繁。

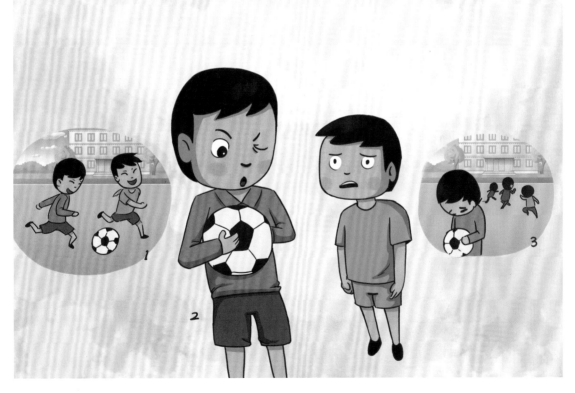

爸爸妈妈带我去了好几次医院，
可是医生都说没检查出问题。

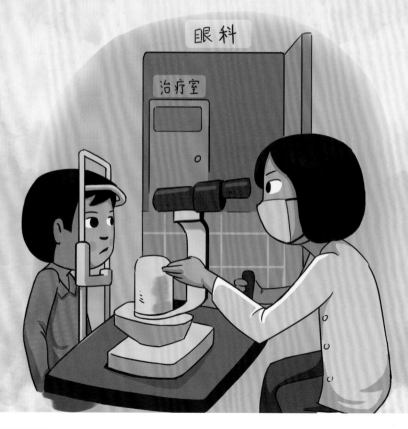

最近，我都不太愿意和小朋友玩了，
甚至都有点不想去上课了。

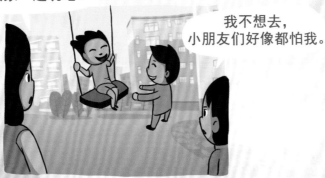

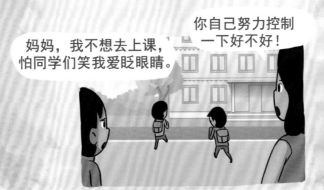

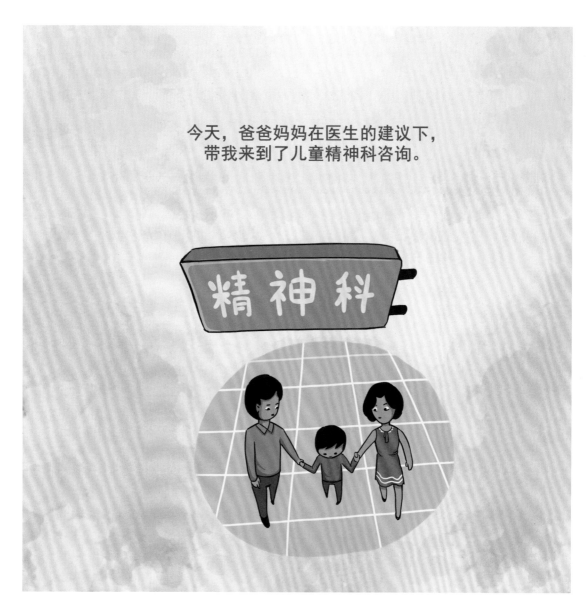

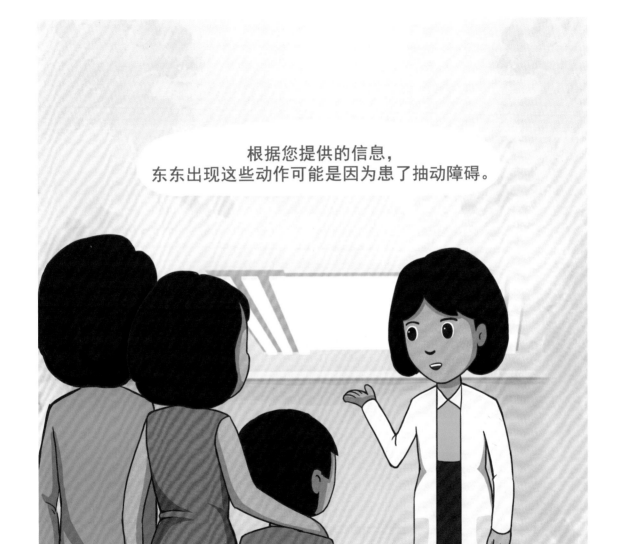

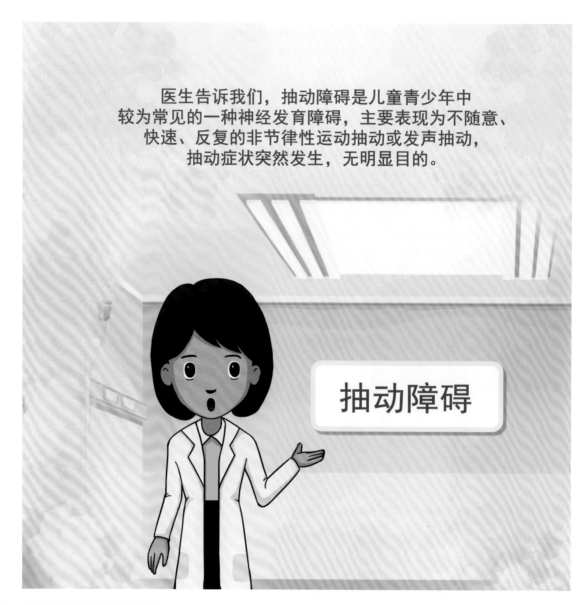

医生告诉我们，抽动障碍是儿童青少年中较为常见的一种神经发育障碍，主要表现为不随意、快速、反复的非节律性运动抽动或发声抽动，抽动症状突然发生，无明显目的。

抽动障碍

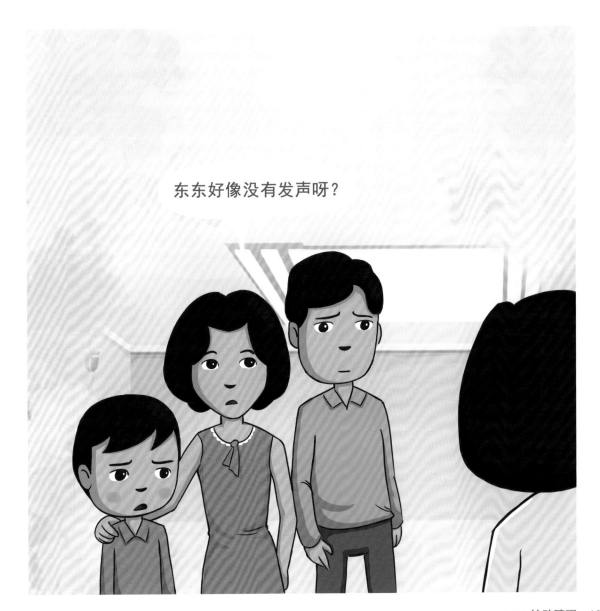

东东好像没有发声呀？

听了医生的解释，我们才知道，
原来抽动症状包括运动和发声两种，
运动抽动和发声抽动可以单独出现，也可以同时存在。
我现在主要是运动抽动。

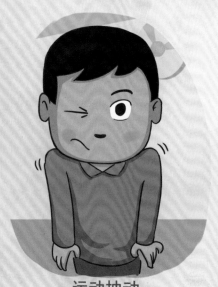

运动抽动

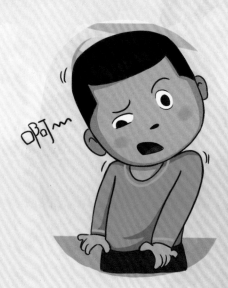

运动抽动＋发声抽动

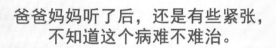

爸爸妈妈听了后，还是有些紧张，
不知道这个病难不难治。

医生，那这个病难不难治呀？

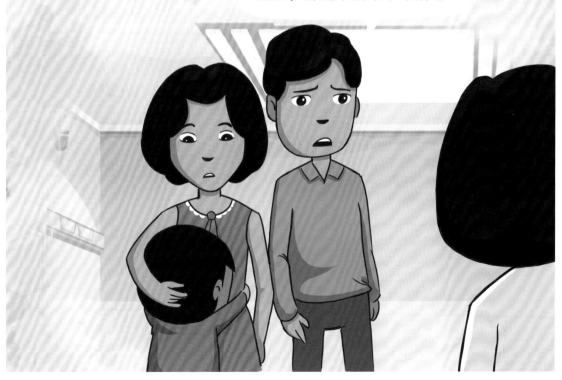

医生阿姨告诉我们，根据抽动症状和持续时间，
抽动障碍分为三个类型，难不难治，要看属于哪种类型。

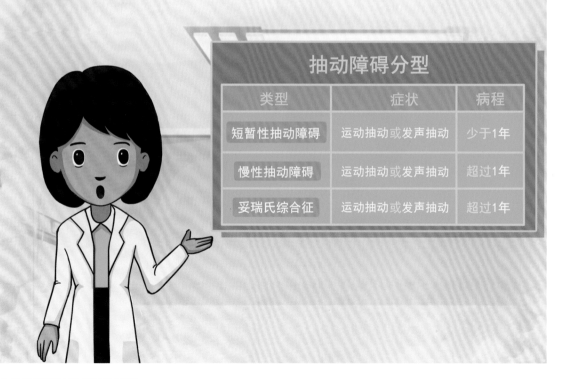

抽动障碍分型

类型	症状	病程
短暂性抽动障碍	运动抽动或发声抽动	少于1年
慢性抽动障碍	运动抽动或发声抽动	超过1年
妥瑞氏综合征	运动抽动或发声抽动	超过1年

妈妈有些疑惑，问医生我为什么会得这个病。
医生告诉我们，目前抽动障碍的病因尚未完全明确，
可能与遗传、神经免疫、感染、心理因素等相关。

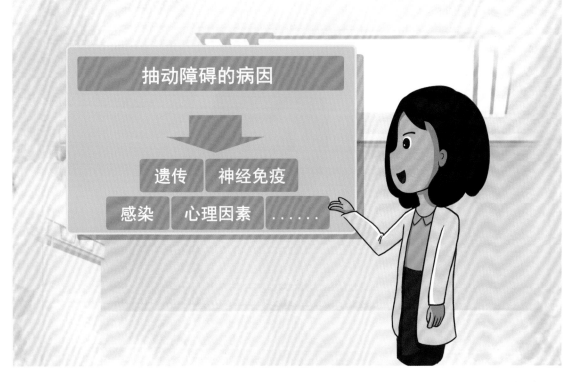

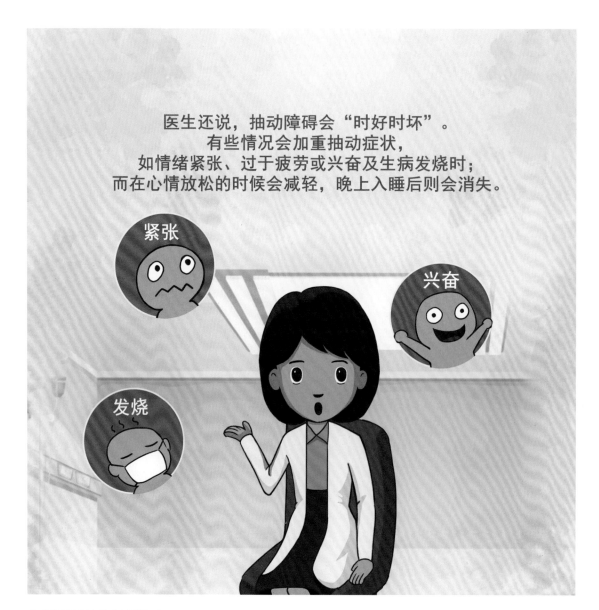

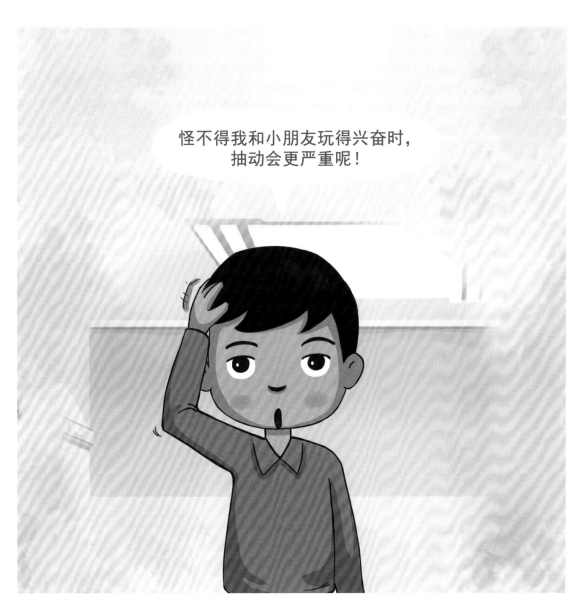

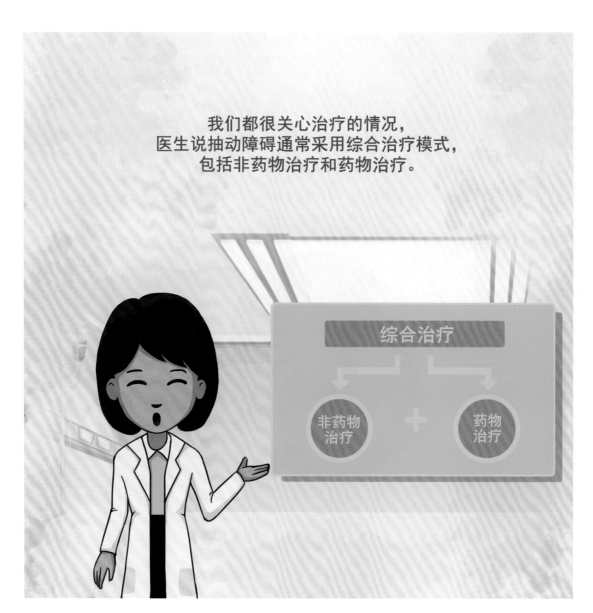

医生说，首先最为重要的是，家长应该理解孩子的症状，
这不是孩子恶作剧或装出来的，不要为此批评孩子；
也不需要对孩子的症状过分地关注，
不然有可能会让孩子更加紧张，加重抽动症状。

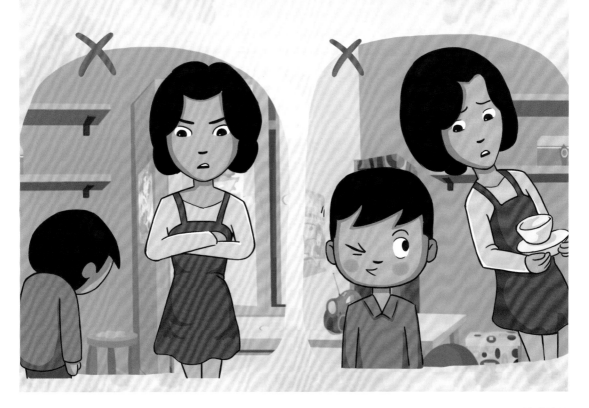

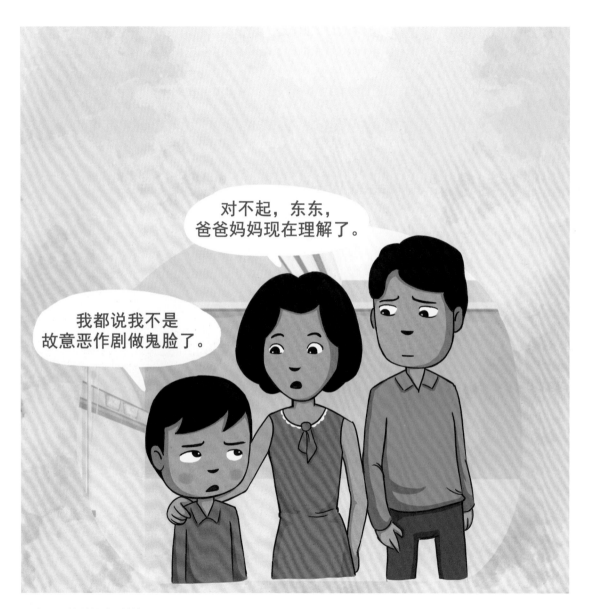

医生说，习惯逆转训练和综合行为干预是目前
针对抽动障碍治疗证据较充分的行为干预方法。
认知行为治疗、放松训练、生物反馈训练等，
也可以不同程度减轻症状。心理治疗可以缓解焦虑紧张情绪，
减少情绪紧张对抽动症状的影响。

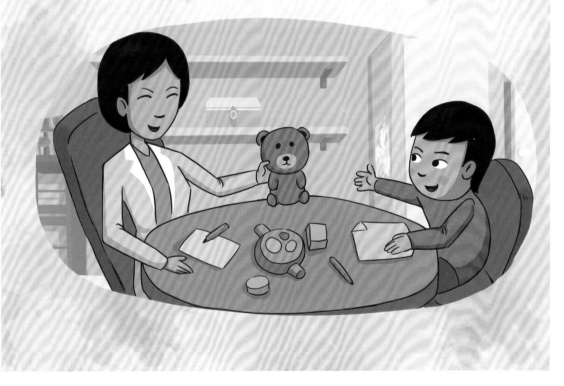

医生阿姨还说，如果抽动症状十分频繁、或者越来越复杂多变的话，需要在专业医生的指导下，使用药物治疗。

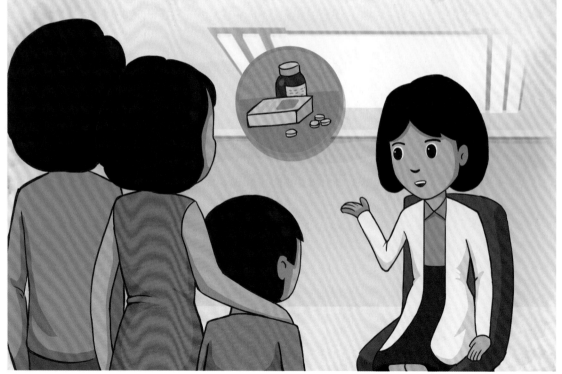

谢谢医生，我们明白了。

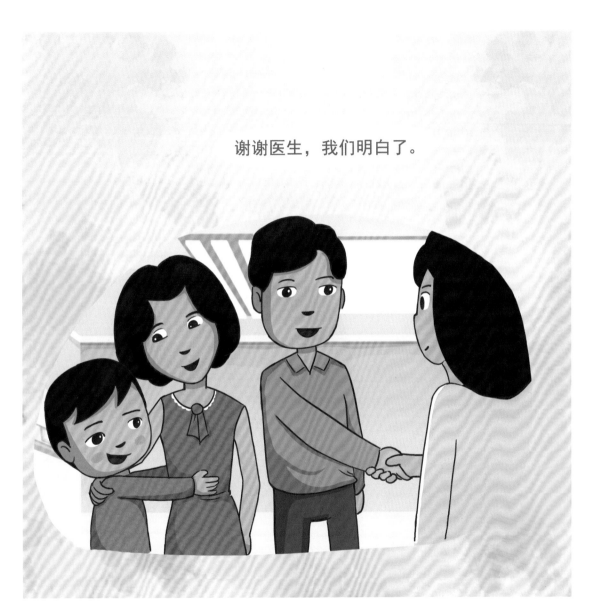

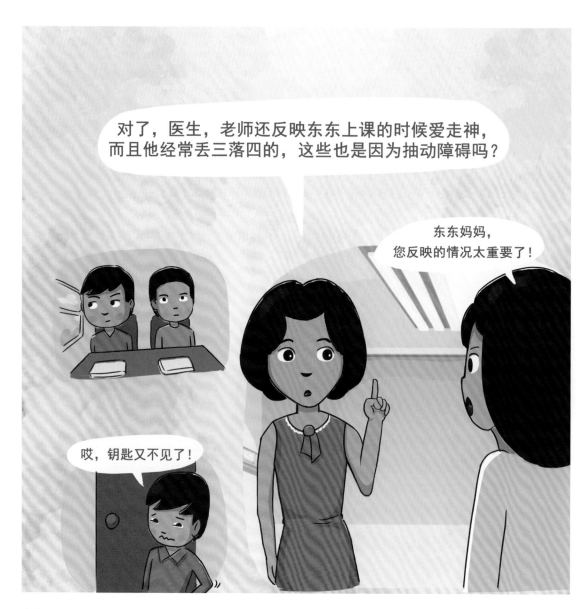

原来，抽动障碍还可能会共患其他精神疾病，
常见的包括注意缺陷多动障碍，就是常说的多动症，
有些会伴有焦虑抑郁等情绪问题、强迫障碍等。

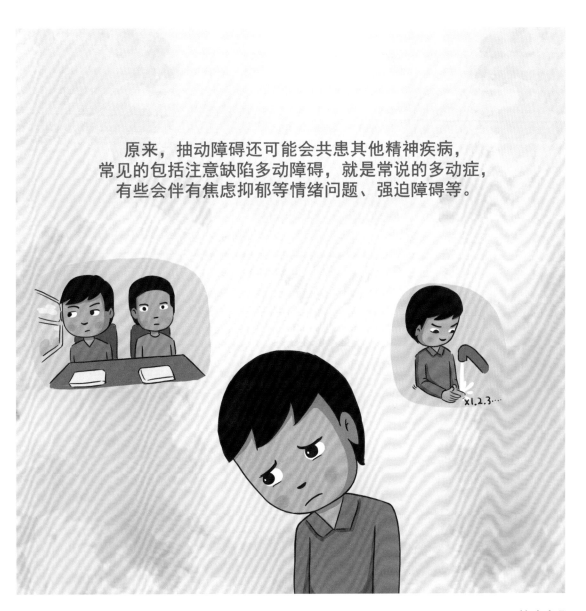

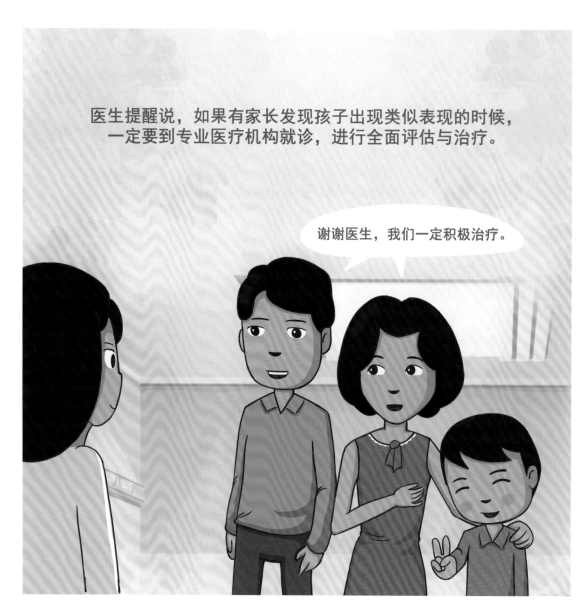

医生提醒说，如果有家长发现孩子出现类似表现的时候，一定要到专业医疗机构就诊，进行全面评估与治疗。

谢谢医生，我们一定积极治疗。

最后，医生想告诉大家，
绝大部分的抽动障碍患者在成年期后，症状都会消失或减轻。

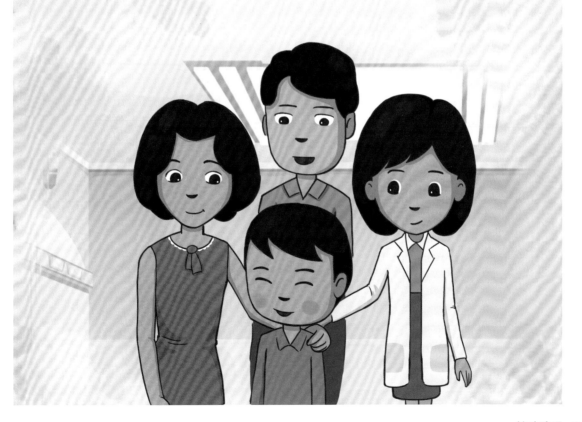

请大家给予抽动障碍患者更多的理解和接纳，
让我们能够正常的生活学习！

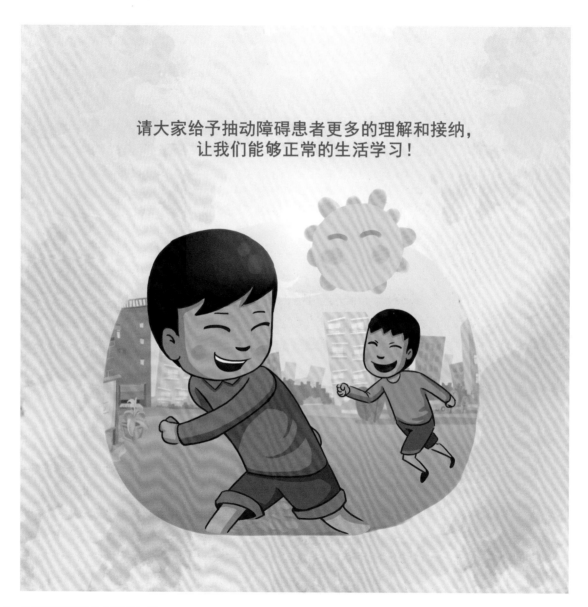

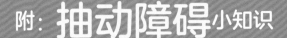
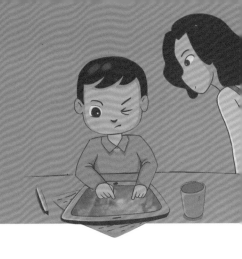

附：抽动障碍小知识

1. 抽动障碍常起病于儿童青少年时期，是较为常见的一种神经精神障碍。抽动障碍表现为单一或多部位的肌肉运动（即运动抽动症状）和/或发声抽动（即发声抽动症状）。抽动症状的特点为不随意的突发、快速、重复、非节律性、刻板的肌肉运动或发声表现。抽动症状通常以眼部、面部或头部的运动抽动为首发症状，因此有些孩子表现"挤眉弄眼"，而后向颈、肩、肢体或躯干发展，常由简单到复杂。抽动障碍的临床症状表现变异性大，轻重不等，轻者可能会被忽视。

2. 抽动症状可因焦虑、疲劳、兴奋、发热而加重，放松时减轻，睡眠时消失，因此可能有些孩子抽动症状表现为"时轻时重"。患者能够在短时间内或多或少的控制自己的抽动症状，这可能导致家长产生错误的印象：抽动是故意的，是毛病，并且可以通过加强意志力而控制。就像漫画中东东妈妈开始以为东东是故意的、搞恶作剧。

3. 根据抽动的症状和持续时间可以将抽动障碍分为三种类型：①暂时性抽动障碍；②慢性运动抽动或发声抽动障碍；③Tourette综合征（妥瑞氏症，也称抽动秽语综合征）。

短暂性抽动障碍是儿童期一种最常见的抽动障碍类型，男孩更多见，大多数表现为简单性运动抽动，少数表现为单纯的发声性抽动。病程短，最多不超过1年，一般不会造成严重后果。

慢性运动抽动或发声抽动障碍病程长（超过1年时间），抽动形式相对单一、持续、刻板，病程中抽动症状也是时好时坏消长变化的，主要表现为一种或多种运动抽动或发声抽动，但运动抽动或发声抽动并不同时存在，以运动性抽动最为常见，症状可持续数年甚至终身。

Tourette 综合征（妥瑞氏症），又称发声和多种运动联合抽动障碍、抽动秽语综合征。患者可出现大量的复杂性运动性抽动，同时存在复杂的发声性抽动，有些患者会出现秽语症状。妥瑞氏症是临床表现最复杂、最严重，诊断和治疗最困难的一种类型。

4. 抽动障碍的治疗采用综合治疗模式，包括非药物治疗和药物治疗。最为重要的是，家长首先应该理解孩子的症状，这些症状不是孩子恶作剧或装出来的，不要为此批评孩子，也不需要对孩子的症状过分地关注。

心理治疗可以缓解孩子的心理压力、增强自信，减少情绪紧张对抽动症状的影响。也可以使用心理行为治疗如习惯性扭转、放松训练等缓解抽动症状。药物治疗方面常用的包括抗多巴胺能药物、α 肾上腺素能受体激动剂等。

（1）习惯逆转训练（HRT）：HRT 主要包括意识或觉察训练、对抗反应、激发动机和泛化训练四部分，其中意识训练和对抗反应是 HRT 的核心疗法，通过教会患者意识或辨别出自己的抽动症状以及发生抽动前的先兆冲动，并运用引起抽动肌肉的拮抗肌完成对抗反应，取代原有的抽动或冲动行为，从而抑制抽动症状的产生。家长及老师需积极鼓励患儿取得的成就，激发动机，并逐渐将已学会的对抗反应行为泛化至家庭、学校、公共场所等多情景中。

（2）综合行为干预（CBIT）：其干预理论基础除考虑到抽动障碍的生物学基础外，还对影响抽动严重程度的环境因素进行功能分析和管理，是 HRT 的补充和延伸，其干预内容除意识训练和对抗反应练习外，还包括放松训练，对影响抽动严重程度的事件及环境因素进行相应心理教育干预等，整个过程中需要患者有主动的动机去积极参与治疗。

5. 需要特别注意的是，抽动障碍可能会共患其他精神疾病，常见的包括注意缺陷多动障碍，就是常说的多动症，有些会伴有情绪问题、强迫障碍等，因此建议家长及时带孩子就诊，进行全面评估。

THE END

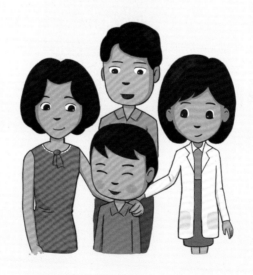

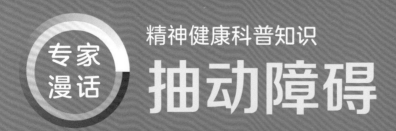

精神健康科普知识

专家漫话

抽动障碍

扫码看视频，
学习更多抽动障碍知识

扫码观看
精神心理健康公益宣传片

扫码关注公众号，
获取更多精神心理健康知识

52检